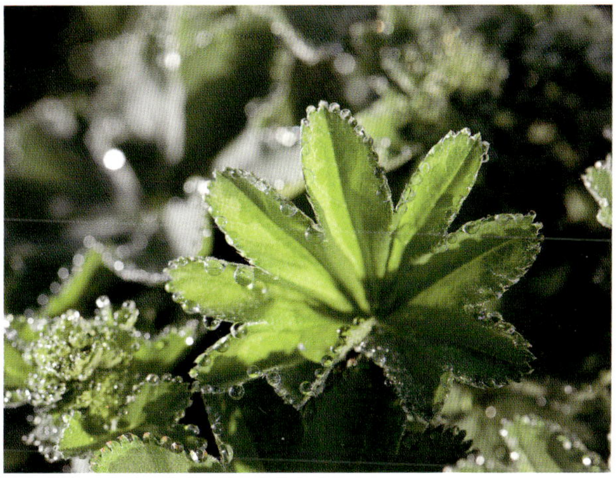

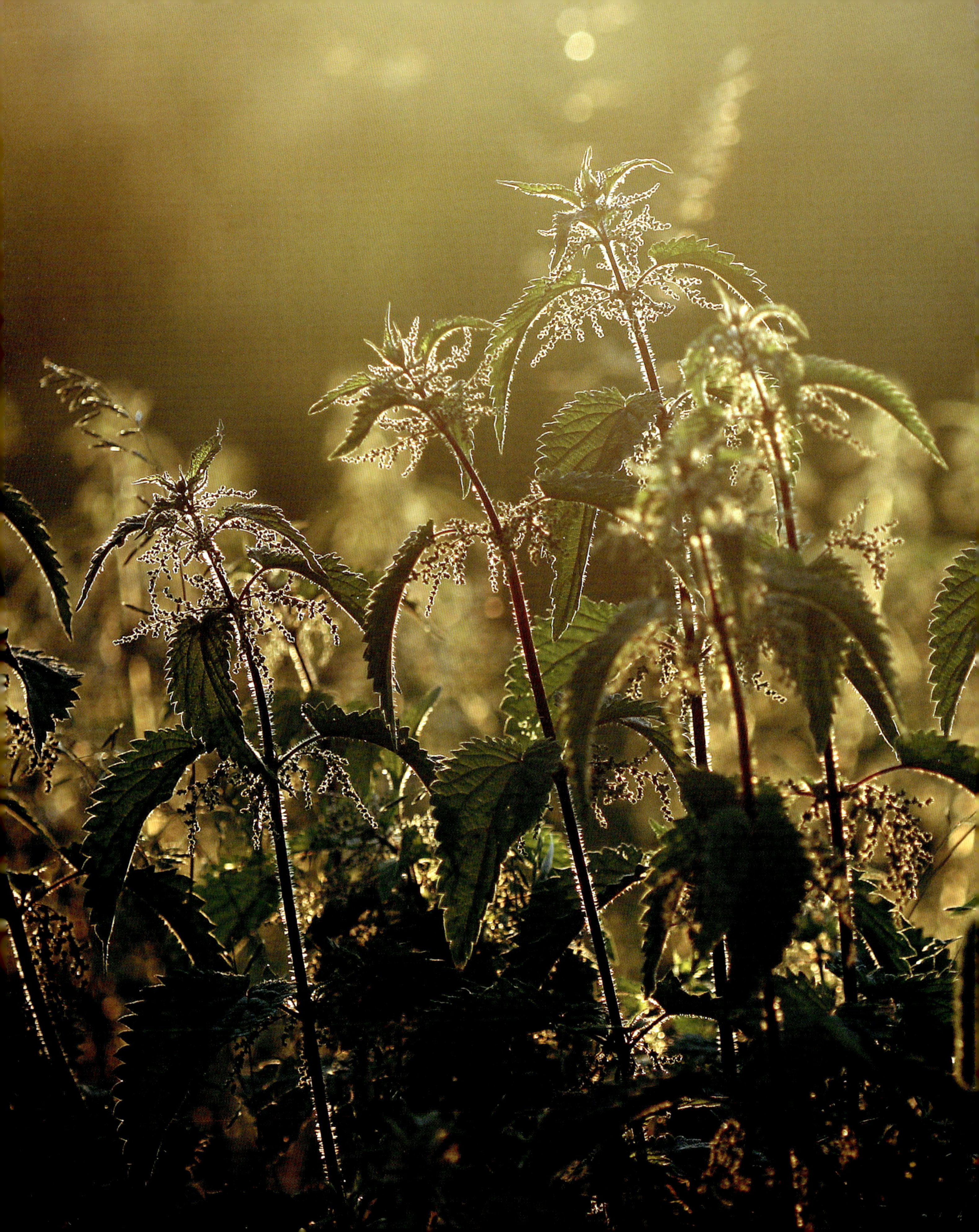

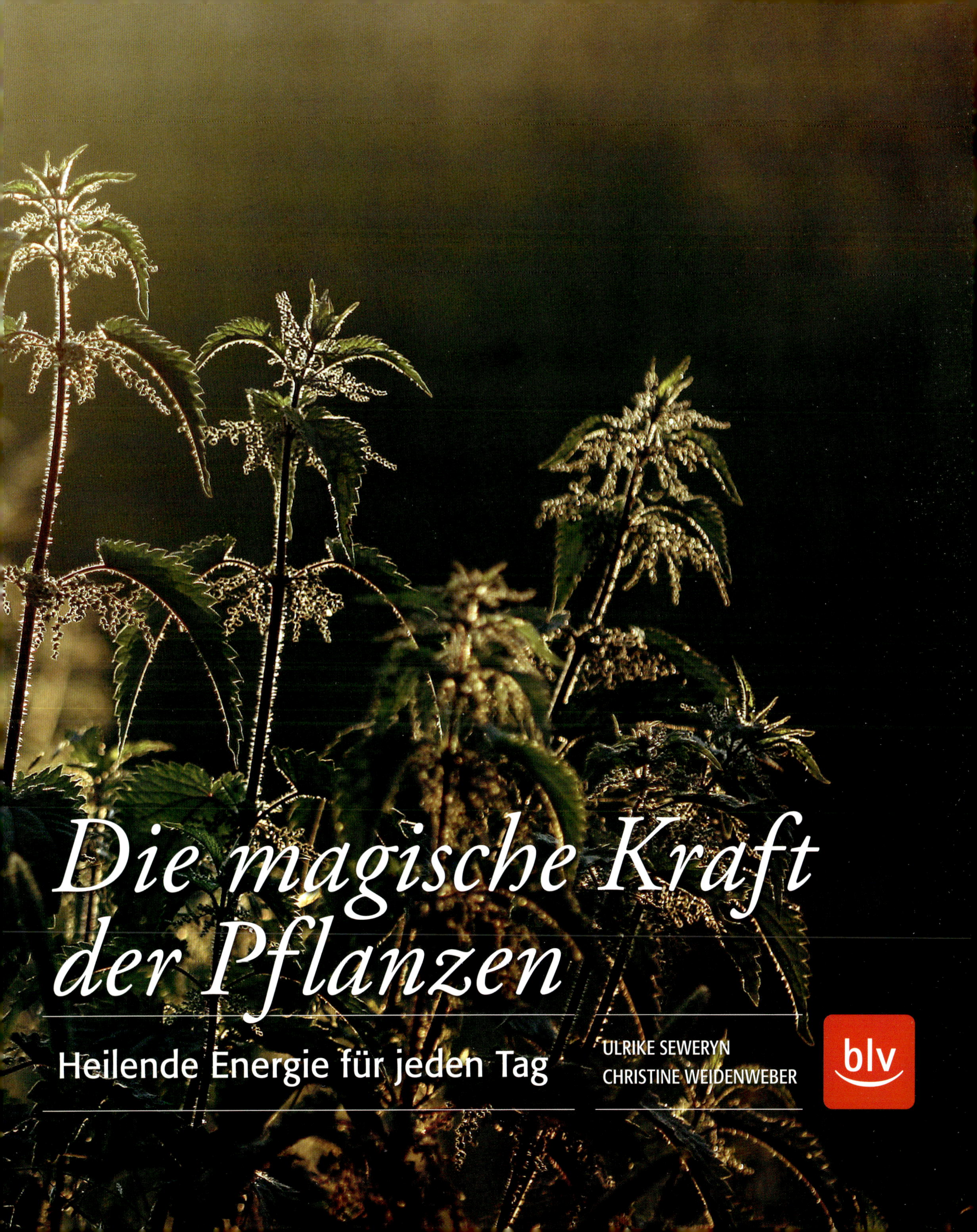

Die magische Kraft der Pflanzen

Heilende Energie für jeden Tag

ULRIKE SEWERYN
CHRISTINE WEIDENWEBER

blv

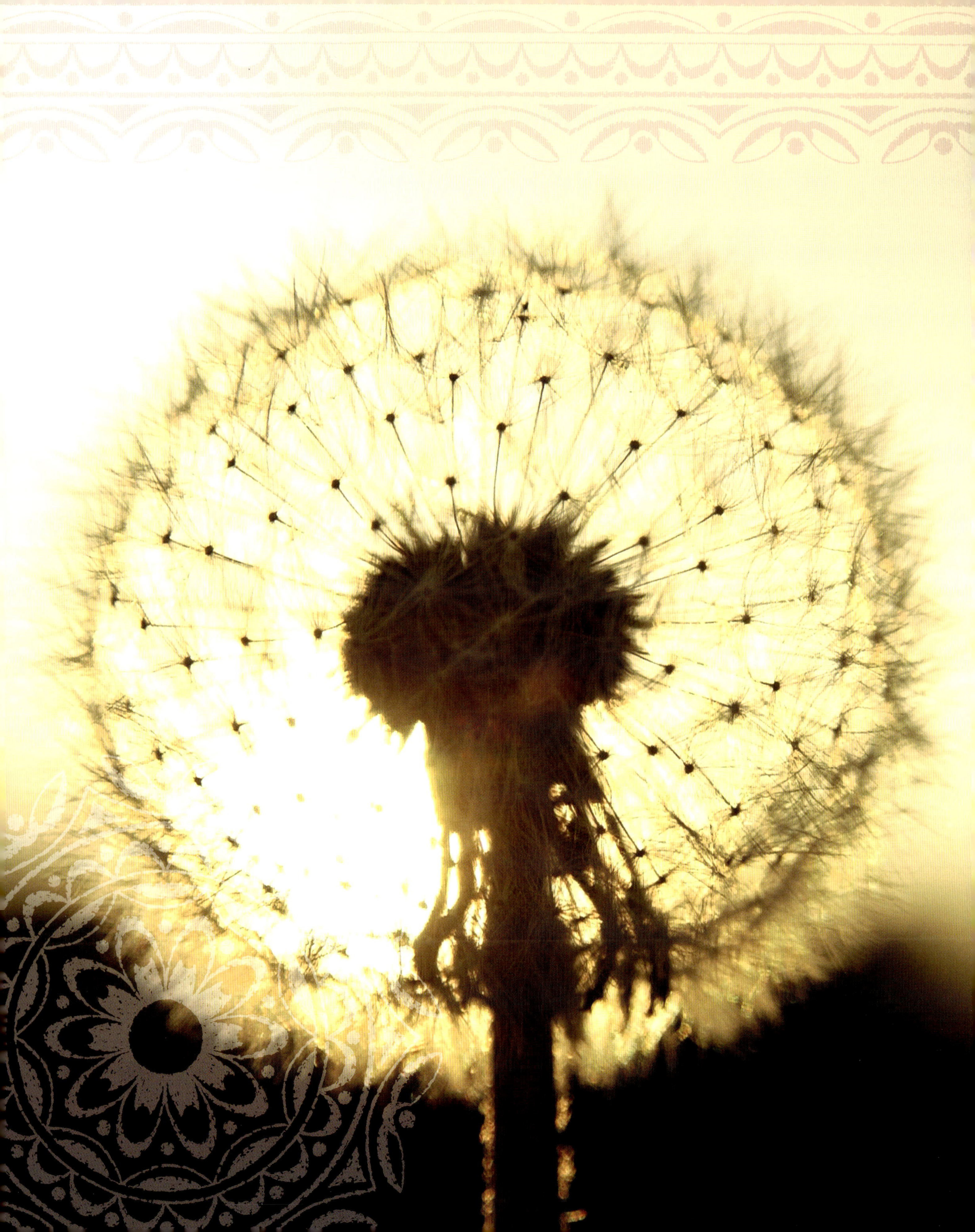

Inhalt

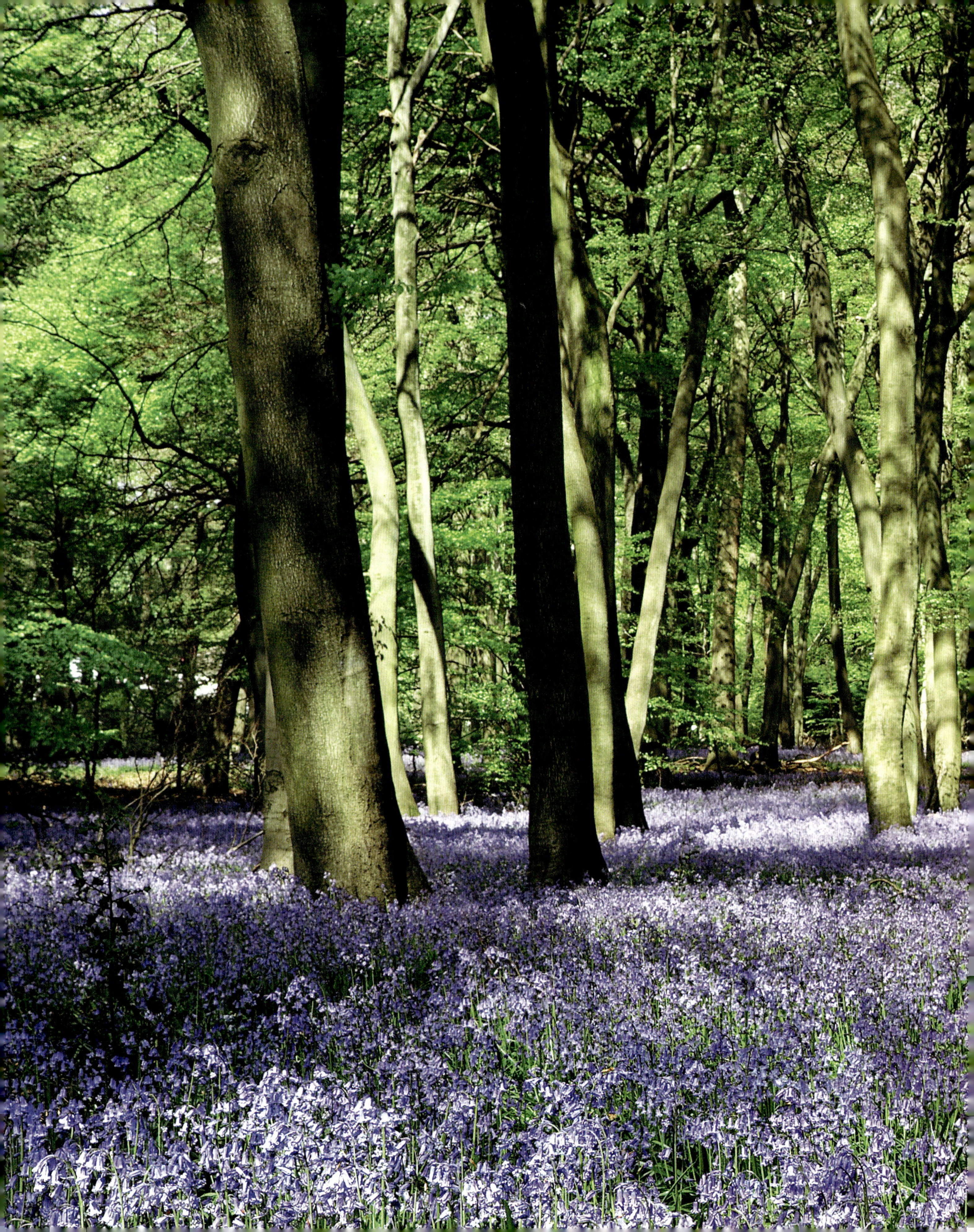

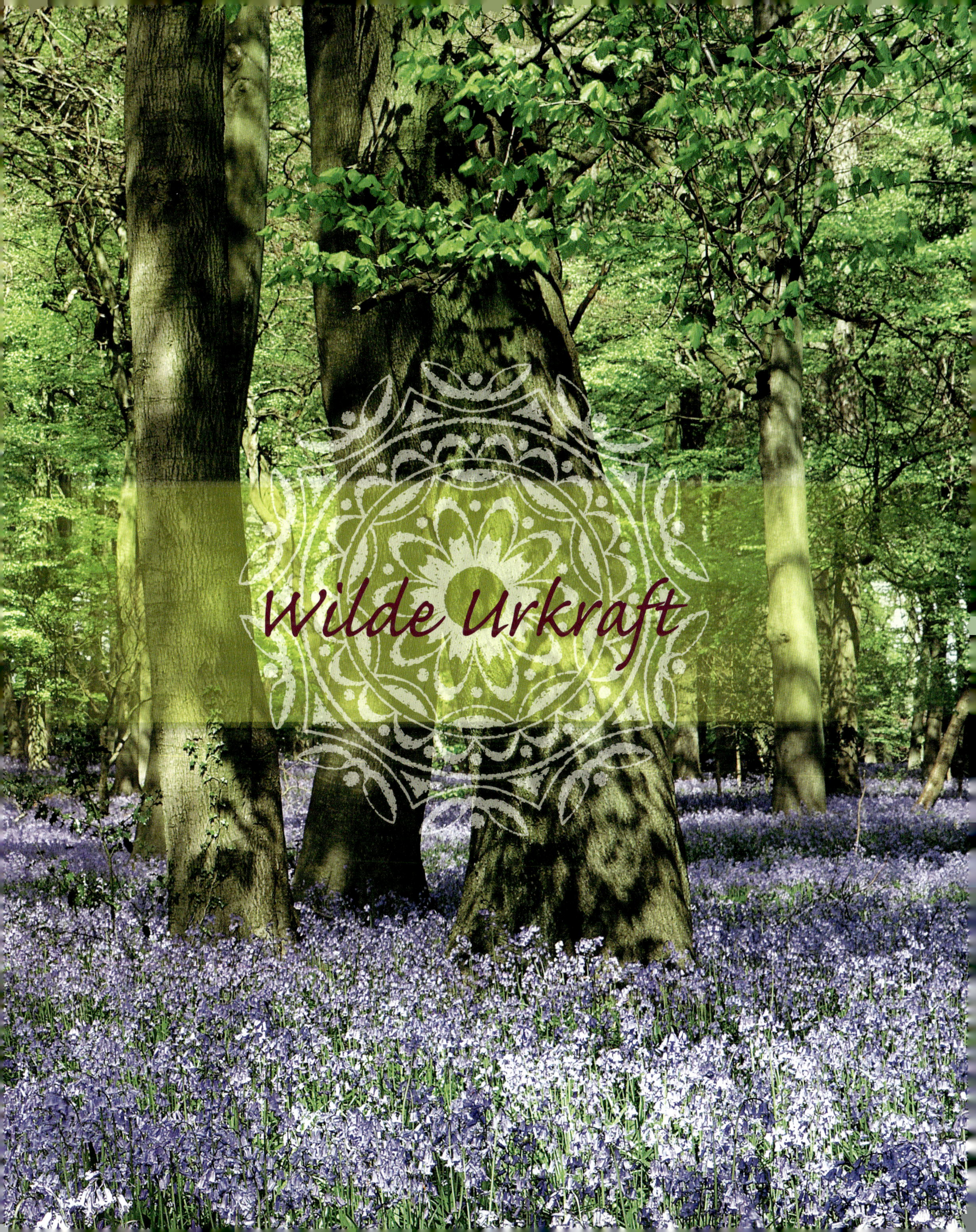
Wilde Urkraft

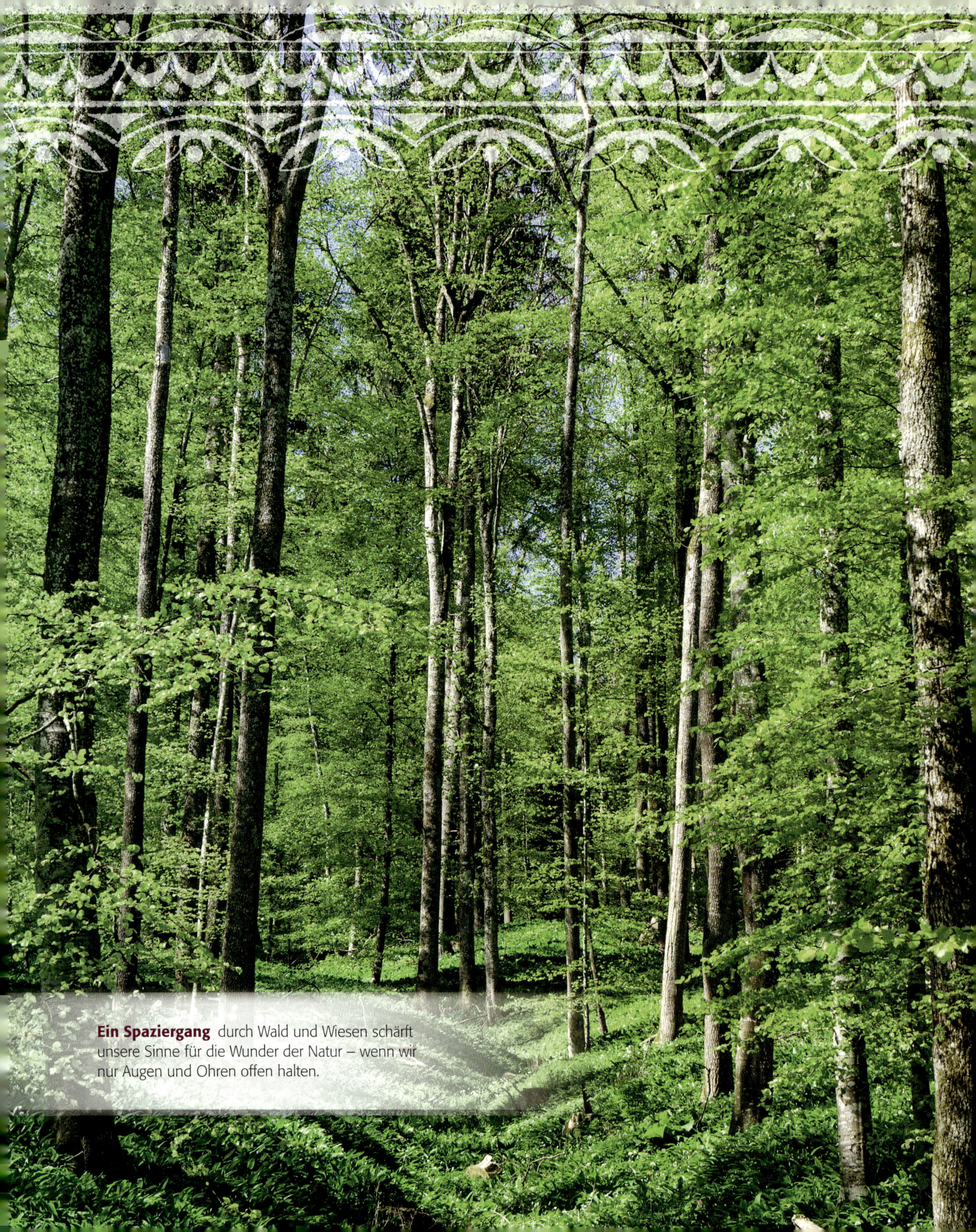

Ein Spaziergang durch Wald und Wiesen schärft unsere Sinne für die Wunder der Natur – wenn wir nur Augen und Ohren offen halten.

Pflanzen, dem Menschen zum Wohle

WIR SIND AUS DEM GLEICHGEWICHT GERATEN UND SUCHEN NACH UNSEREN WURZELN, UM UNS IM STROM DER ZEIT WIEDER ZURECHTFINDEN ZU KÖNNEN. DIE NATUR UND PFLANZEN AUS DER UMGEBUNG SIND DABEI WERTVOLLE MITTLER, DIE KRAFT UND GESUNDHEIT SCHENKEN.

Unsere Vorfahren vor Tausenden von Jahren waren eng mit der Natur verbunden. Sie gab ihnen Nahrung und brachte Heilung in Form von verschiedenen Pflanzen und ihren Wirkkräften. Die Natur war die Lebensgrundlage, in der die Pflanzenwelt und die Menschen eine unzertrennliche Einheit bildeten. Götter bestimmten das Wohl und Wehe der Menschen. Häufig waren Pflanzen auch Sitz von Gottheiten oder Geistern, zum Beispiel der Holunder. Bei den Germanen war er der Schutzgöttin Frau Holle gewidmet und auch bei den Kelten spielte er als »Baum der Königin« eine wichtige Rolle. Um viele Gewächse rankten sich Mythen. Sie galten als Weggefährten in allen Dingen des Lebens, sei es als Heilpflanze, Wegbegleiter, Kraft-, Zauber-, Räucher-, Amulett-, Ritual- oder Küchenpflanze. Die Pflanzen selber galten als heilig und wurden mit Achtung betrachtet, geerntet und weiter verwertet.

Pflanzenmagie durch die Zeit

Die technischen Errungenschaften und der Fortschritt der letzten Jahrhunderte haben uns fast vergessen lassen, wie nah wir noch immer mit der Natur verbunden sind. Heute genießen wir beim Spaziergang durch Wald und Flur die Natur, machen uns dabei aber kaum Gedanken über die heilkräftige Wirkung und mythologische Bedeutung der Flora, die uns umgibt.

Doch seit einigen Jahren ist ein Umdenken in Gang – zum Glück. Beteiligt daran sind die immer hektischer werdende Zeit genauso wie Lebensmittelskandale und die Bedenklichkeit vieler pharmazeutischer Produkte.

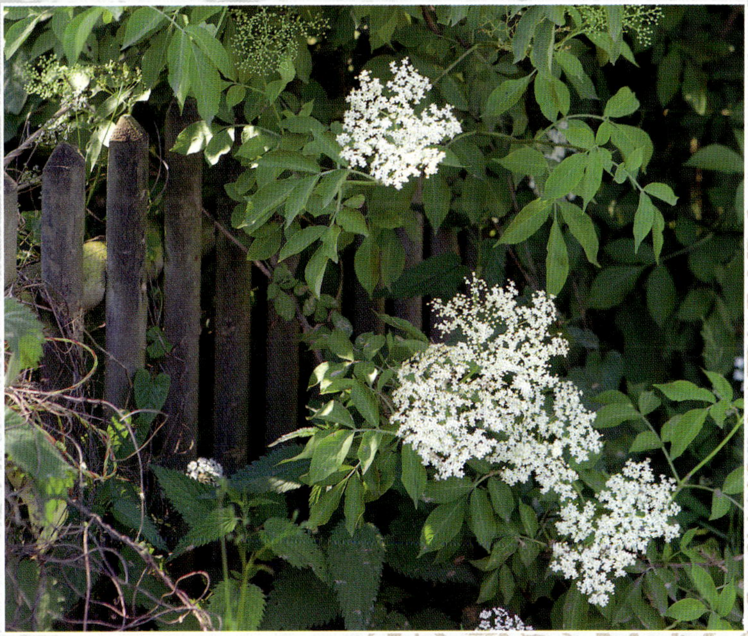

Oben Als Sitz der Frau Holle ist der Holunderstrauch eine besonders magische Pflanze.

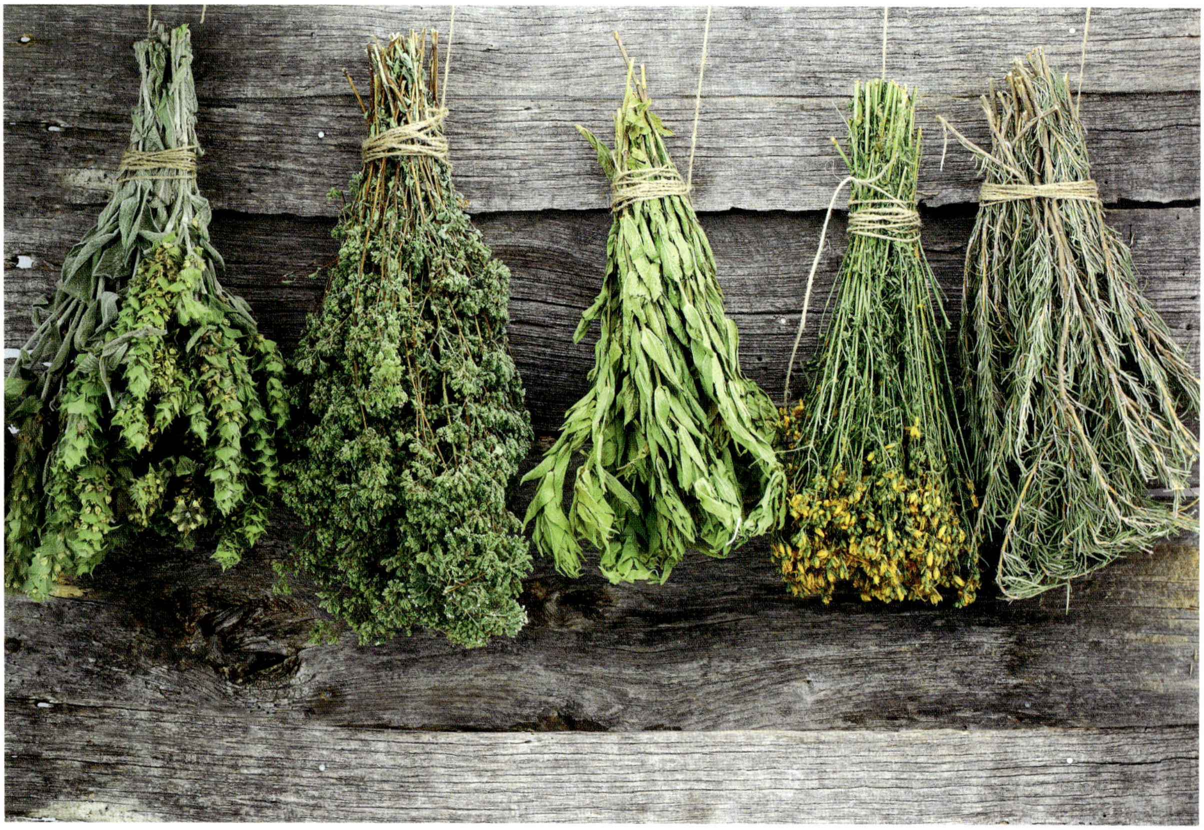

Rechts
Das Trocknen der Kräuter ist eine alte Methode, um die Heilkräfte der Pflanzen für längere Zeit zu bewahren.

Unser Leben findet sich symbolhaft in den Wurzeln aller Pflanzen, die tief in der Mutter Erde verankert sind, wieder. Die Natur kann uns vieles geben, was wir zum Überleben brauchen, was wir vermissen und wonach wir suchen – wir müssen nur Augen und Ohren offen halten.

Früher wussten die Menschen oft intuitiv, zu welchem Gewächs sie greifen mussten, um wieder gesund zu werden, so eng waren sie mit der Natur verbunden. Doch diese Intuition, die man bei Tieren noch entdecken kann, ist uns verloren gegangen. Manche Wildtiere fressen etwa vom heilkräftigen Weißdorn, wenn ihnen das Herz Probleme bereitet. Ist das Leiden vorbei, rühren sie die stachelige Pflanze nicht mehr an. Weil der Strauch auch böse Geister und Hexen abwehren soll, wurde er früher oft als Hecke gepflanzt.

In der Antike

Schon in der griechischen Mythologie gab es Zauberpflanzen. In Märchen wie »Tausendundeine Nacht« werden mystische Kräuter und Gewürze beschrieben. Bis heute gibt es Kulturen auf dieser Erde, die über bestimmte Gewächse Kontakt zu ihren Göttern aufnehmen oder sich in andere Bewusstseinszustände bringen. Allein schon die Lebensweise der Pflanzen brachte die

Menschen dazu, diese als besondere Wesen anzusehen. Sie wachsen, ohne Nahrung zu sich zu nehmen, sie heilen, töten, versetzen in Rauschzustände. Woher kommen diese Kräfte?

Pflanzen wurden in vorchristlicher Zeit als beseelte Wesen angesehen. Auch Kelten und Germanen waren fest davon überzeugt, dass sich hinter jeder Pflanzenart ein Geistwesen verbarg. In allen Kulturen glaubten die Menschen an eine Beziehung zwischen göttlichen Wesen und Pflanzen. Hinzu kam oft das ganz besondere Aussehen mancher Pflanzen, denen dadurch besonders starke magische Kräfte zugesprochen wurden. Die Donar-Eichen der Germanen waren alte knorrige Gehölze, die als Orakel- und Schicksalsbäume angesehen wurden. Die Wegwarte, mit deren Hilfe sich verschlossene Türen öffnen lassen sollten, strahlte allein durch ihre intensiv blau gefärbte Blüte Magie aus. Auch Alraunen und Knabenkraut mit ihren auffälligen unterirdischen Organen, die menschlichen Geschlechtsorganen ähneln, galten als starke Hexenkräuter.

Die Zauberkräfte der Pflanzen waren nicht sofort ersichtlich, sondern mussten durch bestimmte Rituale aktiviert werden. So wurden beim Sammeln Zaubersprüche aufgesagt, Gewächse wurden nur in ungerader Zahl gesammelt, Wurzeln durften nicht mit bloßen Händen gesammelt werden, und es war hilfreich, den Namen der Gottheit auszusprechen, für die die Pflanze gesammelt wurde.

Vom Mittelalter bis heute

Mit Beginn des Christentums änderte sich vieles, auch die Bedeutung von magischen Pflanzen. Vor allem Frauen genossen lange Zeit viel Ansehen, weil sie großes Wissen über die Wirkung und Heilkraft von Pflanzen besaßen. Nun kamen sie als »Sündenbock« für die großen Leiden, Hungersnöte und Seuchen des 16. und 17. Jahrhunderts gerade recht.

Aus Hagazussa, der Zaunreiterin, die sich in Gebüschen am Waldrand aufhält, entwickelte sich das Wort Hexe. In alten Zeiten war die Hexe Mittlerin zwischen den Welten. Die alte, weise Frau, die in der Hecke zwischen Diesseits und Jenseits saß. Die Wiccen (altdeutsch: weise alte Frauen), waren in der Lage, die Anderswelt zu betreten und dort Rat und Hilfe zu erhalten, wenn es nötig war. Sie lebten häufig am Rand eines Dorfes, weil sie Einzelgängerinnen waren, im Bedarfsfall aber unterstützen konnten – mit ihrem Wissen, dem Runenlegen oder der Weissagung. Außerdem gab es die Spinnerin, die weise Alte, die den Faden zwischen Leben und Tod spinnt. Sie ist die uralte Mutter der Gezeiten und webt in der dunklen Zeit (ab Samhain am 1. November) das Netz der Unendlichkeit.

Einst war der Begriff Hexe ein positiver Ausdruck für die kräuterkundigen Frauen. Zur Zeit der Hexenverfolgung, bekam er eine ganz andere negative Bedeutung. Doch auch wenn die Kirche den Pflanzen alle Zauberkräfte absprach, so hielten die Menschen doch an der Wirkung vieler Pflanzen fest und wollten nicht darauf verzichten. So kam es zu einer neuen Entwicklung: Im Christentum etablierte sich der Glaube, dass Gott die Pflanzen zum Wohl der Menschen wachsen lässt.

Bis heute hat sich die Faszination alter Mythen, Bräuche und magischer Zauberpflanzen gehalten. Und sind denn tatsächlich alle Rätsel über die besondere Wirkung der Gewächse gelöst?

Der keltische Jahreskreis

IN FRÜHEREN ZEITEN STRUKTURIERTEN MYTHEN UND BRÄUCHE DEN JAHRESLAUF. DIE SONNENFEIERN MARKIERTEN WICHTIGE PUNKTE UND AUCH ANDERE FESTE, DIE MEIST BESTIMMTEN GOTTHEITEN GEWIDMET WAREN. IMMER STANDEN SIE IN BEZIEHUNG ZUR NATUR – DAS IST AUCH HEUTE NICHT ANDERS.

Ein Jahr ist geprägt durch den Wandel der Jahreszeiten und die verschiedenen Feste, früher genauso wie heute. Diese Feste sind wie ein Gerüst für uns, das Struktur in unsere Tage bringt und Orientierung gibt. Ostern, Weihnachten, der erste Mai und Allerheiligen haben ihren Ursprung fast ausschließlich in vorchristlicher heidnischer Zeit. Die Kräfte der Natur sind eingebunden in den Kosmos mit seinem immer wiederkehrenden Wandel von Sonne und Mond und den Kreislauf des Lebens. Wer lernt, diesen Kreislauf zu verstehen, wird auch lernen, das Leben in seiner ganzen Fülle zu verstehen und seinen Platz darin zu finden.

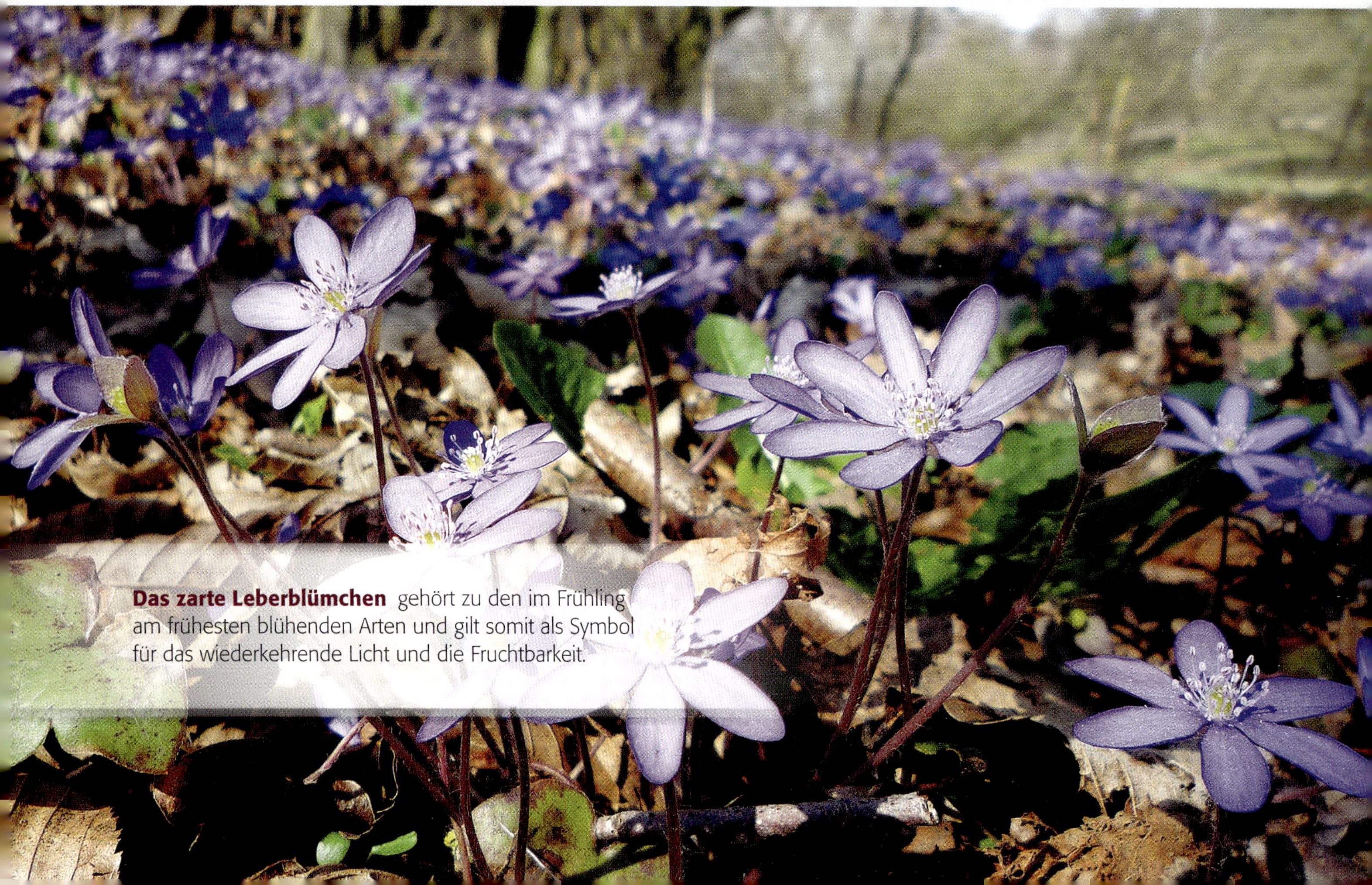

Das zarte Leberblümchen gehört zu den im Frühling am frühesten blühenden Arten und gilt somit als Symbol für das wiederkehrende Licht und die Fruchtbarkeit.

Das Rad des Lebens

Der Jahreskreis der indigenen Völker im europäischen Raum mit seinen vier großen Sonnenfesten und seinen dazwischen angesetzten Mondfesten ist auch als keltisches Rad oder keltischer Jahreskreis bekannt. Dieses achtspeichige Rad symbolisiert sowohl den Sonnenzyklus als auch die jahreszeitlichen Übergänge, die bedeutungsvolle Zwischenzeiten darstellen, in denen häufig Gottheiten und ihre Mythen eine große Rolle spielten. Die Sonnenfeiern wurden im keltischen Jahreskreis zur Sommersonnenwende am 21. Juni, der Wintersonnenwende am 21. Dezember, der Frühjahrs-Tagundnachtgleiche am 21. März und der Herbst-Tagundnachtgleiche am 21. September begangen. In den Zwischenzeiten wurden vier große Mondfeste gefeiert und zwar Imbolc, das Maria Lichtmess entspricht, Beltane oder Walpurgis, Lugnasad oder Lammas, das heute als Mariä Himmelfahrt gefeiert wird und Samhain, das heutige Allerheiligenfest. Es sind magische Schwellenzeiten im Jahreszyklus, die entsprechend festlich begangen wurden. Immer wurden in die Feste auf irgendeine Weise die vier Elemente Luft, Feuer, Wasser und Erde einbezogen.

Unser eigenes, der europäischen Kultur entsprechende und an den keltischen Jahreskreis angelehntes Medizinrad symbolisiert ebenfalls den Kreis des Lebens und der ewigen Wiederkehr.

Dunkle und helle Zeiten

Das europäische Medizinrad ist ein Rad mit acht Speichen, die sich immer aufs Neue drehen, dabei entsteht jedoch in jedem neuen Jahr eine kleine Abweichung, da das Rad seine alte Spur nicht hundertprozentig wieder treffen kann. Das ist die Entwicklung innerhalb des Rads und die Spirale des Lebens. Im Gegensatz zu dem uns bekannten Jahreskreislauf, der mit dem ersten Januar beginnt, finden wir hier ein anderes Denken.

Mit der Natur in Einklang zu leben, dem Jahreskreis zu folgen und die Pflanzen der jeweiligen Zeiten mit Wertschätzung zu gebrauchen, all das bereichert unsere Tage ungemein. Lassen wir uns darauf ein – so können wir vieles von unseren Vorfahren aber auch über das eigene Leben lernen, vielleicht sogar Heilung im Sinne von »Ganz sein« finden.

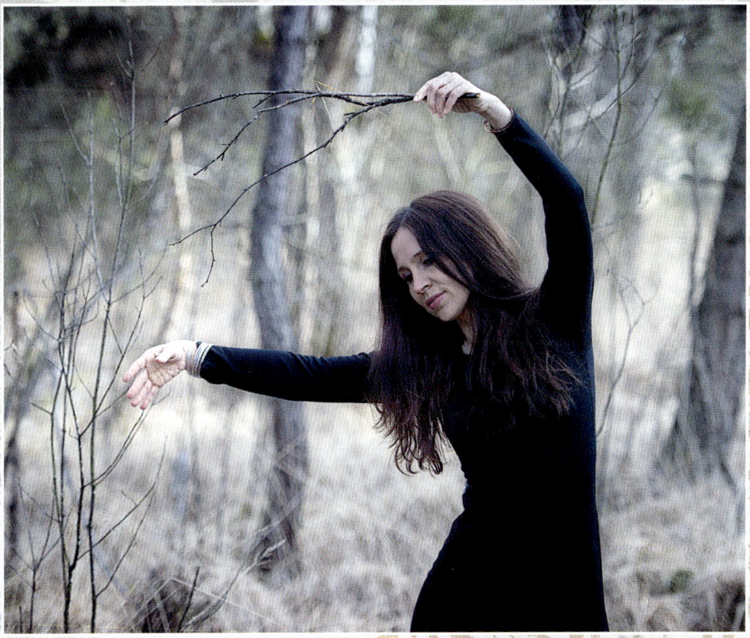

Oben Im Einklang mit der Natur und in Harmonie mit der großen Mutter gelingt es leichter, die eigene Mitte zu finden.

Die Kraft der Elemente

MOND UND SONNE – DIE BEIDEN HIMMELSKÖRPER STEHEN FÜR DIE GÖTTLICHE WEIBLICHE UND MÄNNLICHE KRAFT UND SIND AUSDRUCK UNSERES LEBENS. DAS GILT AUCH FÜR DIE VIER GRUNDELEMENTE, DIE BAUSTEINE UNSERES DASEINS. AUCH PFLANZEN KÖNNEN DIESEN STOFFEN ZUGEORDNET WERDEN.

Alles im Jahreskreis dreht sich um die weibliche und männliche göttliche Kraft der Natur, ihrer Pflanzen und der ihnen zugehörigen Elemente Luft, Feuer, Wasser und Erde. Der Mond steht dabei für die göttliche weibliche Kraft. Er ist ein Synonym für die Göttin – für uns Frauen, denn alle Frauen sind ein Teil von ihr und sie ist ein Teil von uns. Die Sonne steht dagegen für die göttliche männliche Kraft – für den grünen Jäger, den Hirsch, den Sommergott und die Männlichkeit.

Die Einbeziehung von Mond, Sonne und den Elementen zusammen mit dem Feiern von Festen im Jahres-

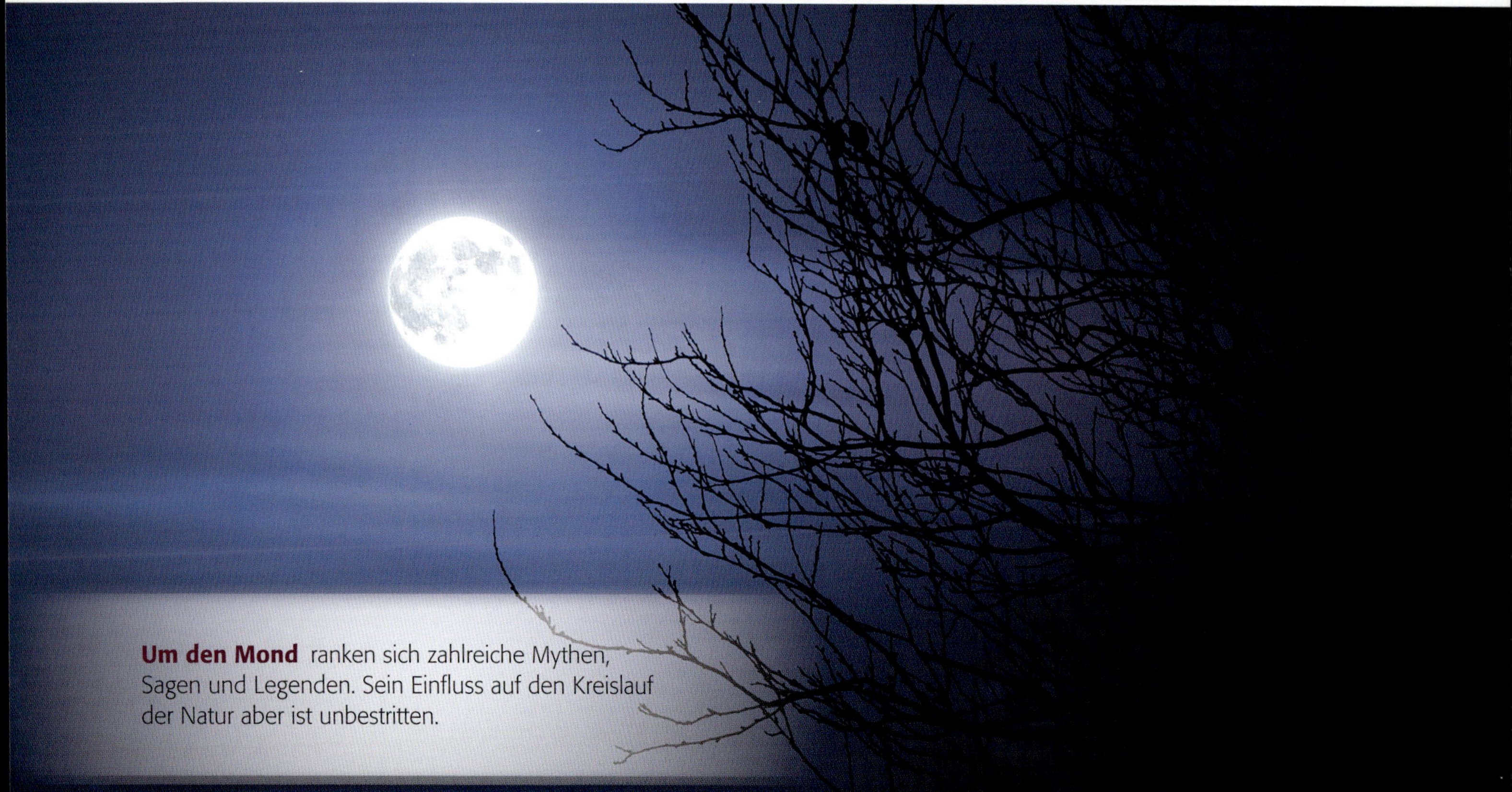

Um den Mond ranken sich zahlreiche Mythen, Sagen und Legenden. Sein Einfluss auf den Kreislauf der Natur aber ist unbestritten.

kreis sind uns aus vielen alten Kulturen bekannt. Das Erntefest Lammas ist zum Beispiel dem Element Feuer zugeordnet, während Samhain mit dem Element Wasser in Verbindung gebracht wird.

Feuer, Erde, Wasser, Luft

Seit Menschengedenken beeinflussen die vier Elemente das Leben; sie sind die Bausteine unseres Daseins und können durch das Medizinrad gut dargestellt werden, denn das Kreuz im Medizinrad steht für die vier Elemente. Dabei ist der Norden dem Element Erde zugeordnet, der Süden dem Element Feuer, der Osten dem Element Luft und der Westen dem Wasser.

Auch viele Pflanzen werden seit alters einem Element zugeordnet. Manche Pflanzen unterstützen unsere Erdverbundenheit, andere entfachen ein wärmendes Feuer.

Verschiedene Pflanzen können als Mondräucherstoffe eingesetzt werden, wie Zitronenmelisse, Gänsefingerkraut, Frauenmantel, Labkräuter und Schafgarben. Mondräucherungen können beruhigend auf uns wirken, aber auch dem geistigen Wachstum und der Liebe zuträglich sein.

Sonnenräucherkräuter sind zum Beispiel Wacholder, Mistel, Eiche, Rosenblüten, Orangen, Rosmarin, Johanniskraut, Eisenkraut und Alant. Sie sollen beim Verräuchern Heilung, Schutz, Kraft, Hitze, Energie, Feuer, Leidenschaft, Erfolg, Jagd, reiche Ernte – auch im finanziellen Sinne – positiv beeinflussen. Was uns selbst gut tut, das werden wir auch als wohlriechend empfinden.

Mondzyklusräucherung

1 EL Weihrauch (Gott) ≈ 1 TL Myrrhe (Göttin)
1 TL Schafgarbe – heilende Liebe ≈ 1 TL Frauenmantel – das Kraut der Mutter ≈ 1 Prise Patchouli – erdende Kraft

Alle Zutaten sehr klein schneiden und anschließend mörsern. Bei Bedarf verräuchern. Kann leichte krampfartige Beschwerden während des Zyklus lösen. Traditionell wurden Mondzyklusräucherungen abends durchgeführt, aber auch zu anderen Tageszeiten ist das Räuchern möglich. Sie werden merken, dass die Räucherung Ihr Wohlbefinden fördert.

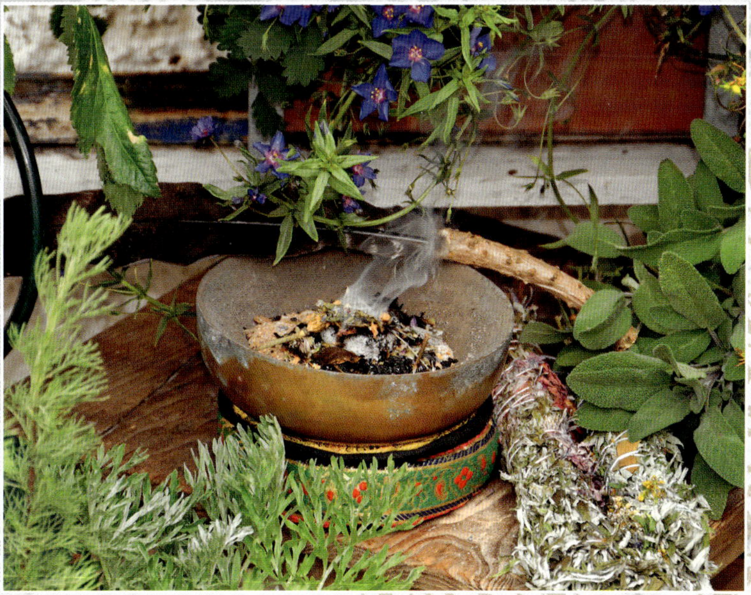

Oben Geräuchert wird mit getrockneten Blüten, Blättern, Früchten – jede Pflanze hat ihre eigene Wirkung.

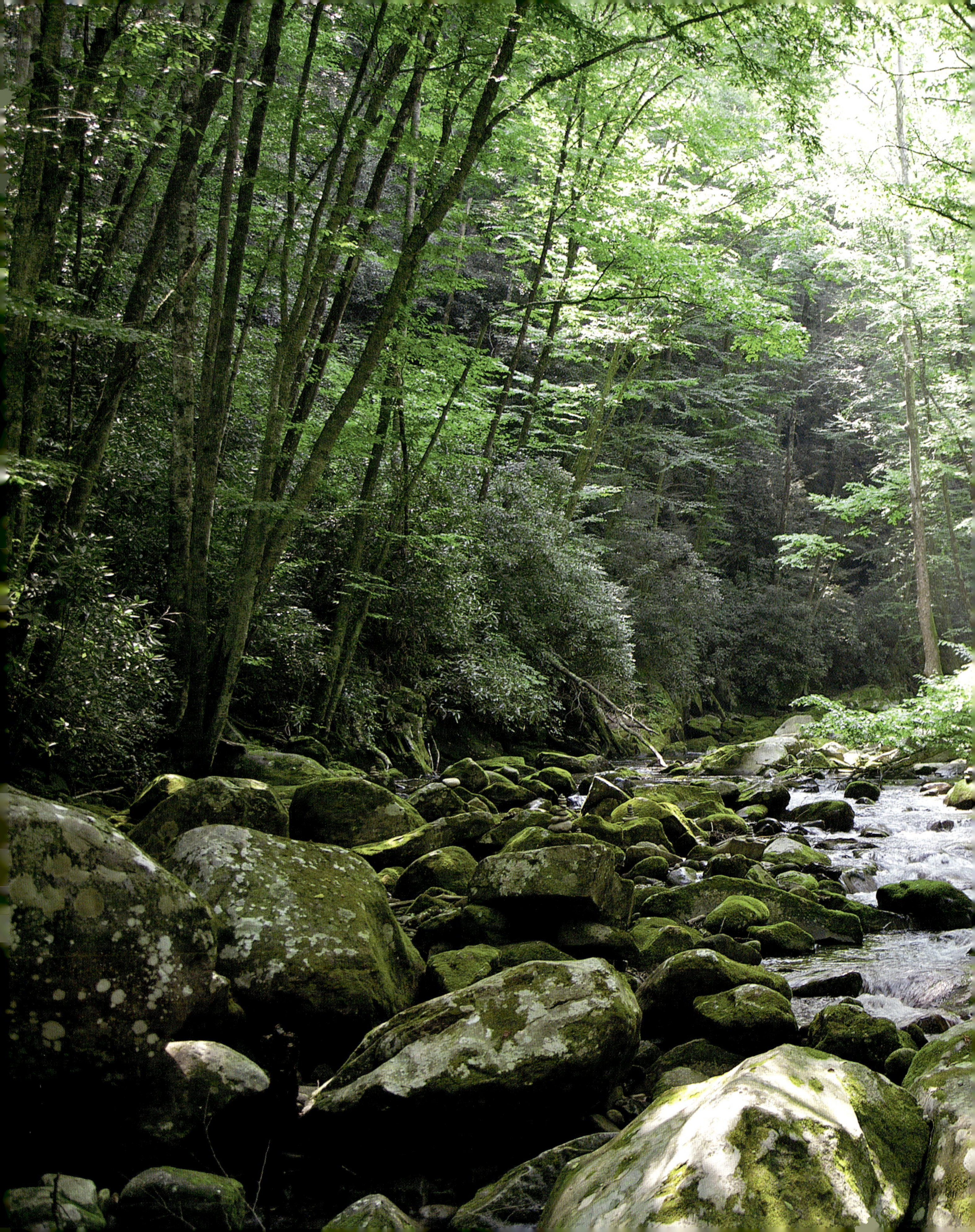

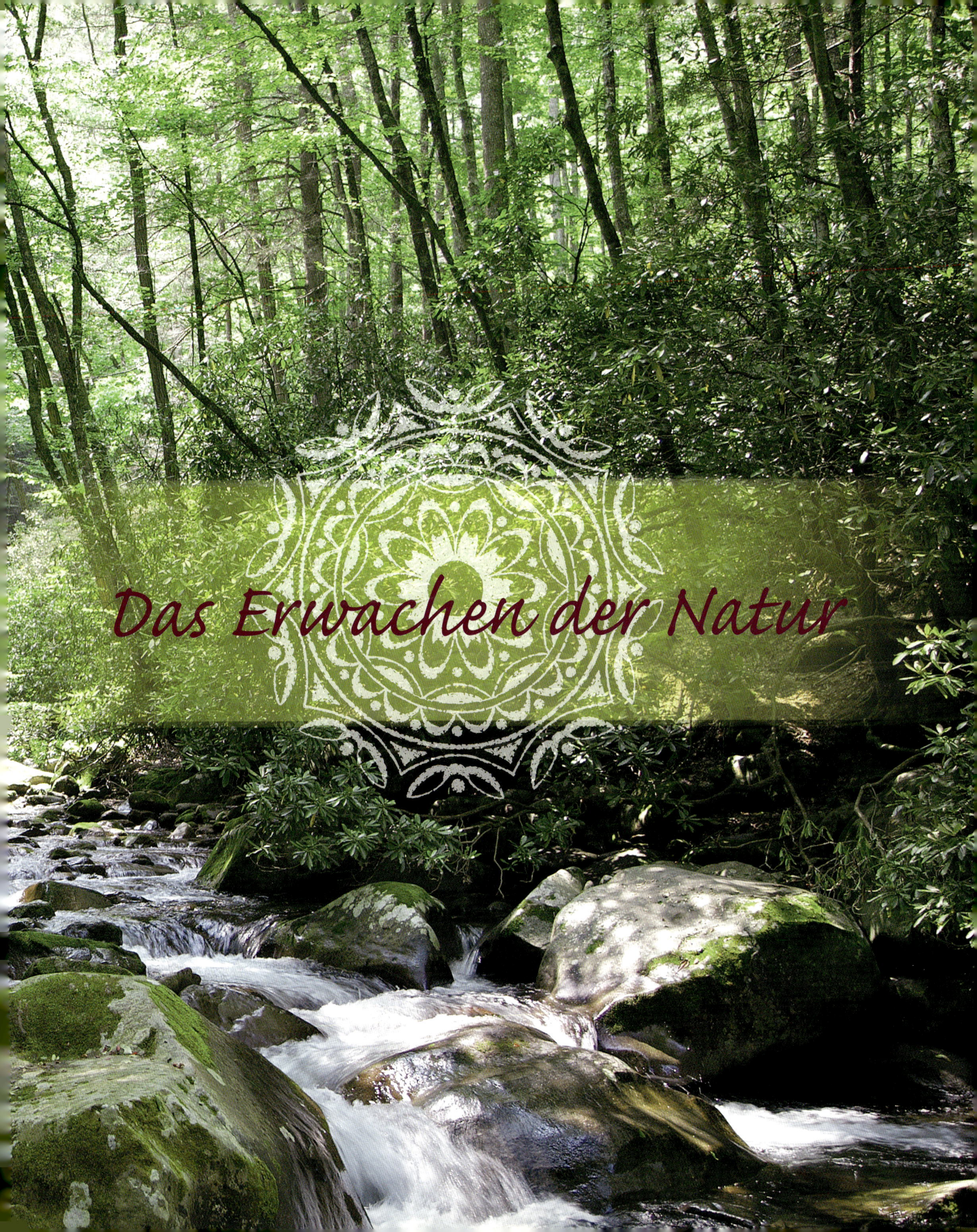
Das Erwachen der Natur

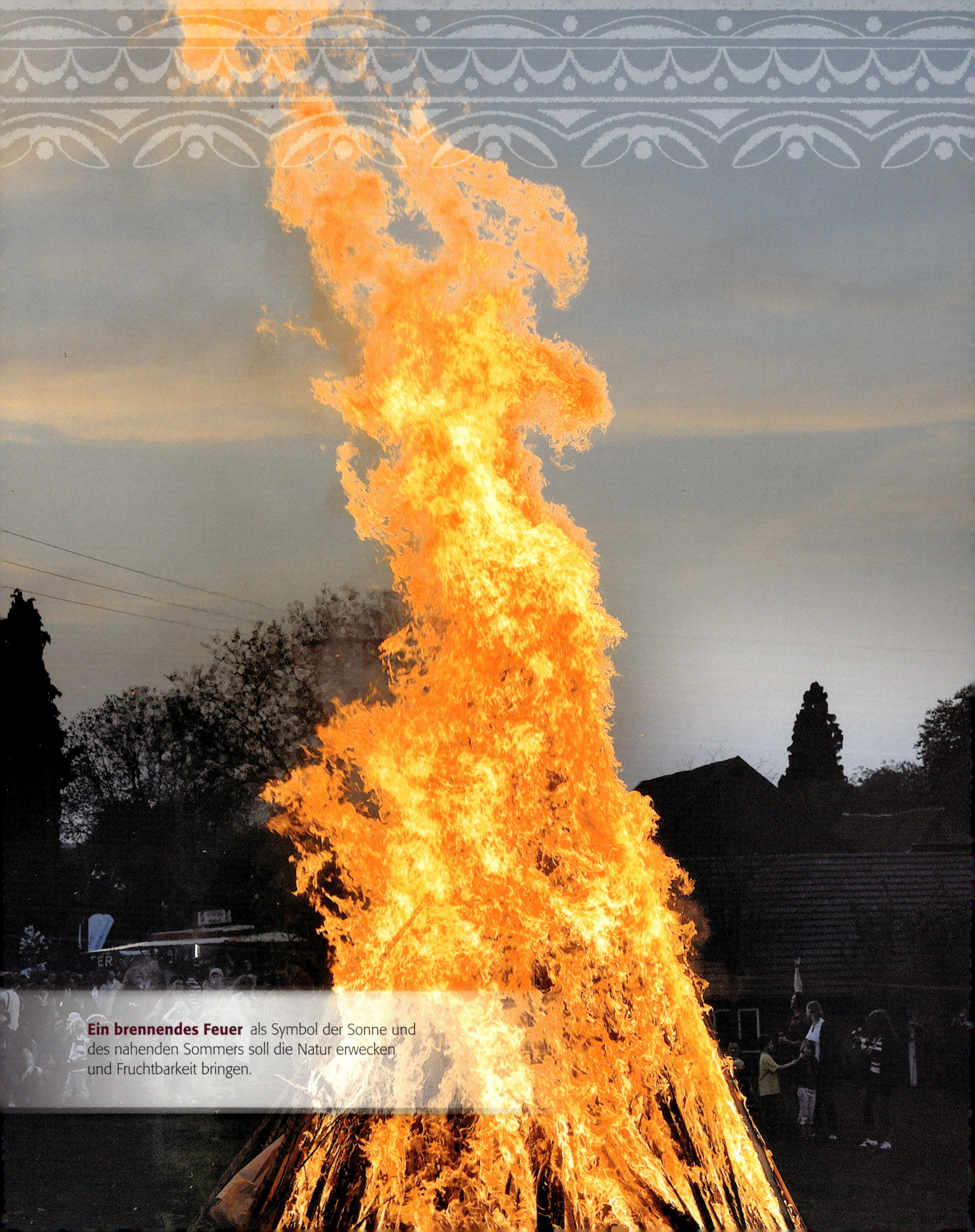

Ein brennendes Feuer als Symbol der Sonne und des nahenden Sommers soll die Natur erwecken und Fruchtbarkeit bringen.

Das Leben feiern

DAS ERSTE ZARTE GRÜN ZEIGT SICH, DIE LUFT WIRD SPÜRBAR WÄRMER, DIE TAGE WERDEN LÄNGER – DIE NATUR ERWACHT ZU NEUEM LEBEN. JUNGE WILDKRÄUTER STECKEN JETZT VOLLER ENERGIE. DER IMMER WIEDERKEHRENDE NEUBEGINN SPIEGELT SICH AUCH IN ZWEI FESTEN WIDER.

Es ist schon verrückt, dass wir uns jedes Frühjahr aufs Neue so unbändig freuen: über die ersten Blätter an den Bäumen, das frische Grün auf Wiesen, Feldern und im Garten, die ersten unfassbar schönen Blütenknospen. Ja, es ist unbestritten etwas Magisches am Wiedererwachen der Natur.

Vieles über die Abläufe der Natur im Frühling ist heute erforscht. Wir wissen, warum sich viele Kräuter im Herbst zurückziehen, im Frühling wieder ans Licht kommen, frische Blätter entfalten und neues Leben hervorbringen. Diese Erkenntnisse hatten die Menschen in früheren Zeiten nicht. Es war lange Zeit unbestritten, dass es an der magischen Kraft der Pflanzen lag, und dass Göttinnen und Götter im Spiel sein mussten, damit jedem kargen, entbehrungsreichen Winter ein Frühjahr in Hülle und Fülle folgen konnte.

Doch lagen unsere Vorfahren so falsch mit ihrer Einschätzung? Besonders beeindruckend sind doch gerade die im Herbst einziehenden Kräuter, die unbemerkt neue Kräfte sammeln, um im Frühjahr wieder herauszubrechen, voller gesunder Inhaltsstoffe. Besondere Pflanzen wie Brennnessel, Lungenkraut und Giersch symbolisieren diese ungeheure Kraft des Frühlings. Ähnlich ist es bei den sommergrünen Sträuchern und Bäumen, die mit steigenden Temperaturen Blätter und Knospen hervorbringen – jedes Jahr von Neuem ein Wunder der Natur.

Die Wiedergeburt der Pflanzen

Zartes, jungfräuliches Grün ist das Symbol für das frühlingshafte Erwachen. Die Pflanzen werden wiedergeboren und die Fruchtbarkeit erwacht. Das finden wir auch in den heidnischen Festen Ostara und Beltane wieder.

Es ist auch die Zeit des Neuanfangs, eine gute Zeit, sich von alten Gewohnheiten und Bräuchen zu verabschieden und Neues zu beginnen. Und es ist gut möglich, dass im Frühling Wünsche und Träume besonders gut in Erfüllung gehen.

Kräuter-Kraft-Quark

250 g Speisequark ≈ 3–5 EL Schlagsahne
1 hartgekochtes Ei ≈ 1 kleine Zwiebel
5 EL fein gehackte Kräuter z. B. Giersch, Löwenzahn, Petersilie
Salz, Pfeffer, Paprika ≈ 2 TL Meerrettich

Speisequark und Schlagsahne verrühren, das Ei und die Zwiebel klein schneiden und unterheben. Kräuter und Gewürze zugeben und alles gut vermischen. Im Frühling ist die unbändige Kraft der Natur beinahe greifbar, das merken wir auch selbst. Sonne und Wärme lassen uns wieder aufleben und geben uns neue Kraft.

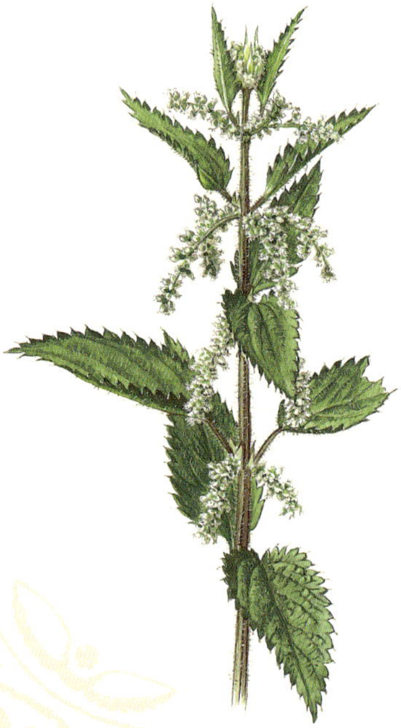

Brennnessel – die Donnernessel

Als eine der ersten krautig wachsenden Pflanzen erscheint im Frühjahr die Brennnessel (*Urtica dioica*). Sie ist in Europa weit verbreitet, wächst rund ums Haus, an Zäunen, Wegrändern, am Waldrand und auf Schuttplätzen und so mancher Gärtner ärgert sich mit ihr herum … Das alles zusammengenommen, ist die Brennnessel viel mehr Unkraut als eine magische Zauberpflanze.

Magisches und Zauberhaftes

Schon bei den Kelten wurde die Brennnessel als eine starke Schutzpflanze verehrt. Dieser Eigenschaft wird auch in dem keltischen Märchen »Die sechs Schwäne« Rechnung getragen: Die sechs Königssöhne, die in Schwäne verwandelt werden, können nur mithilfe der Schwester errettet werden, die allen Brüdern ein Hemd aus Nesseln näht. Als Schutzpflanzen sind die Brennnesseln in diesem schönen Märchen von besonderer Bedeutung.

In der germanischen Mythologie stand sie in enger Verbindung mit dem Donnergott Donar, der es gewittern lässt mit Donner und Blitz. Um sich davor zu schützen, warf man damals getrocknete Brennnesseln ins Feuer.

In früherer Zeit, als chemische Analysen von Pflanzen noch nicht möglich waren, wurden die Gewächse von pflanzenkundigen Menschen nach ihrer Signatur beurteilt und entsprechend eingeordnet, denn bestimmte äußere Merkmale und auch die »Wesensart« deuten auf die Wirkung der Pflanze hin. Wird die Brennnessel unter diesen Gesichtspunkten betrachtet, nämlich von ihrem Äußeren und der Wesensart, wird schnell klar, warum sie seit alters als eine Schutzpflanze gilt. Die Ameisensäure in ihren Brennhaaren wirkt stark abweisend auf alle, die sich ihr nähern. Außerdem steht sie für Durchsetzungskraft und große Stärke.

Der Abt des Klosters Reichenau, Walahfrid Strabo, beschrieb vor über 1000 Jahren die auf den Blättern der Brennnessel wachsenden Giftpfeile, wegen denen die Leute glaubten, in der Pflanze lebe ein dämonisches Wesen. Nur eine wahrhaftige Jungfrau sollte sie anrühren können, ohne sich zu brennen.

ANWENDUNG UND BEDEUTUNG

Ihre Magie liegt wohl in der unglaublichen Energie, die sie an den Tag legt, um sich im Frühjahr schnell und am besten noch vor den anderen Pflanzen zu etablieren. Wild und ungestüm recken sich die jungen Triebe kraftvoll nach oben, der Sonne und dem Mond entgegen. Wenn sich dann die schönen Blüten bilden, kommt auch der unglaubliche Vermehrungsdrang der Brennnessel zu Tage. Manchmal lässt sich sogar beobachten, dass sie ihre Fruchtbarkeit und Energie auf die Nachbarpflanzen überträgt, die sich ebenfalls üppig entfalten.

Ihre Kraft kann sie in schmackhafter und zauberhafter Weise auch auf uns übertragen, uns stärken und kräftigen. Ebenso kann sie aber auch genutzt werden, um Brühen und Jauchen herzustellen, die im Garten sowohl als Dünger wirken als auch Krankheiten und Schädlinge verjagen. Im Biogarten ist die Brennnessel einfach unentbehrlich.

Ihr üppiges und frühes Grün lässt außerdem erkennen, dass sie eine das Immunsystem stärkende und entgiftende Pflanze ist, die mit dem Blut und der Blutbildung in Verbindung steht. Häufig wächst sie an Orten, die Störfelder aufweisen, die von ihr neutralisiert werden können.

Die Brennnessel steckt voller Vitamine (A, B, C, E, K), Mineralstoffe, Spurenelemente, Gerbstoffe, Eiweiße und vielem mehr. Vor allem für Blase und Niere sind die Wirkstoffe der Brennnesseln hilfreich. Blätter, Stängel, Blüten und Wurzeln – alle Teile der heilkräftigen Pflanze können verwendet werden.

Eifeler Brennnesselgemüse

Die Eifel hat eine karge Landschaft und ein raues Klima, in dem nicht viel wächst. Aus der Not heraus entstand dieses eisenhaltige, Anämien vorbeugende und kräftigende Frühlingsgericht.

1 kg Kartoffeln ≈ 200 g klein geschnittener Speck
500 g frische Brennnesseln ≈ 100 g Lungenkraut ≈ 200 g Sahne
1 Würfel Gemüsebrühe ≈ Kräutersalz ≈ Pfeffer ≈ essbare Blüten

1 Die Kartoffeln in Würfel schneiden und in wenig Wasser gar kochen, leicht zerstampfen. Den Speck knusprig braten, zur Seite stellen.
2 Die Brennnesseln und das Lungenkraut säubern, fein schneiden, zu den noch warmen Kartoffeln geben und kurz andünsten.
3 Mit Sahne, Gemüsebrühe und Gewürzen vermischen, sodass ein sämiger Eintopf entsteht.
4 Nun den Speck vorsichtig unterheben und das Gericht mit den Blüten (z. B. Rotklee) verzieren.

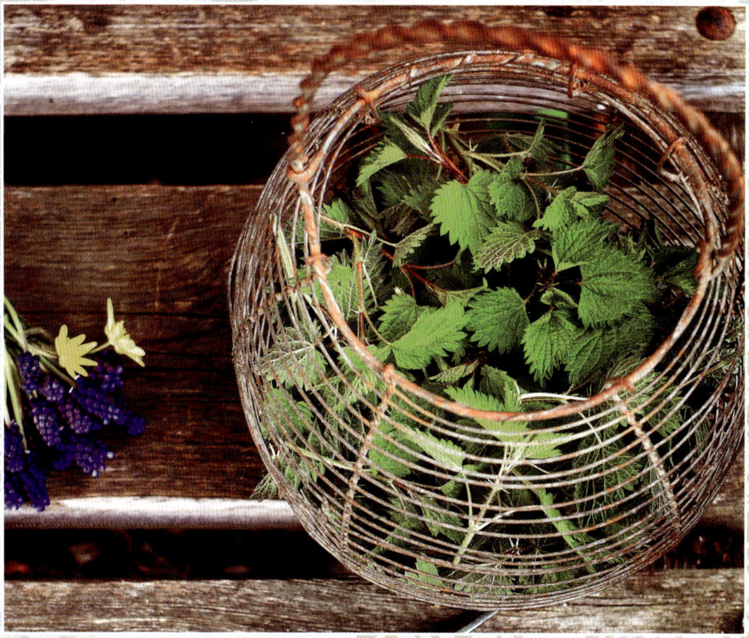

Oben Wer genau hinsieht, erkennt die wahre Schönheit der Brennnessel.

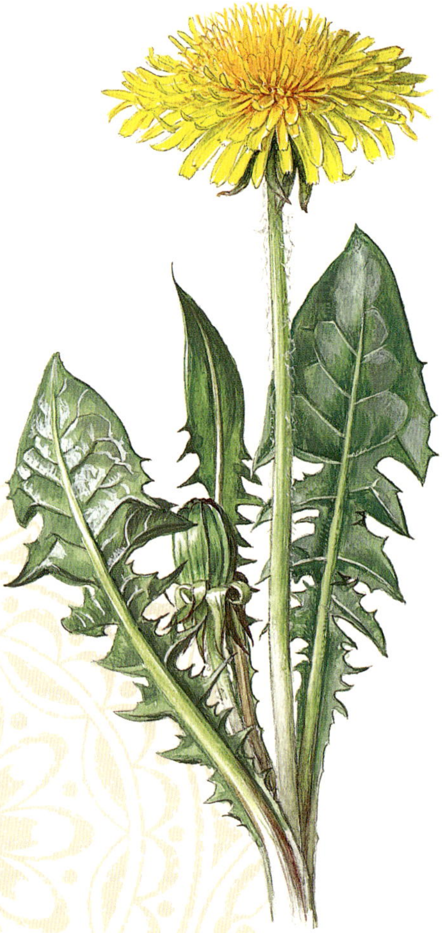

Löwenzahn – der Hellseher

Wer kennt ihn nicht, den Löwenzahn! Schon an der Blattrosette mit den gezahnten Blättern, die im Frühjahr zuerst erscheint, können ihn selbst Unkundige identifizieren. Die kräftig gelben Blüten sind weithin sichtbar und der Fruchtstand mit den Flugschirmchen verlockt Kinder und Erwachsene gleichermaßen zum Pusten. Da auf unseren Wiesen sehr nah verwandte unterschiedliche Löwenzähne wachsen, werden sie alle unter der Bezeichnung *Taraxum* sect. *Ruderalia* zusammen gefasst, die Wiesen-Löwenzähne.

Von allen Wildpflanzen unserer Breiten hat wohl der Löwenzahn die meisten Namen bekommen, und das deutet nicht nur auf seinen Bekanntheitsgrad hin, sondern auch auf seine verschiedenen Wirkungen. Vor allem die Bezeichnungen wie Bettnässer, Pissnelke und Bettsecher zeigen seine harntreibende Wirkung an.

Magisches und Zauberhaftes

Es sind verschiedene Merkmale, die dem Löwenzahn seine Zauberkräfte einbrachten. Da sind zum einen die ungeheure Lebenskraft und das Durchsetzungsvermögen, denn selbst in den kleinsten Spalten zwischen Steinen ist Wachstum möglich, wenn sich ein Flugschirmchen dorthin verirrt. Die Gruppe der Wiesen-Löwenzähne wächst auf nährstoffreichen Wiesen und Weiden, wo sie viel Sonne abbekommen. Die kräftig gelben Zungenblüten künden von der Sonnenergie, die sie sammeln; auf wundersame Weise beeinflussen sie uns allein durch ihren Anblick positiv.

Der unbändige Verbreitungsdrang des Löwenzahns sowie die Eigenschaft, sich als eines der ersten Gewächse auf völlig kargem Boden anzusiedeln, zeugen von der ungeheuren Kraft, die in diesem Gewächs steckt. Außerdem ist es in der Lage, selbst ohne Befruchtung Samen zu bilden. Diese sogenannte Jungfernzeugung, die beim Löwenzahn schon früh bemerkt wurde, hat dazu geführt, dass die Pflanze im beginnenden 15. Jahrhundert häufig auf Marien-Bildern ganz in der Nähe der Jungfrau Maria abgebildet wurde.

Die gelben Blüten als Signatur des Löwenzahns sollten Gelbsucht heilen, glaubten die Leute früher. Und auch der Milchsaft hat eine Bedeutung und Wirkung: Wird der Milchsaft am dritten Tag im abnehmenden Mond auf Warzen gegeben, sollen sie verschwinden. Unter Hexen heißt es, dass Löwenzahn die Hellsichtigkeit aktiviert und sogar für Geldzauber soll er schon verwendet worden sein.

ANWENDUNG UND BEDEUTUNG

Als Heilpflanze wurde Löwenzahn schon bei den alten Griechen verwendet. Alle Teile des Löwenzahns enthalten heilkräftige Substanzen, Bitterstoffe, Terpene, Inulin, Gerbstoffe und Eisen sind nur einige. Löwenzahn regt das Verdauungssystem an, ist harntreibend, blutdrucksenkend und regt den Stoffwechsel an. Die Wurzeln können im Frühjahr vor der Blüte oder im Oktober und November geerntet werden, die Blätter das ganze Jahr über. Allerdings schmecken die jungen Blätter nicht so bitter und eignen sich deshalb eher für einen Salat. Ansonsten können aber auch Suppen und Pesto aus den Blättern, oder auch Gemüse, ähnlich wie beim Spinat, zubereitet werden.

Für einen Tee oder auch zum Trocknen und Aufbewahren sind ebenfalls die Blätter vor der Blüte am besten geeignet, da sie noch weniger Bitterstoffe enthalten. Ein Tee wirkt entschlackend und durchspült die Nieren. Ein Tee aus den Wurzeln, vor dem Essen getrunken, regt den Appetit an und hilft nach dem Essen bei Völlegefühl.

Auch die Blüten können in der Küche verwendet werden, zum Beispiel, um Sirup herzustellen oder den beliebten Löwenzahnhonig. Durch die Bitterstoffe ist Löwenzahn ein entgiftendes und die Gallenproduktion anregendes Wildgemüse.

Magische Frühjahrsreinigung

500 g klein geschnittener Speck ≈ 200 g Sahne ≈ Salz, Pfeffer, Paprika ≈ 500 g gewürfelte Kartoffeln ≈ etwas Gemüsebrühe 2 Handvoll frische, gewaschene Löwenzahnblätter

1 Den Speck knusprig anbraten, die Sahne zugeben und mit den Gewürzen abschmecken.
2 Die Kartoffeln bissfest kochen und zu der Speck-Sahne-Soße geben. Gemüsebrühe zugeben.
3 Die Löwenzahnblätter in dünne Streifen schneiden und hinzufügen.

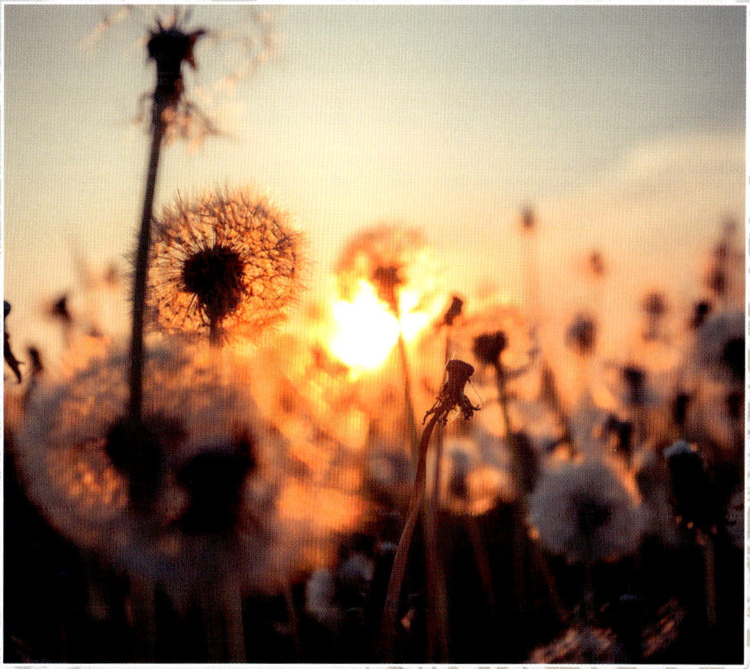

Oben Filigran und mysteriös muten die Samen des Löwenzahns an.

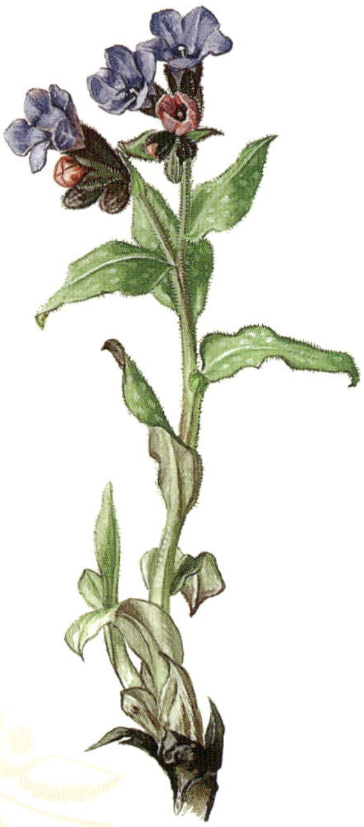

Lungenkraut – der Luft geweiht

Wie kaum eine andere Staude ist das Lungenkraut dem Element Luft zugeordnet, nicht nur, was seine Signatur betrifft. Früher war es den Luftgöttern geweiht, und so liegt die Magie der Pflanze auch in der Luftenergie, die sie zu geben vermag.

Es gibt einige Lungenkräuter im mitteleuropäischen Raum, am häufigsten kommt wohl aber das Kleingefleckte Lungenkraut *(Pulmonaria officinalis)* vor. Mit einer Höhe von etwa 30 Zentimetern könnte es vielleicht übersehen werden, doch die schön gefleckten Blätter ziehen die Blicke auf sich. Wir finden *Pulmonaria officinalis* an halbschattigen Orten in Laubmischwäldern, in Gebüschen und an schattigen Ufern, wo ein humoser Boden vorherrscht. Weil es ein beliebter Frühjahrsblüher ist, gibt es auch eine ganze Reihe von gartentauglichen Züchtungen, sodass die Zauberpflanze durchaus auch in den Garten geholt werden kann.

Neben den Blättern sind auch die trichterförmigen Blüten sehr attraktiv, die sich nach und nach öffnen, sodass sich die Blütezeit über einige Wochen hinziehen kann. Besonders zauberhaft ist die Eigenschaft der Blüten, sich in einem Rosaton zu öffnen, dann aber in ein Violettblau überzugehen. Im Volksmund hat das den Pflanzen Namen wie »Hänsel und Gretel« und die »ungleichen Schwestern« eingebracht. Nach der Blüte zieht die Staude schon bald wieder ein und ist bis zum nächsten Frühjahr nicht mehr zu sehen.

Magisches und Zauberhaftes

Lungenkraut ist eine der Marienpflanzen, denn es heißt, die weißen Flecken auf den Blättern stammen von der Muttermilch der Muttergottes, die auf die Blätter der Pflanze getropft sei. Vielleicht ist das der Grund, warum sich auch Hildegard von Bingen (1098–1179) des Lungenkrauts angenommen hat. Immerhin erkannte sie, lange bevor Paracelsus überhaupt geboren wurde, wie heilkräftig das Lungenkraut bei Atemwegserkrankungen ist.

Lungenkraut-Tee

1–2 TL getrocknetes Lungenkraut ≈ 250 ml Wasser

Die getrockneten Blätter zwischen den Fingern leicht zerbröseln, in eine Tasse geben und mit kochendem Wasser übergießen. Zehn Minuten ziehen lassen. Abseihen und in kleinen Schlucken trinken. Bei Husten und anderen Erkrankungen der Atemwege können zwei bis drei Tassen täglich getrunken werden.

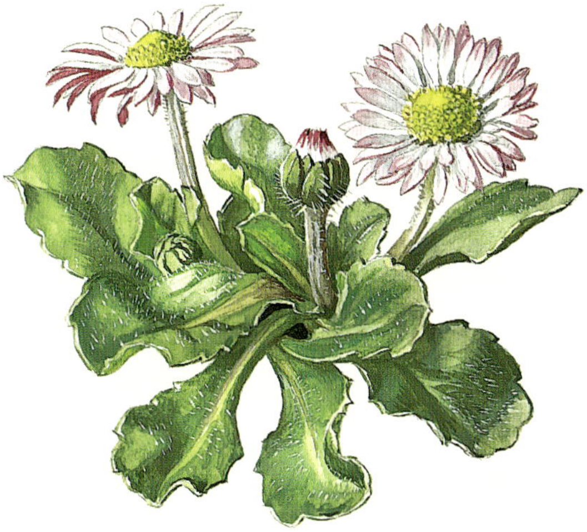

Gänseblümchen – das Göttliche

Wer könnte es nicht lieben, das Gänseblümchen *(Bellis perennis)*, das mancherorts auch Tausendschönchen oder Marienblume genannt wird. Mit Beginn des Frühlings ist es auf Wiesen und Weiden zu finden, wo früher oft Gänse weideten. Viele Wochen erfreut uns die kleine Pflanze mit ihren freundlich dreinschauenden Blüten. Seit dem Mittelalter steht das Gänseblümchen in der Blumensprache für Reinheit und Unschuld.

Die kleine hübsche Staude gleicht im Frühjahr einem Himmelsgeschenk, so lieblich ist sie anzusehen. Ihr Blütenköpfchen ist immer der Sonne zugewandt – und wenn es regnet? Dann schließt das Gänseblümchen die Blütenblätter auf magische Weise. Es heißt übrigens, dass die ersten drei Gänseblümchen des Frühlings mit dem Mund gepflückt werden sollten, um das ganze Jahr über gesund zu bleiben.

Magisches und Zauberhaftes

Den Sonnengott Baldur brachten die Germanen mit dem Gänseblümchen in Verbindung, da es die helle Jahreszeit einläutete. Und auch Ostara soll das Gänseblümchen geweiht sein.

Im Christentum, als die heidnischen Bräuche nichts mehr galten, rankte sich eine besondere Entstehungsgeschichte um *Bellis perennis*, das aus den Tränen Marias auf der Flucht nach Ägypten entspross und Maria geweiht wurde.

Kräuterkundige Frauen verwendeten es schon früh für mancherlei Anwendungen. Wahrscheinlich ist das der Grund dafür, dass es im 18. Jahrhundert verboten wurde – die Obrigkeit vermutete, dass es für Abtreibungen genutzt wurde.

ANWENDUNG UND BEDEUTUNG

Eine kleine Pflanze mit großer Wirkung: Beim Gänseblümchen trifft das auf jeden Fall zu. Saponine, Gerb- und Bitterstoffe, Flavonoide, Schleimstoffe, ätherische Öle, organische Säuren und Vitamin C wirken auf Seele und Körper. Es hat stark wundheilende Wirkung, ist entzündungshemmend, schmerzstillend, stärkend. Die Inhaltsstoffe regen außerdem den Stoffwechsel an. Gänseblümchentee aus Blüten und Blättern kann innerlich und äußerlich angewendet werden, zum Beispiel auch bei Akne.

Für Salate und Suppen können Gänseblümchen-Blüten als Dekoration verwendet werden: Das sieht schön aus und ist gesund. Und das gilt nicht nur für deftige Gerichte. Gänseblümchen passen auch zu Fruchtjogurt, Quark und anderen Süßspeisen.

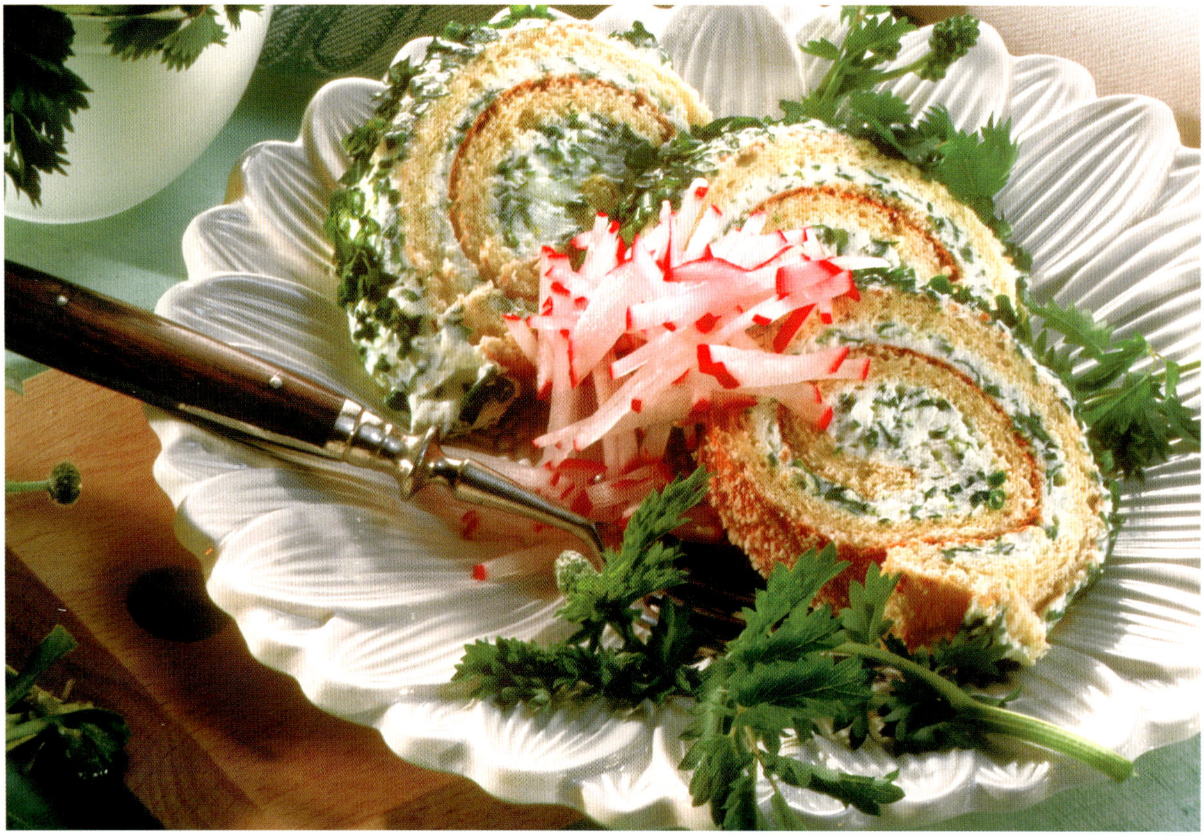

Rechts
Kräuter sind im Frühling der Inbegriff von Wachsen und Gedeihen und können zu herrlichen Gerichten verarbeitet werden.

Stärkende Kräuterrolle

500 ml Milch ≈ 250 g Dinkelvollkornmehl ≈ 6 Eier
3 EL Olivenöl ≈ 100 g geriebener, würziger Käse
600 g Frischkäse ≈ 3 EL Sahne oder Schmand
3 TL Sahnemeerrettich ≈ Salz, Pfeffer, Paprikapulver
2–3 Handvoll zerkleinerte frische Kräuter nach Jahreszeit, z. B. Gänseblümchen, Gänsefingerkraut, Petersilie, Bärlauch, Schnittlauch, Lungenkraut, Wiesenschaumkraut, Giersch
Blüten für die Dekoration z. B. von Borretsch, Kapuzinerkresse, Lungenkraut, Ringelblumen, Rosen, Gänseblümchen ≈ 1 Pckg. Halloumi-Käse

1 Milch, Mehl, Eier, Olivenöl, geriebenen Käse und Gewürze zu einem glatten Teig verarbeiten. Auf einem mit Backpapier ausgelegten Backblech ausrollen und bei 180 °C im Backofen etwa 15 Minuten goldgelb backen.

2 Danach aus dem Backofen nehmen, mit einem feuchten Handtuch bedecken und vorsichtig zu einer lockeren Rolle aufrollen.

3 Frischkäse, Sahne oder Schmand, Sahnemeerrettich und Gewürze cremig rühren, die klein geschnittenen Kräuter unterheben. Den Halloumi-Käse im Backofen grillen, abkühlen lassen und kleingeschnitten unter die Frischkäsemasse mischen.

4 Die Teigrolle vorsichtig aufrollen, die Käsemischung darauf verteilen und das Ganze wieder aufrollen.

Energie-Kräuter-Salat

1 große Tasse Bulgur ≈ 200 g Fetakäse ≈ 1 Tomate
2 Handvoll Kräuter, z. B. Lungenkraut, Löwenzahn, Süßdolde
Essig und Öl ≈ Salz, Pfeffer, Paprika

1 Bulgur kochen und abkühlen lassen. Den Fetakäse zerkleinern und unter den Bulgur mischen.
2 Tomaten waschen und schneiden, Kräuter ausschütteln und in einer Schüssel mit Wasser säubern, anschließend kleinschneiden. Zu der Bulgur-Mischung geben.
3 Aus Essig, Öl und den Gewürzen eine Marinade herstellen und unter den Salat mischen. Dazu schmeckt geröstetes Schwarzbrot.

Kräuterhexensalat

1 Handvoll Kräuter der Jahreszeit, z. B. Löwenzahn, Brennnessel, Lungenkraut, Buchenblätter ≈ Gänseblümchen
1 Kopfsalat ≈ 3 EL Sahne ≈ 1 EL Olivenöl
etwas Essig oder Zitronensaft ≈ Honig, nach Belieben
Pfeffer, Salz ≈ 200 g Fetakäse

1 Die Kräuter ausschütteln, dann vorsichtig in einer Schüssel mit kaltem Wasser säubern. Grob zerschneiden. Den Kopfsalat waschen und in mundgerechte Stücke zupfen. Kräuter und Salat mischen.
2 Aus Sahne, Olivenöl, Essig oder Zitronensaft, etwas Honig und den Gewürzen eine Marinade herstellen. Vorsichtig unter den Kräutersalat heben. Den Fetakäse aus der Verpackung nehmen und den Saft abtropfen lassen. Mit den Händen oder einer Gabel zerbröckeln und ebenfalls unterheben.

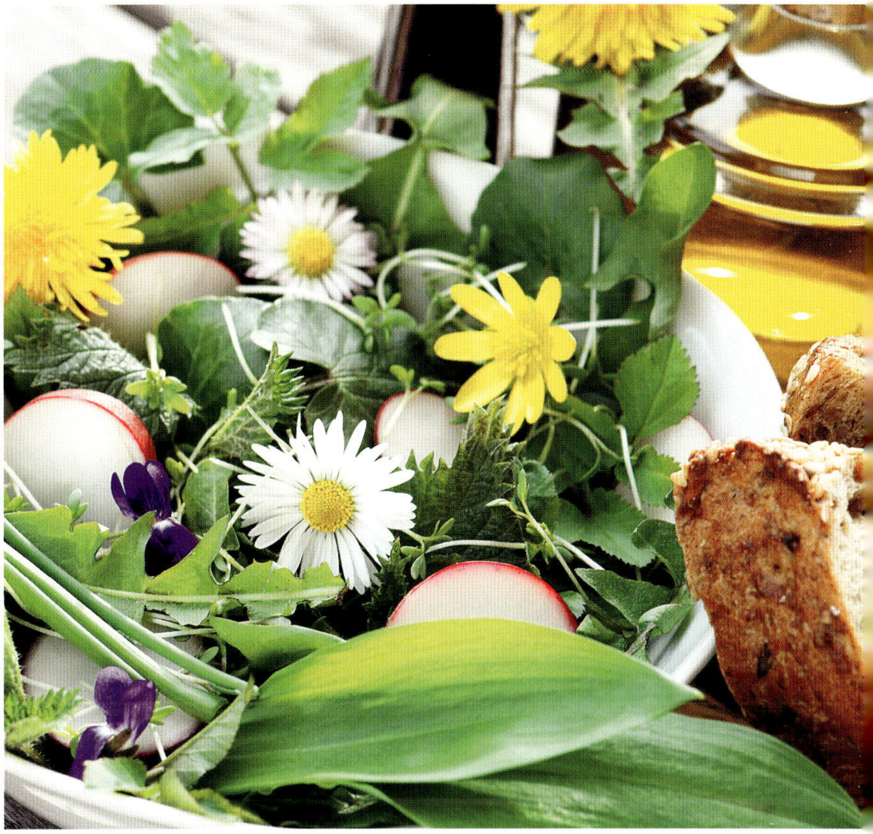

Oben Blüten von Gänseblümchen, Veilchen & Co. heben allein durch ihr Äußeres die Stimmung.

Zauberhafte Blütenbutter

250 g weiche Butter ≈ 1 Handvoll frische oder getrocknete Blütenblätter, z. B. von Gänseblümchen, Rose, Ringelblume
Kräutersalz, Pfeffer

Die Butter mit einem Handrührgerät auf höchster Stufe cremig rühren. Blütenblätter, Kräutersalz und Pfeffer untermischen und gut verrühren. Eine Holzform mit kaltem Wasser ausspülen und ganz nach Belieben mit Blütenblättern oder vorhandenen Blüten auslegen.
Die Buttermasse einstreichen, etwa eine Stunde kühl stellen, dann stürzen.

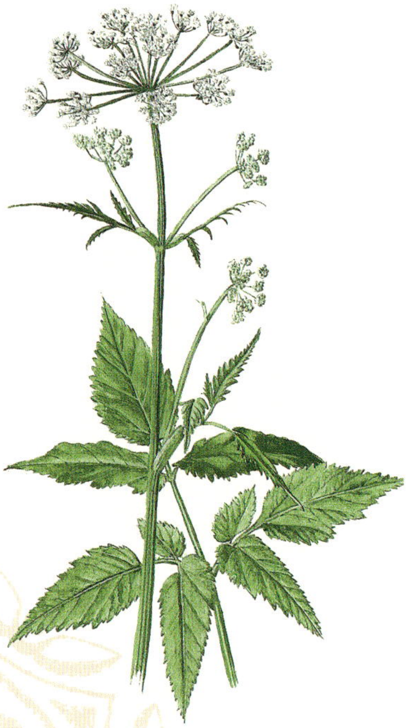

Giersch – der Unbezwingbare

Es gab Zeiten, da wurde Giersch *(Aegopodium podagraria)* vor allem in Klostergärten als Heil- und Küchenkraut angebaut. Noch früher wurden dem Kraut mit dem unglaublichen Ausbreitungsdrang magische Kräfte zugesprochen. Heute ist kaum noch etwas von dem respektvollen Umgang mit Giersch übrig geblieben; im Gegenteil, er wurde zum lästigen Unkraut degradiert.

Mit Hinwendung zu den Wildkräutern hat sich sein Ruf verbessert, sowohl in puncto Heilpflanze als auch in Bezug auf die Küchennutzung. Doch vor allem Gärtner haben noch immer ein sehr gespaltenes Verhältnis zu der Pflanze, denn im Garten ist sie kaum in den Griff zu bekommen. Anderseits ist bekannt, dass sie voller wirkkräftiger Inhaltsstoffe steckt. Was kann es deshalb Besseres geben, als ihn sinnvoll in Speisen für sich zu nutzen?

Doch wer Giersch sammelt, muss sich ein wenig mit seinem Aussehen beschäftigen, denn es gibt giftige Verwandte, die ihm auf den ersten Blick zum Verwechseln ähnlich sind. Allerdings hat nur *Aegopodium podagraria* im Querschnitt einen dreieckigen Stängel. Außerdem duftet das Kraut leicht nach einer Mischung aus Petersilie und Spinat.

Magisches und Zauberhaftes

Die unglaubliche Durchsetzungskraft des Krautes ist in der Pflanzenwelt beinahe unübertroffen und hat dem Giersch den Ruf als eines der stärksten Heil- und Zauberkräuter eingebracht. Seit Jahrhunderten wird das Kraut deshalb auch in der traditionellen Neunstärkesuppe verwendet, die es am Gründonnerstag gibt. Ursprünglich soll das Rezept aus einem angelsächsischen Kräutersegen hervorgegangen sein, der die stärksten Heil- und Zauberpflanzen der Druiden beschwört.

Neunstärke-Suppe

Je 1 Handvoll: junge Brennnesseln ≈ Giersch ≈ Löwenzahn
Sauerampfer ≈ Schafgarbe ≈ Spitzwegerich
junge Vogelmiere ≈ Taubnesseln ≈ Gänseblümchen
30 g Butter ≈ 2 EL Vollkornmehl ≈ 2 Zwiebeln
1,5 l Gemüsebrühe ≈ 100 ml Sahne ≈ Salz, Pfeffer, Muskat

Die Kräuter säubern und vorsichtig waschen. Die Butter in einem Topf schmelzen, die Kräuter zugeben und mit Vollkornmehl überstäuben. Zwiebeln hacken und unterheben. Die Brühe zugießen, etwa 15 Minuten köcheln lassen. Alles pürieren, würzen und Sahne unterziehen.

ANWENDUNG UND BEDEUTUNG

Seit vielen Jahrhunderten ist der Giersch eine wichtige Heilpflanze bei Erkrankungen des rheumatischen Formenkreises. Hierzu zählen alle Erkrankungen des Halte- und Stützapparates, die nicht durch ein traumatisches Ereignis ausgelöst worden sind. Außerdem wurde er früher zur Anregung der Verdauung und zum Abführen eingesetzt. Er wirkt entwässernd, harntreibend, entzündungshemmend und sogar beruhigend. Sein großes Einsatzgebiet hat ihm auch den Namen »Zipperleinskraut« eingebracht. »Gegen jedes Zipperlein ist ein Kraut gewachsen« – ganz offensichtlich handelt es sich bei diesem Kraut um Giersch.

Die Pflanze enthält zudem nachweislich eine hohe Konzentration an Vitamin C, Carotin und Eisen. Schon Hildegard von Bingen war von Giersch begeistert.

Zipperleinskraut-Tarte

Für den Teig:
420 g Vollkornmehl (sehr fein gemahlen)
240 g kalte, gewürfelte Butter ≈ 1 TL Salz ≈ Olivenöl
120 ml sehr kaltes Wasser

Für den Belag:
1 Handvoll Giersch ≈ 200 g herzhafter Ziegenkäse, gerieben
150 g milder Gouda, gerieben ≈ 150 ml Sahne ≈ 3 Eier
Salz ≈ Pfeffer ≈ Paprika

1 Aus Mehl, Butter, Salz, etwas Olivenöl und Wasser einen glatten Teig herstellen. Nur so viel Wasser verwenden wie nötig.

2 Den Teig ausrollen und in eine mit Backpapier ausgelegte Springform oder Tarteform geben, einen Rand formen und den Boden mehrmals mit einer Gabel einstechen. Mit einem sauberen Baumwoll- oder Leinentuch abdecken und den Teig für eine halbe Stunde an einen kalten Ort oder in den Kühlschrank stellen und ruhen lassen.

3 In der Zwischenzeit den Giersch reinigen. Die Blätter klein schneiden und zwei Drittel davon mit Ziegenkäse, Gouda, Sahne, Eiern und Gewürzen gut vermischen und auf dem Teigboden verteilen. Den restlichen Käse darüber verteilen. Bei 180 °C 30 Minuten backen. Anstelle von Vollkornmehl können Sie auch Weizenmehl verwenden.

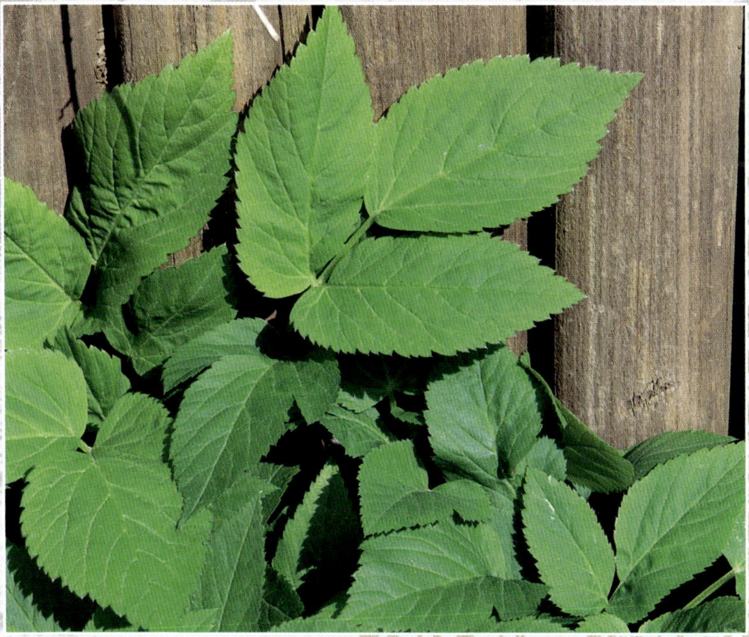

Oben Alles andere als ein Unkraut: Giersch kann zum Beispiel für Salate verwendet werden.

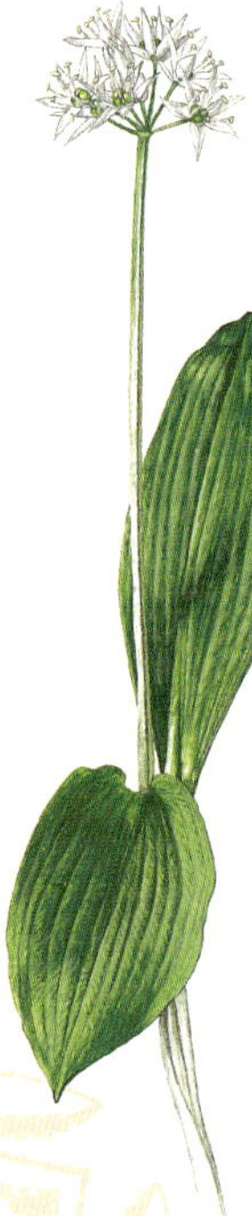

Bärlauch – die Hexenzwiebel

Nach dem langen Winterschlaf sollen sich Bären an dem köstlichen Lauchgewächs laben, heißt es, und so kam der Bärlauch (*Allium ursinum*) wohl zu seinem Namen. Außerdem wurde in früheren Zeiten geglaubt, dass der Bär seine Kräfte auf das Kraut übertragen würde. So konnten die Leute beim Verzehr von Bärlauch selbst Bärenkräfte sammeln.

Bärlauch ist ein Bewohner lichter Laubwälder, der es gerne humos und etwas feucht hat. Ab Ende Februar bis Anfang März erscheinen die nach Knoblauch duftenden Blätter, die jetzt geerntet werden können – und zwar bis kurz vor der Blüte. Danach ziehen die Pflanzen wieder komplett ein und sind nicht mehr zu sehen. Nicht überall darf gesammelt werden, und nur in großen Beständen. Behutsamkeit und Rücksicht auf die Natur sind beim Ernten gefragt. Es sollen immer nur einige Blätter von einer Pflanze genommen werden. Doch Vorsicht: Bärlauch kann vor der Blüte mit den giftigen Maiglöckchen und Herbstzeitlosen verwechselt werden. Es wird immer wieder auf das Unterscheidungsmerkmal Knoblauchgeruch der Blätter hingewiesen. Haftet der Geruch allerdings an den Fingern, werden auch Maiglöckchen nach Knoblauch duften. Besser ist es, sich die Blätter genauer anzusehen. Nur die Bärlauchblätter haben eine deutliche Mittelrippe, einen dreikantigen Stängel und eine matte Blattunterseite.

Magisches und Zauberhaftes

Bärlauch ist seit jeher eine starke Zauberpflanze gewesen und trägt im Volksmund auch den Namen Hexenzwiebel. Wie Knoblauch soll er Vampire, aber auch böse Geister abwehren, wurde aber auch als Aphrodisiakum eingesetzt. Zur Abwehr von Hexen wurde an Walpurgis früher eine Hexenzwiebelsuppe gekocht.

Hexenzwiebelsuppe

500 g Zwiebeln ≈ 20 g Butter ≈ 3 EL Olivenöl
1 EL Mehl ≈ 1,5 l Gemüsebrühe ≈ Salz, schwarzer Pfeffer
1 Handvoll Bärlauch

1 Zwiebeln schälen und in sehr feine Ringe schneiden. Butter und Olivenöl erhitzen, die Zwiebeln darin glasig werden lassen. Mehl darüber stäuben und noch einige Minuten weiterdünsten. Brühe zugießen, würzen und 30 Minuten köcheln lassen.

2 Den Bärlauch waschen, klein hacken und zum Schluss noch einige Minuten mitdünsten.

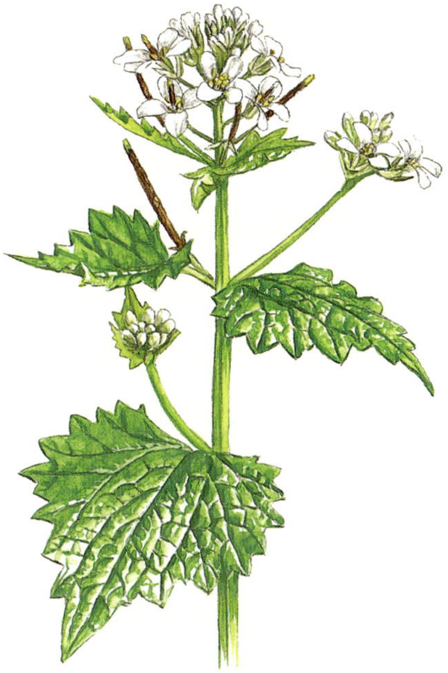

Knoblauchsrauke – die Duftende

Unbedingt erwähnt werden muss bei den Frühjahrs-Wildkräutern auch die Knoblauchsrauke (*Alliaria petiollata*), die schon im Mittelalter als Gewürzpflanze eingesetzt wurde. Als Zauberpflanze ist sie zwar eher unbekannt, doch war sie lange Zeit vor allem in der ärmeren Bevölkerung eine gern verwendete Pflanze, die nicht nur gesammelt wurde. Man baute die Knoblauchsrauke sogar im Garten an.

30 bis 80 Zentimeter kann die Pflanze hoch werden. An den beinahe dreieckigen gezahnten Blättern und dem leichten Knoblauchduft, der sich beim Zerreiben der Blätter entfaltet, kann sie leicht erkannt werden.

ANWENDUNG UND BEDEUTUNG

Am besten werden die Jungpflanzen zwischen Mai und Juni geerntet und dann auch gleich frisch verarbeitet, sonst verlieren sie an Wirkkraft. Viel Vitamin A und C ist in der Knoblauchsrauke enthalten, außerdem unter anderem Mineralstoffe und Glykosinoide. Harntreibend, blutreinigend und stoffwechselanregend soll sie sein. Früher wurde sie auch bei Parasiten im Darm eingesetzt, und man legte einen Breiumschlag auf infizierte Wunden.

Knoblauchsrauke ist gesund und schmeckt gut, vor allem in Quark, als Pesto oder in Suppen, allerdings geht der Knoblauchgeschmack beim Kochen verloren. Auch die reifen Samen können geerntet werden, sie schmecken gut als eine Art Brotaufstrich vermischt mit Essig, Öl und Salz. Die Wurzel kann im Herbst ausgegraben werden. Nicht nur ihr Geschmack erinnert an Meerrettich, sie kann auch ganz ähnlich zubereitet werden.

Duftender Brotaufstrich

1 Handvoll Blätter der Knoblauchsrauke oder vom Bärlauch
250 g weiche Butter ≈ ½ TL Salz

1 Die Blätter der Knoblauchsrauke abschütteln und in einer Schüssel mit Wasser säubern. Anschließend trocken tupfen und sehr klein schneiden.
2 Die fein geschnittenen Blätter mithilfe einer Gabel unter die Butter mischen, das Salz zugeben und alles gut vermengen, bis eine einheitliche Masse entsteht.
3 Innerhalb einer Woche verbrauchen oder portionsweise einfrieren.

Das Frühlingsfest Ostara

WO GENAU DER URSPRUNG ZU UNSEREM CHRISTLICHEN OSTERFEST LIEGT, DARÜBER STREITEN SICH WISSENSCHAFTLER SCHON LANGE – WAHRSCHEINLICH WERDEN WIR ES NIE WIRKLICH ERFAHREN. FEST STEHT ABER, DASS VIELE RITUALE UND BRÄUCHE NOCH HEUTE FESTER BESTANDTEIL VON OSTERN SIND.

Zu Ehren der Frühlingsgöttin

Im keltischen Jahreskreis und in unserem Medizinrad ist das Fest der Fruchtbarkeit und des Neuanfangs verankert, das Fest zur Erinnerung an die Göttin Ostara. Es ist eines der heiligen acht Feste innerhalb des Jahreskreises, die sich aus Sonnen- und Mondfesten im Wechsel zusammensetzen und eine Einheit innerhalb der Natur darstellen.

Das Frühlingsfest wird immer am 21. März gefeiert, am Tag der Frühjahrs-Tagundnachtgleiche, wenn die Tage

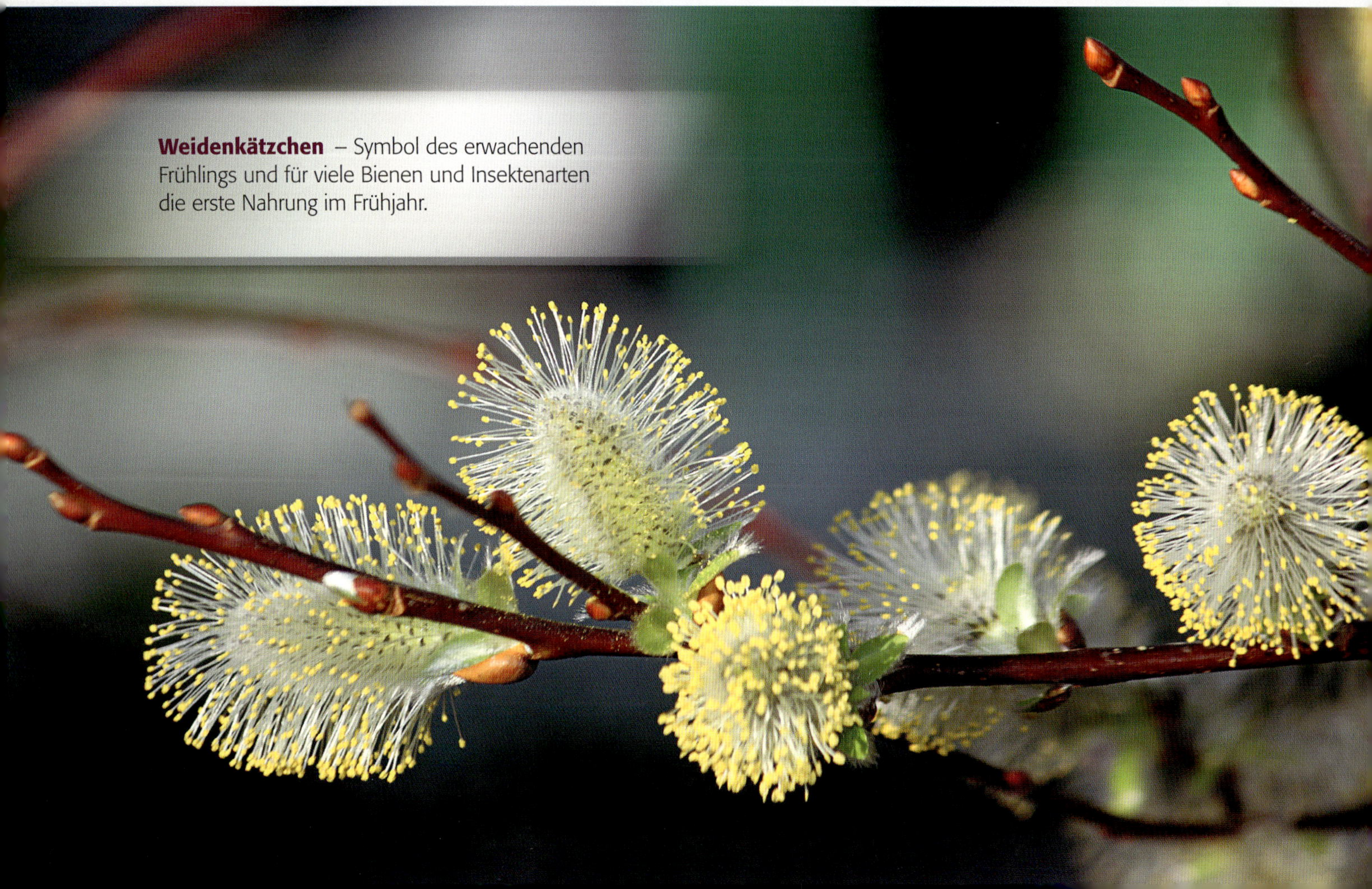

Weidenkätzchen – Symbol des erwachenden Frühlings und für viele Bienen und Insektenarten die erste Nahrung im Frühjahr.

danach wieder länger werden und die Natur erwacht. Es heißt zu Ostara werde die Göttin geschlechtsreif, ebenso wie der Gott. Zur Vereinigung und zur großen Hochzeit der beiden kommt es an Beltane, unserem Ersten Mai. Das helle Grün in der Natur spiegelt dieses Empfinden wieder.

Obwohl mit Beginn des Christentums die heidnischen Feste abgeschafft wurden, spiegeln sich doch in fast allen unseren Festen heidnische Bräuche und Rituale wieder. Dass Ostern aus dem Wort Ostara entstanden sein könnte, liegt nahe. Doch im Gegensatz zu Ostara findet das heutige Osterfest an unterschiedlichen Terminen statt, weil es sich nach dem Mond richtet. Es wird immer an jenem ersten Sonntag gefeiert, auf den der erste Vollmond nach der Frühjahrs-Tagundnachtgleiche fällt.

Sieg über den Winter

Im nordischen Mythos wurde mit dem Frühlingsfest auch der Sieg der Sonnengötter über den Winter und die Winterriesen gefeiert. Heute wird noch immer in Eisenach das Fest des Sommergewinns gefeiert, wenn »Frau Sunna« über »Herrn Winter« siegt.

Andernorts werden Osterfeuer abgehalten und Osterräder Abhänge hinuntergerollt. Im christlichen Glauben sind die Auferstehung und der Sieg des Lebens über den Tod der Gedanke von Ostern. Im Grunde genommen ist die damit auch die erwachende Natur gemeint. Noch heute gibt es regional viele alte heidnische Bräuche, die an Ostern sehr beliebt sind.

Das Osterei steht symbolisch für die wieder erwachte Natur, für neues Leben und Fruchtbarkeit. Das Synonym der »Großen Mutter« ist der Hase. Mythologisch soll sie sich in ihn verwandeln können. Wie der Mythos mit dem Osterhasen entstand, erzählt eine sehr alte Geschichte: In alter Zeit waren einige Jäger im frühlingshaften Wald unterwegs, um Tiere zu erlegen. Einer von ihnen verirrte sich und kam zu einer lieblichen, mit Moos bewachsenen Lichtung. Er sah eine Gruppe von wunderschönen Frauen tanzen, die schönste war in ihrer Mitte. Er suchte leise seine Gefährten und führte sie zu der Stelle, wo er die Frauen gesehen hatte. Doch die Göttin und ihre Gespielinnen hatten die Männer längst bemerkt und als die Jäger zur Lichtung kamen, sahen sie nur spielende Hasen.

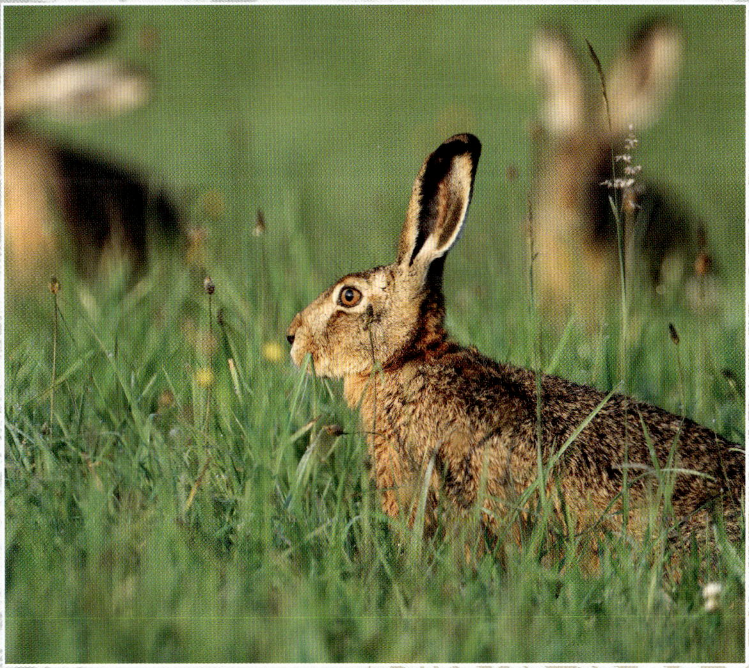

Oben Ein Fruchtbarkeitssymbol: der Feldhase.

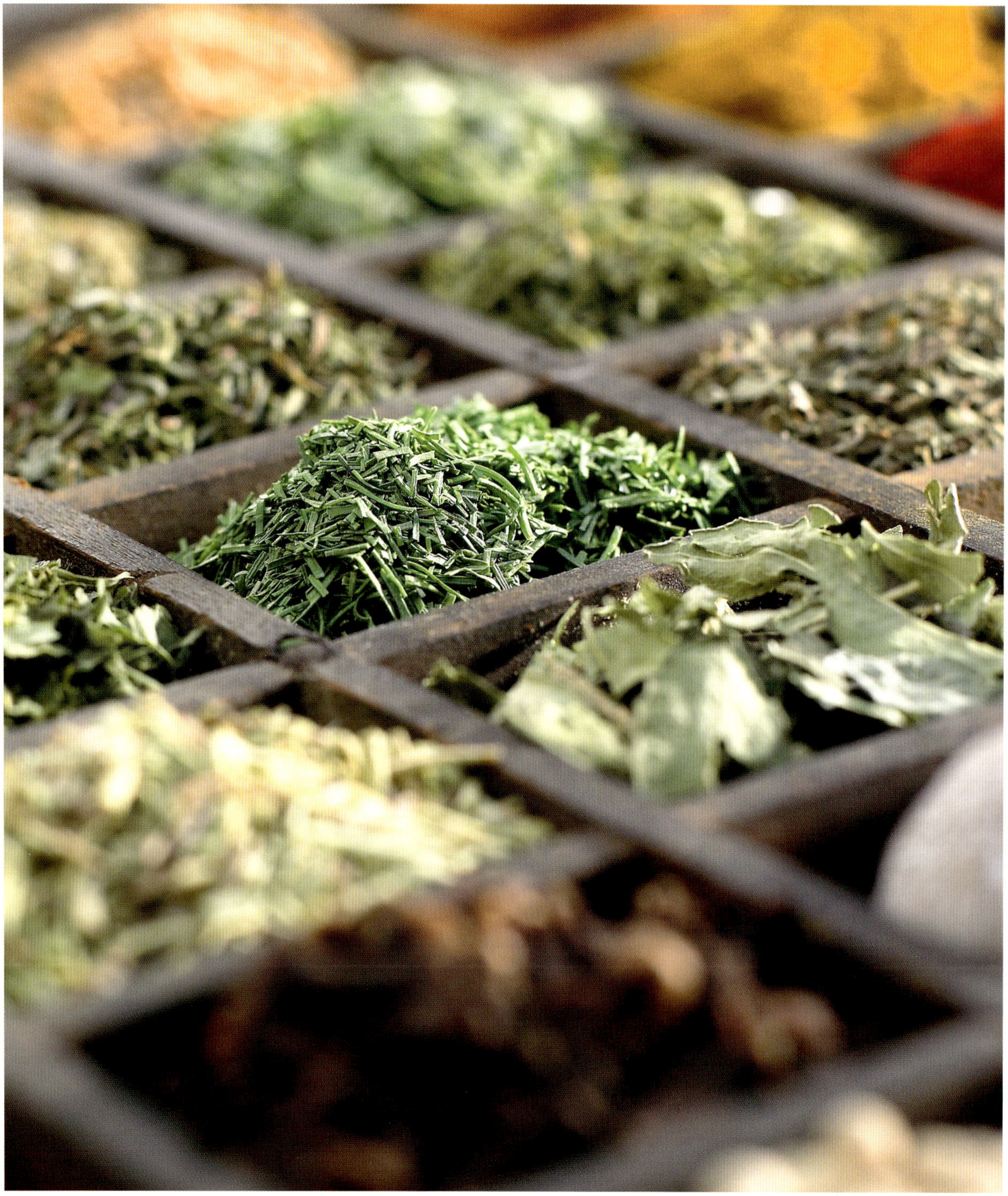

Rechts
Zum Räuchern, für Tee, zum Würzen – Kräuter werden immer benötigt.

Frühjahrsräucherungen

Räucherungen können im Haus und auch im Freien durchgeführt werden. Wir kennen sie vor allem aus der kalten Jahreszeit und während der Raunächte, doch geräuchert wurde früher das ganze Jahr über mit jahreszeitlich passenden Zutaten (Im Kapitel »Räucherungen« auf Seite 147 finden Sie alles zu diesem Thema). Im Frühjahr ist vor allem Fichtenharz sehr wichtiger Bestandteil von Räucherungen, das sogar selbst gesammelt und getrocknet werden kann. Es macht viel Spaß, Fichtenharz selber zu suchen. Bäume sollten dabei aber auf keinen Fall verletzt werden, es gibt reichlich Stellen, an denen Harz aus Fichten ausläuft. Mithilfe eines Messers wird das Harz abgenommen und zu Hause getrocknet.

Waldweihrauch

Bevorzugt für Rituale im Freien – im Lagerfeuer:

5 EL Fichtenharz ≈ 3 EL Fichtenspäne, fallen auch bei Sägearbeiten an ≈ 3 EL Eichenblätter ≈ 2 EL Mariengras (Heiliges Gras) ≈ 1 Stück Palo Santo

1 Alle Zutaten gut zerkleinern und mörsern.

2 Wenn das Lagerfeuer bereits am Verglühen ist, kann die Mischung hineingegeben werden. Oder: ein Stück Holz aus dem Feuer nehmen und die Räuchermischung auf das glühende Stück Holz legen. Die Räucherung ergibt ein unglaubliches und herrliches Waldaroma. Mystisch und erleuchtend wirken die Aromen, sie verbreiten Ruhe und lassen einen eins werden mit der Natur.

Frühlingsvereinigungstee

1 TL Waldmeister ≈ 3 TL Vanillestückchen
1 TL Veilchenblüten ≈ 1 TL Gänseblümchenblüten
1 TL Frauenmantelkraut

Die Drogen (Pflanzenteile) mischen und einen Teelöffel der Pflanzenmischung mit 250 ml kochendem Wasser übergießen. Zehn Minuten zugedeckt ziehen lassen, abseihen und langsam in kleinen Schlucken trinken. Waldmeister entfaltet sein Aroma am besten in angetrocknetem Zustand.

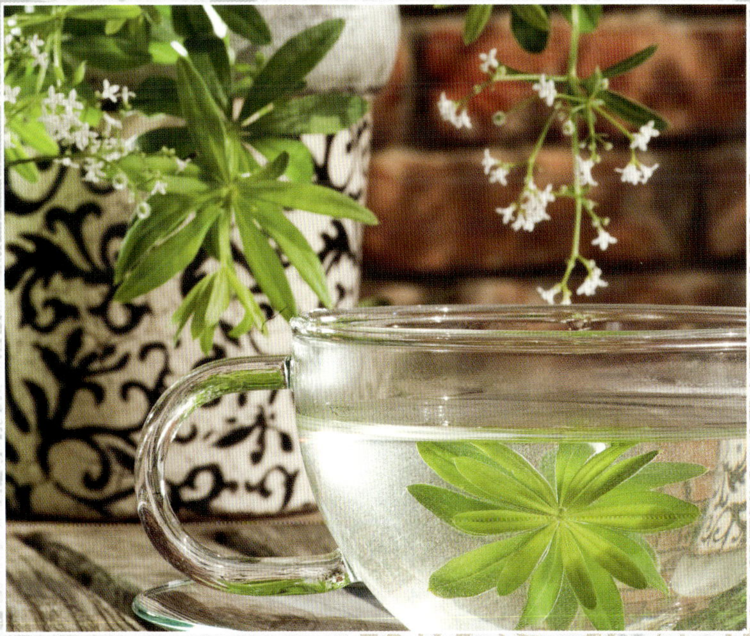

Oben Waldmeister entfaltet sein Aroma am besten, wenn er leicht angetrocknet ist.

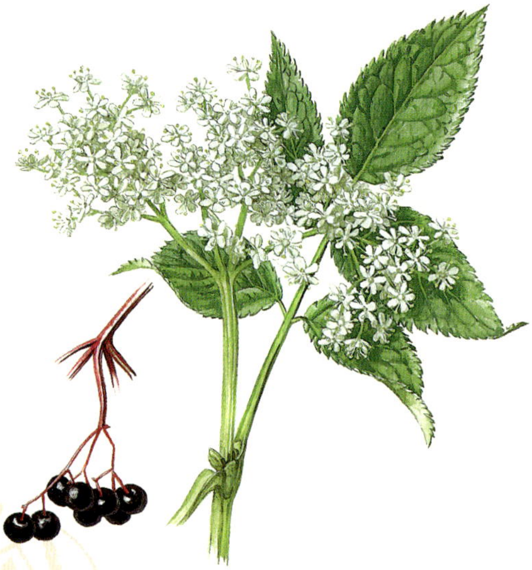

Holunder – Strauch der Götter

Holunder (*Sambucus nigra*) ist ein Strauch, der nicht nur im Frühjahr, sondern auch im Herbst eine große Bedeutung hat. Im Frühjahr sind es die Blüten, die im Mai und Juni erscheinen, im Herbst die Beeren, die für uns wichtig sind.

Früher war der Holunder als Hausbaum in den Dörfern überall anzutreffen, denn er ist ein sogenannter Kulturbegleiter, der sich gerne in der Nähe von Menschen ansiedelt, dort, wo viel Stickstoff m Boden vorhanden ist. Wo nicht so sehr in die Natur eingegriffen und keine Flächen versiegelt werden, findet sich Holunder noch heute. Der Holunder ist eine uralte heilige Pflanze, ein mächtiger Pflanzengeist und Zauberbaum. Als Lebensbaum, als Baum der Ahnen, als Tor zur Anderswelt und als Sitz des beschützenden Hausgeistes war er seit jeher bekannt. Seine Heilkräfte waren schon immer wertvoll und wurden dankbar angenommen, im Gegenzug behandelten die Menschen den Holunder mit Ehrfurcht, Respekt und Dankbarkeit.

Magisches und Zauberhaftes

Die Kelten waren davon überzeugt, dass Holunder ein beseelter Strauch war. Unter dem Holunderstrauch sollte der Erdgott wohnen, der über Waldwesen und Kobolde herrscht.

Für die Germanen war dagegen der Holunderbusch Sitz der segenbringenden und das Wetter beeinflussenden Göttin Frau Holle. Er gilt als der heilige Baum der Göttin, die alles erschaffen hat. Die Göttin besitzt drei Aspekte des Seins: Das der Jungfräulichkeit, der Mütterlichkeit und das der weisen Alten, denn sowohl Kelten als auch Germanen brachten den Holunder auch mit der Welt der Toten in Verbindung. In dieser Form wird sie zur Spinnerin, die den Faden von Leben und Tod spinnt. Sie ist unendlich, grausam und allsehend. Die weißen Holunderblüten zeigen gleichsam symbolisch ihren jungfräulichen Aspekt.

Auch war es bis ins vergangene Jahrtausend hinein Brauch, als Zeichen des hohen Respekts den Hut vor dem Holunderbusch zu ziehen. Das Fällen eines Holunderbusches, ja sogar das Schneiden und Stutzen waren strengstens verboten. Musste doch etwas vom Holz abgenommen werden, zum Beispiel um eine Flöte zu schnitzen, wurde die Göttin um Erlaubnis gebeten.

Dem Holunder können Krankheiten übergeben werden, mit der Bitte, sie aufzunehmen und zu neutralisieren. In der Sammlung »Deutsche Pflanzensagen« aus dem 19. Jahrhundert findet sich dazu folgende Formel, die gesprochen werden musste, um Krankheiten auf den Holunder zu übertragen: »Zweig ich bieg dich, Fieber nun lass mich, Hollerast hebe dich auf, Rothlauf setze dich drauf. Ich hab dich einen Tag, hab du's nun Jahr und Tag.« An seinen Wurzeln wurden zudem Wunschzettel vergraben, die mit Magie aufgeladen waren. Das konnte sowohl Schadens- wie auch Wunschmagie sein.

Aus seinem Holz sollten übrigens keine Kinderwiegen geschreinert werden, da es der Baum der weisen Alten, von Frau Holle ist. Die Kleinen konnten sonst von ihr geholt werden. Dieser Glaube entspringt jedoch eher den Zeiten der Christianisierung, als versucht wurde, den Menschen ihren Aberglauben an Naturgottheiten und Geister auszutreiben.

ANWENDUNG UND BEDEUTUNG

Alle Pflanzenteile des Holunders gelten als heilkräftig, allerdings ist die richtige Dosierung dabei ganz wichtig. Das ist natürlich bei allen Anwendungen von Heilpflanzen eine wichtige Grundregel, beim Holunder gilt es allerdings in besonderem Maße, weil er als Schwellenbaum einen Übergang zwischen Leben und Tod darbietet.

Früher galt der Holunder als die Hausapotheke schlechthin, so vielseitig anwendbar sind seine Inhaltsstoffe. Blüten, Früchte und Rinde wurden als Heilmittel eingesetzt. Die Blüten des Holunders enthalten unter anderem ätherisches Öl, Rutin, Schleim- und Gerbstoffe. Holunderblütentee ist ein wirksames schweißtreibendes Mittel bei Erkältungskrankheiten. Bei der Verräucherung können Holunderblüten leicht desinfizierend und harmonisierend sein. Holunderblüten, in Pfannkuchenteig oder Bierteig ausgebacken, sind ein echter Genuss, und der Sirup daraus, vermischt mit Wasser oder Sekt, ist ein erfrischendes Sommergetränk. Auch Marmeladen, Sirup, Gelees und Liköre sind köstlich aus den Beeren des Strauchs.

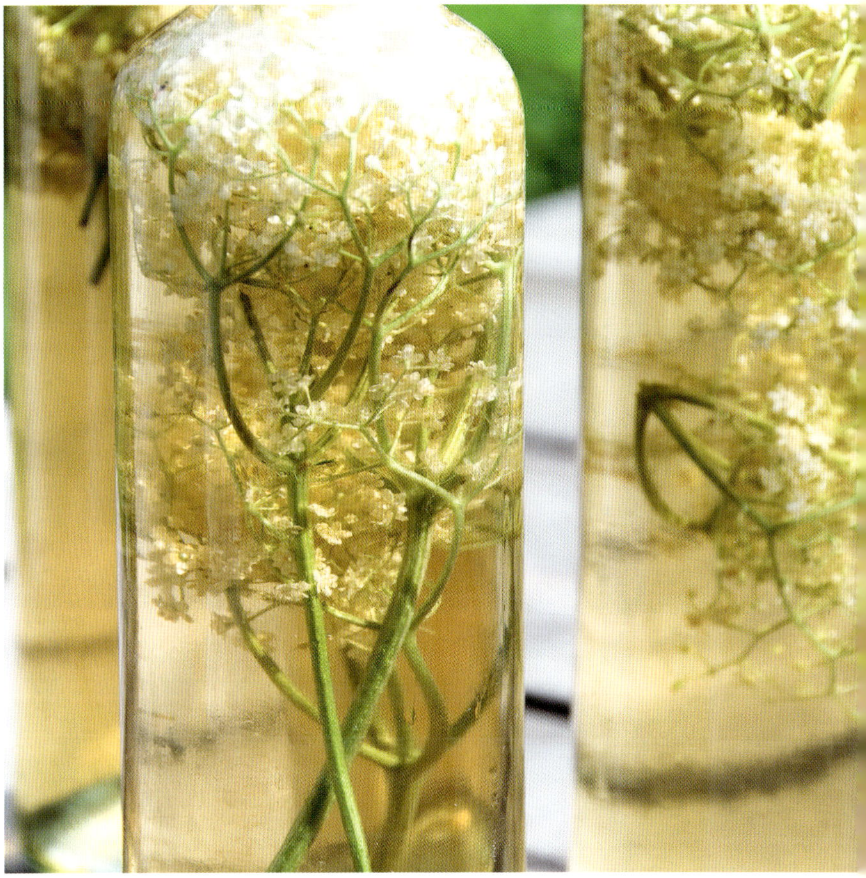

Oben Sirup aus Holunderblüten schmeckt ein wenig wild und ist vielleicht gerade deshalb so beliebt.

Frau-Holle-Sirup

1,5 l Wasser ≈ 1 kg Zucker ≈ 20 g Zitronensäure
25 Holunderblütendolden ≈ 3 ungespritzte Zitronen.

1 Aus Wasser und Zucker einen Lauterzucker herstellen, abkühlen lassen. Die Zitronensäure in die Zuckerlösung einrühren. Holunderblütendolden in ein großes Einmachglas geben und die Zitronenscheiben darüber verteilen. Alles mit der Zuckerlösung übergießen.
2 Nach fünf Tagen abfiltern. In saubere, ausgekochte Flaschen füllen, verschließen und kühl lagern.

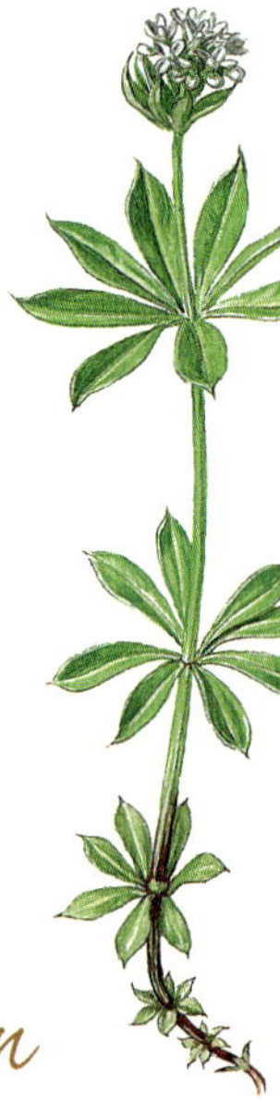

Waldmeister – Kraut der Liebenden

Gallium odoratum ist der lateinische Name des Waldmeisters, der gleichermaßen als Zauber-, Hexen- und Räucherpflanze gilt und darüber hinaus eine anerkannte Heilpflanze ist. In unseren Zeiten ist das eher unscheinbare Kraut vor allem durch die Maibowle bekannt – ein Frühlingsgewächs, doch er ist so viel mehr als nur Genusspflanze, dass es sich lohnt, den Waldmeister in seiner Gesamtheit zu betrachten.

Er gedeiht auf kalkreichen, heimischen Böden und blüht im späten April bis Anfang Mai. Geerntet werden sollte das nicht voll erblühte Kraut.

Magisches und Zauberhaftes

Als ein Bestandteil der Bettstrohkräuter ist der Waldmeister unabdingbar. Diese Kräuter wurden den Frauen früher nach der Geburt eines Kindes untergelegt, um Infektionen zu vermeiden. Aus demselben Grund wurden auch die Kinderzimmer und Krankenzimmer damit ausgeräuchert. Diese Kräuter sind unter dem Namen »Unser lieben Frauen Bettstroh« in die Kräuter- und Geschichtsbücher eingegangen.
Seit jeher galt der Waldmeister vor allem auch als Liebespflanze, eingesetzt um die Liebeslust zu steigern. Bei unserer Maibowle wird möglicherweise unbewusst auch dieses Ziel verfolgt.

ANWENDUNG UND BEDEUTUNG

Waldmeister wird nachgesagt, dass er Motten vertreibt sowie als Räucherung und Duftpflanze im Aromakissen nützliche Dienste leistet. Naturheilkundig soll er Kopfschmerzen vertreiben, krampflösend wirken und durch das in ihm enthaltene Cumarin den »Extrinsic«-Faktor der Blutgerinnung beeinflussen – er gilt also als ein natürlicher Blutverdünner. Durch den zu reichlichen Genuss der bekannten Mai-Bowle kann er allerdings auch Kopfschmerzen auslösen.

Beltanebowle

1 Bund nicht blühender Waldmeister ≈ 1 Flasche Weißwein
3 Flaschen Sekt ≈ 1 Schnapsglas Orangenlikör

1 Da das in der Pflanze enthaltene Cumarin sein starkes Aroma erst in leicht angewelktem Zustand entwickelt, sollte das Kraut nach dem Sammeln mit einem Baumwollfaden zusammengebunden und einige Zeit zum Trocknen aufgehängt werden.
2 Nun die Waldmeisterblätter mit Weißwein und Orangenlikör ansetzen und einige Stunden ziehen lassen. Die Blätter aus dem Wein entfernen und den Sekt zugießen. Das Getränk gekühlt servieren.

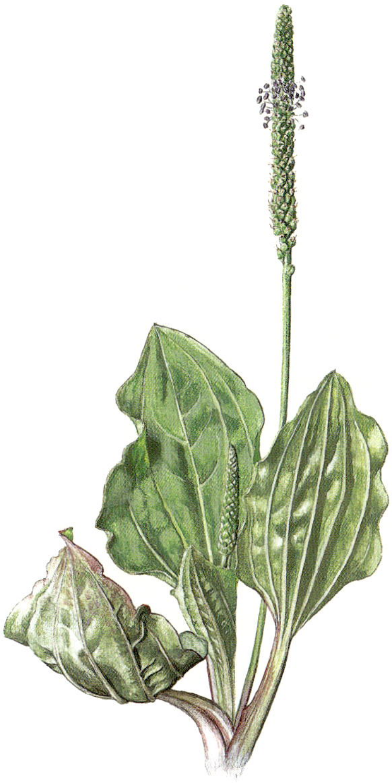

Wegerichpflanzen – Könige des Weges

Wegeriche, vor allem Spitzwegerich (*Plantago lanceolata*), finden wir in der Natur fast überall. Ihr Name zeigt dabei den Standort an, an dem die kleinen Kräuter gerne wachsen, an Wegen, in Spalten zwischen dem Asphalt, Plätze, an denen es kaum Wachstumsmöglichkeiten gibt, kommen dem Wegerich gerade recht, um sich niederzulassen.

Er steht aber auch am Wege, um gleich zur Hand zu sein, wenn wir ihn brauchen. Zum Beispiel, wenn uns ein Bienen- oder Wespenstich quält: Ein Wegerichblatt in den Mund nehmen, etwas darauf herumkauen und auf den Stich legen – bald ist nichts mehr davon zu merken.

Magisches und Zauberhaftes

Griechen, Römer und Germanen verehrten den Wegerich als magische Pflanze und verwendeten seine Blätter für Orakel. Wird ein Blatt durchgerissen, bleiben an den Rändern die Blattadern als Fäden hängen. Die Anzahl der Fäden entsprach der zu erwartenden Kinderschar, denen der Geliebten des Mannes, den Lügen eines Kindes pro Tag.

Auch als »Könige des Weges« bekannt, legten sich Reisende gerne ein Blatt in den Schuh, das vor Müdigkeit schützen sollte. Häufig nahmen Gebärende eine Wegerichpflanze mitsamt der Wurzel in die linke Hand, weil sie glaubten, auf diese Weise vor dem Verbluten geschützt zu werden.

ANWENDUNG UND BEDEUTUNG

Schon in der Antike wurde der Wegerich als Heilpflanze vor allem zur Wundheilung genutzt. Sebastian Kneipp (1821–1897) hat einmal über den Spitzwegerich gesagt: »Wie mit Goldfäden näht der Wegerichsaft den klaffenden Riß zu, und wie an Gold sich nie Rost ansetzt, so flieht der Spitzwegerich jede Fäulnis und faules Fleisch.«

Wegerich-Labsal

1 Handvoll saubere Spitzwegerichblätter ≈ 250 ml Weizenkorn

Spitzwegerichblätter sehr klein schneiden, ein Schraubglas etwa zu zwei Dritteln füllen und mit dem Korn übergießen. Drei Wochen ziehen lassen, öfter schütteln. Abfiltern und in Braunglasflaschen füllen.

Die Heilige Hochzeit

NOCH HEUTE SPÜREN WIR DIE FREUDE UND LUST DES LANGSAM BEGINNENDEN SOMMERS, DER AM 1. MAI GREIFBAR NAHE SCHEINT. DAS WAR AUCH IN FRÜHEREN ZEITEN SO. MIT DEM WOHL BEDEUTENDSTEN FEST IM KELTISCHEN JAHRESKREIS, BELTANE, FEIERTEN DIE MENSCHEN DIE HEILIGE HOCHZEIT.

Es ist das große Fest der Fruchtbarkeit und der Liebe: Beltane. Endgültig war für die Menschen an Beltane das dunkle Winterhalbjahr zu Ende. Das Sommerhalbjahr begann und wurde voller Freude mit diesem Fest empfangen. In der Nacht zum 1. Mai zeugen der Sage nach der Sommerhirsch, der grüne Gott oder der Erntekönig als männlicher Aspekt der Natur und die große Göttin, die Mutter der Erde als weiblicher Aspekt der Natur ein gemeinsames Kind: die Fruchtbarkeit für das nächste Erntejahr und gleichzeitig ein ewig wiederkehrender Kreislauf im göttlichen Naturgeschehen. Jetzt wechselt auch die Farbe der Göttin von Weiß zu Rot.

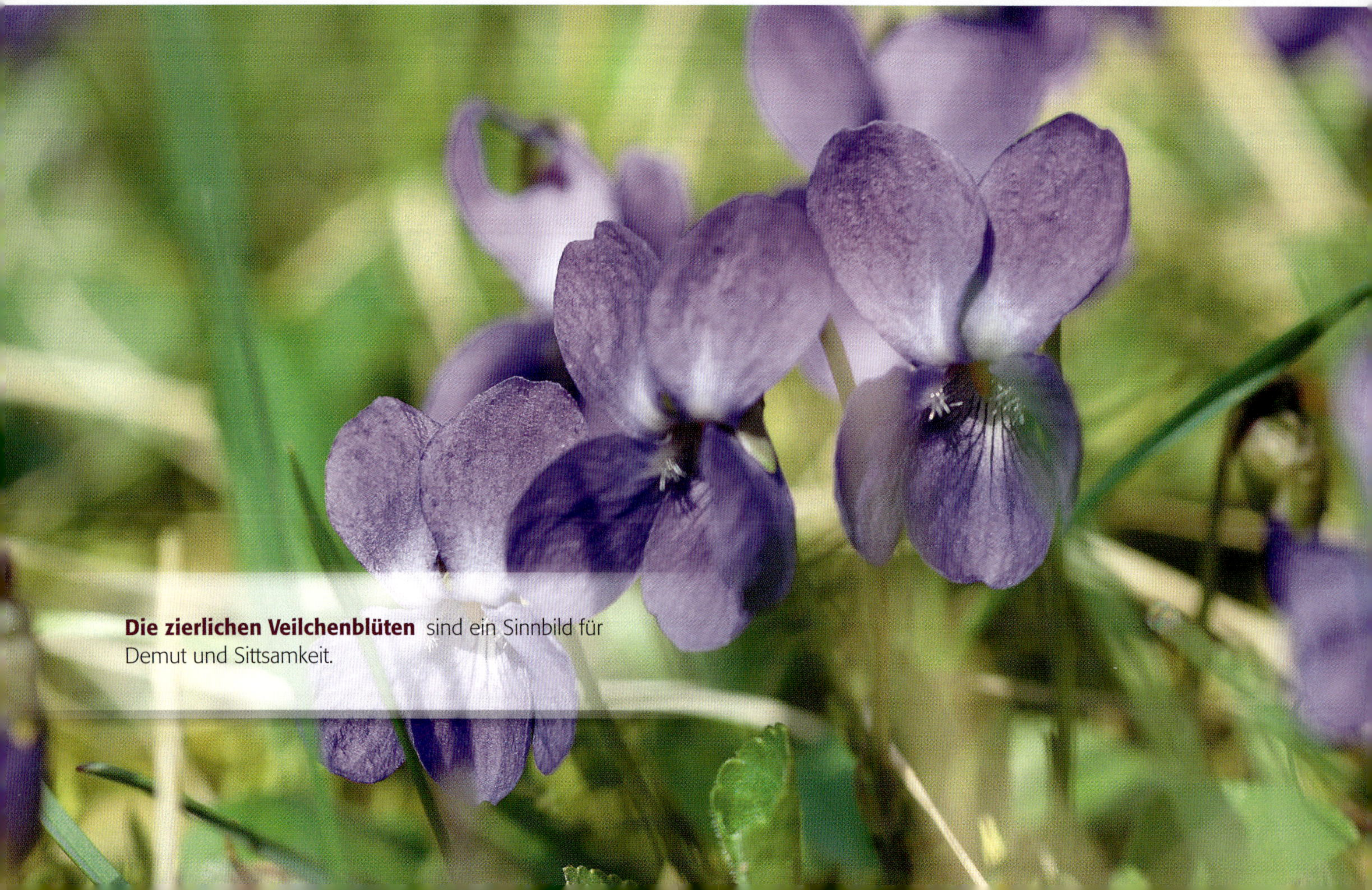

Die zierlichen Veilchenblüten sind ein Sinnbild für Demut und Sittsamkeit.

Walpurgisnacht und Beltane

Beltane gilt aber auch heute noch als das Fest der Hexen, denn die Nacht vom 30. April zum 1. Mai ist die Walpurgisnacht. Sie reiten in dieser Nacht auf ihren Besen, dem symbolischen Reisemittel, zum Blocksberg (dem Hexenberg) und frönen der Lust mit ihrem Geliebten. Es werden berauschende Getränke aus Pflanzen wie dem Waldmeister getrunken, der als erregend gilt.

Zur Begleitung von Frühlingsfesten am 1. Mai, um Glück und Gunst anzuziehen und sich auf den Wechsel der Jahreszeiten einzustimmen, gibt es verschiedene Möglichkeiten: eine Räucherung oder ein Veilchenelixier, das am 1. Mai getrunken wird.

Vergessene Rituale

Heute scheinen diese Rituale in einer so aufgeklärten Welt wie der unseren vergessen zu sein. Und doch hat sich vieles aus früheren Jahrhunderten bis heute erhalten. So wird der Maibaum als ein Phallussymbol angesehen, wobei der Stamm das männliche Glied symbolisiert, der gewundene Kranz, der oben am Stamm hängt, die weibliche Vulva.

Beltane-Räucherung

3 Teile Weihrauch ≈ 2 Teile Sandelholz ≈ 1 Teil Waldmeister
1 Teil Rosenblütenblätter ≈ 1 Teil Veilchenweihrauch
1 Teil Drachenblut ≈ 2 Teile Myrre ≈ 1 Teil Orangenschalen

Alle Zutaten müssen getrocknet vorliegen.

Liebes-Veilchenelixier

2 Handvoll frische Veilchenblüten ≈ 1 aufgeschnittene Vanillestange ≈ 1 EL Damianakraut, getrocknet
3 Stück Alantwurzel, frisch oder getrocknet
Zucker nach Geschmack ≈ ½ l Korn

Alle Zutaten in eine verschließbare Flasche geben und mit Korn auffüllen. An einem dunklen Ort bis zum nächsten Jahr stehen lassen. Vor dem Trinken die Kräuter abseihen. Das Veilchenelixier wird am 1. Mai getrunken, um die Liebe und Leidenschaft zu entfachen

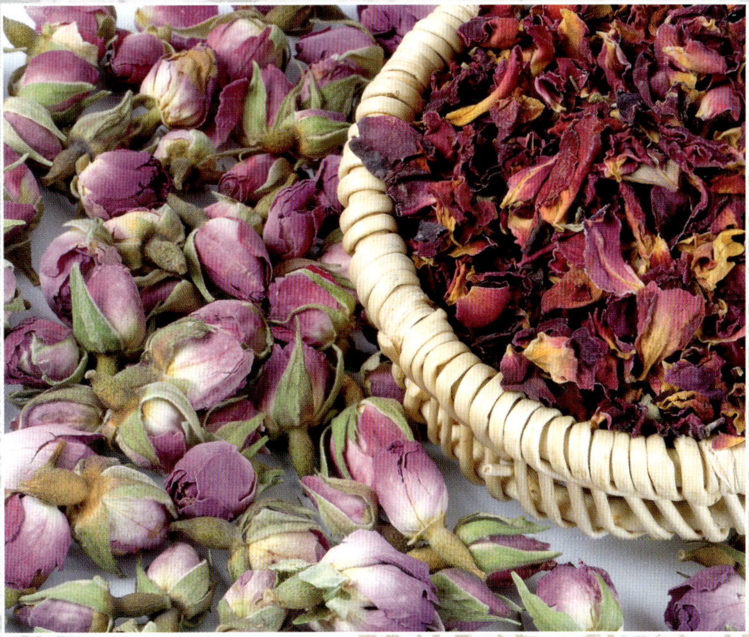

Oben Alte Rosen und Wildrosen verströmen meist einen besonders schönen Duft.

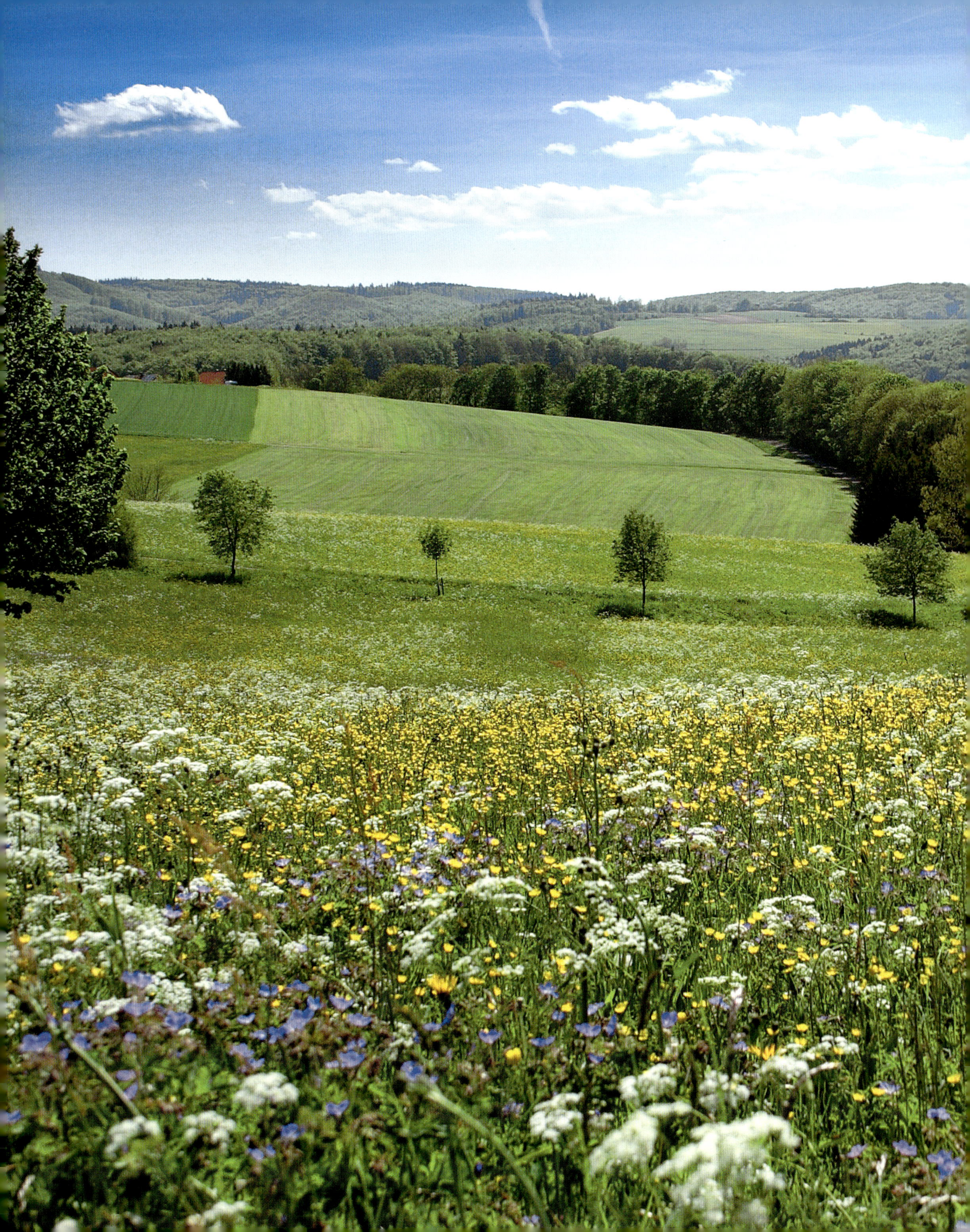

Die Kraft des Sommers

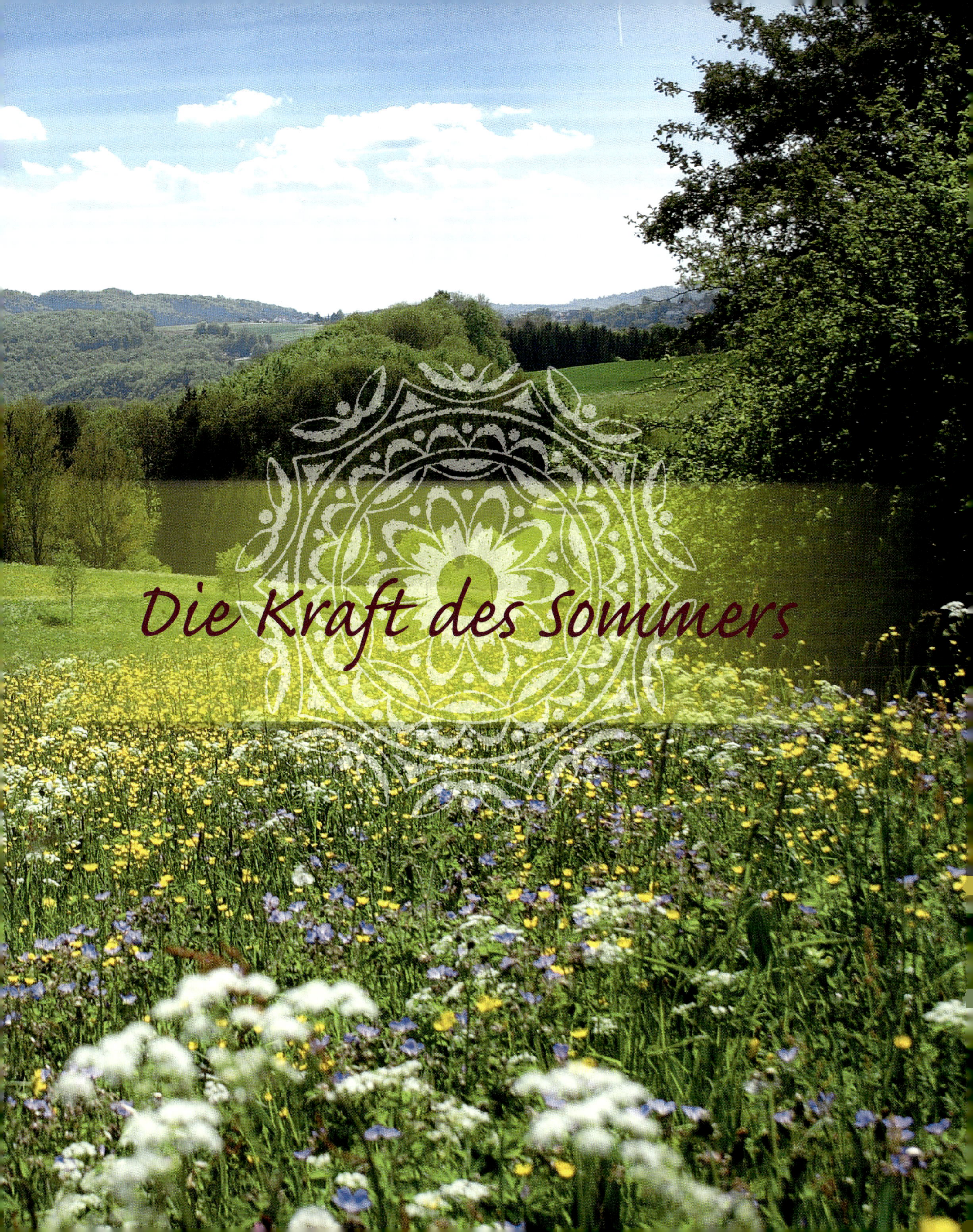

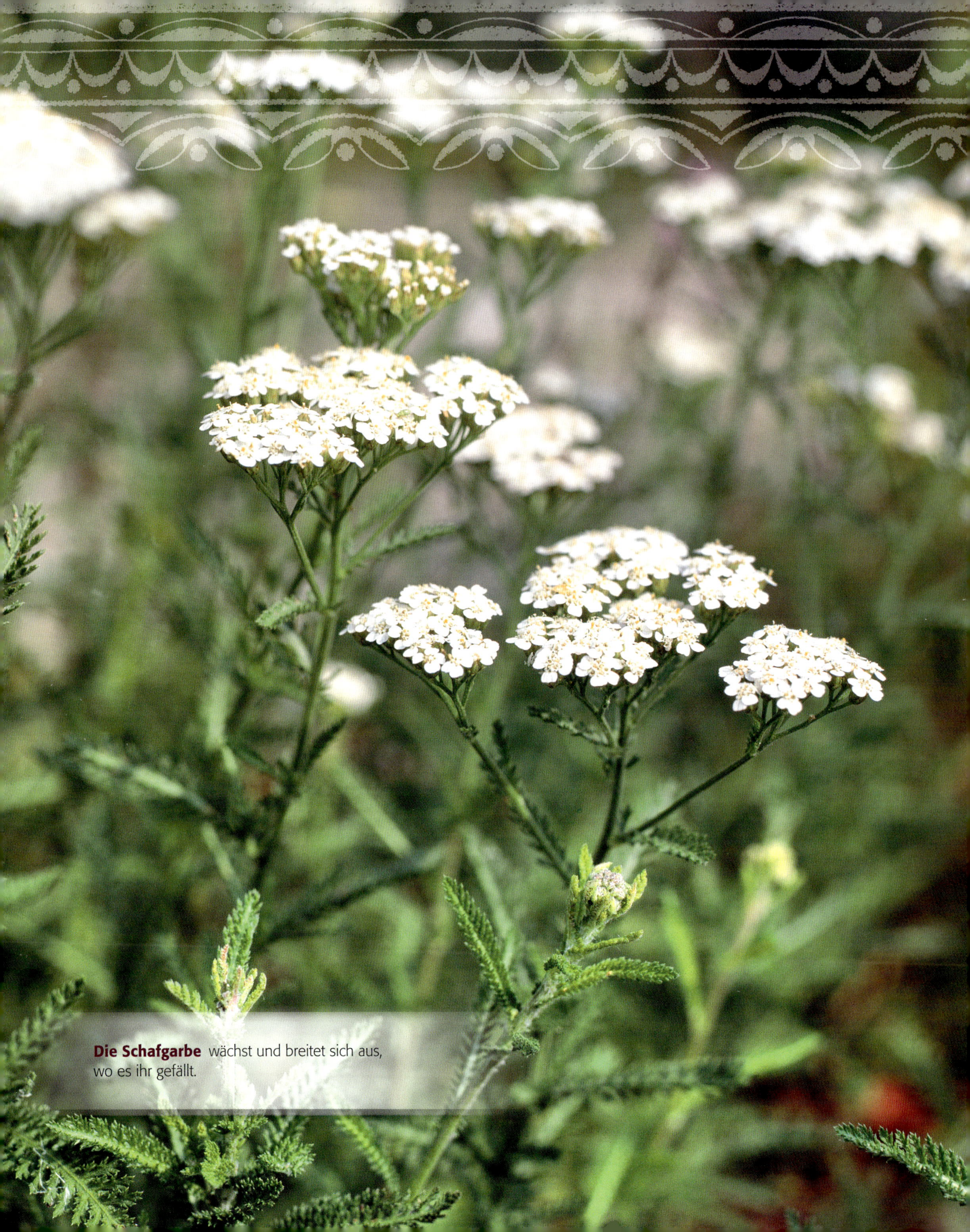

Die Schafgarbe wächst und breitet sich aus, wo es ihr gefällt.

Leben in Hülle und Fülle

ERSTE ERNTEN, SATTES GRÜN, ÜBERALL BLÜHT UND FRUCHTET ES – SCHON IMMER WAR DER SOMMER VERBUNDEN MIT EINER WUNDERBAREN LEICHTIGKEIT DES SEINS, DIE SICH AUCH IN VIELEN SOMMERPFLANZEN WIDERSPIEGELT. SIE STECKEN VOLLER MAGISCHER GEHEIMNISSE.

Unfassbar scheint es uns auch heute noch, was die Natur alles zu bieten hat. Die schönsten und interessantesten Pflanzen kann entdecken, wer mit wachen Augen durchs Leben geht. Im Sommer ist alles einfacher, so scheint es. Früchte aus dem Garten und der Natur stehen uns zur Verfügung, die Luft ist warm und angenehm. Auch unsere Vorfahren haben die sommerliche Zeit genossen und ihren Gottheiten dafür gedankt, wie verschwenderisch und gut sie mit allem Nötigen zum Leben versorgt werden. Doch mehr als wir, wussten die Menschen früher, dass mit dem Mittsommerfest Litha die Tage wieder kürzer und die Nächte länger werden – und sich im immerwährenden Kreislauf die dunkle Jahreszeit somit schon ankündigt.

Magische Sommerpflanzen

Es gibt eine ganze Reihe magischer Pflanzen im Sommer, die heilkräftig sind und voller mythischer Geschichten stecken. Johanniskraut ist eine davon, andere sind Schafgarbe, Eisenkraut und Frauenmantel. Viele sind heute vor allem auch mit christlicher Symbolik behaftet, vor allem in den Kräuterbuschen an Mariä Himmelfahrt kommt das zum Ausdruck. Zubereitungen mit den Pflanzen stärken uns, aber im Gegensatz zum Frühjahr kommen jetzt noch mehr Inhaltsstoffe zum Tragen, die die Psyche beeinflussen und Krankheiten heilen.

Das haben wir der Kraft der Sonne zu verdanken, die die Pflanzen aufnehmen, um sie uns als magische Wärme und helles Licht zurückzugeben.

Uralte Feuerbräuche

Seit jeher ist das Feuer ein zentrales Element für Menschen gewesen. Kein anderes Lebewesen hat die Angst vor dem Feuer überwunden und es sich zunutze gemacht. Viele uralte Feuerbräuche gehen wahrscheinlich auf einen Sonnenmythos zurück: Die Leute glaubten, dass die Sonne, um Schwellenmomente wie die Sommersonnenwende zu überwinden, sich besonderes anstrengen musste. Deshalb wurden Feuer angezündet, um sie zu unterstützen.

Noch heute werden um den 21. Juni herum feierlich zahlreiche Feuer angezündet, brennende Räder Abhänge hinuntergerollt und über Feuer gesprungen. Am Tag der Sonnenwende, wenn die Feuer entzündet werden, verspricht ein Sprung über das Feuer baldige Heirat und Schutz vor Hexen und Geistern. Das Feuer sollte einst Mensch und Tier vor Krankheit schützen und Lebenskraft spenden. Auch zu Pfingsten war es in früheren Zeiten üblich, Feuer anzuzünden. Nicht zuletzt, da sich beim Pfingstfest fast alles um den Heiligen Geist dreht.

Ein Fest für die Sonne

DEM LÄNGSTEN TAG DES JAHRES WOHNT ETWAS MYSTISCHES INNE. DIE KRAFT DER SONNE UND DIE ÜPPIGE NATUR HABEN IHREN HÖHEPUNKT ERREICHT. DIE FEIERLICHKEITEN ZU DIESEM TAG WURDEN IN VORCHRISTLICHER ZEIT ÜBER MEHRERE TAGE HINWEG BEGANGEN.

Hitze liegt in der Luft, wenn das Feuer- oder Sonnenfest zu Ehren der keltischen Mondgöttin Litha gefeiert wird. Mittsommer und Kraft vereinigen Gott und Göttin.

Litha – das Sonnenfest – wurde in der wilden, ungezähmten Natur gefeiert, bevorzugt auf Waldlichtungen, an Quellen oder Kreuzwegen, an denen alle Elemente vorhanden waren. Besonders mystisch waren auch Eichen oder Wasserstellen, denn sie wurden als Tore zur Anderswelt bezeichnet. Häufig wurden Kränze aus Eichenblättern geflochten und aufgesetzt. Sie stellten eine Verbindung zur göttlichen, sommerlichen Kraft und

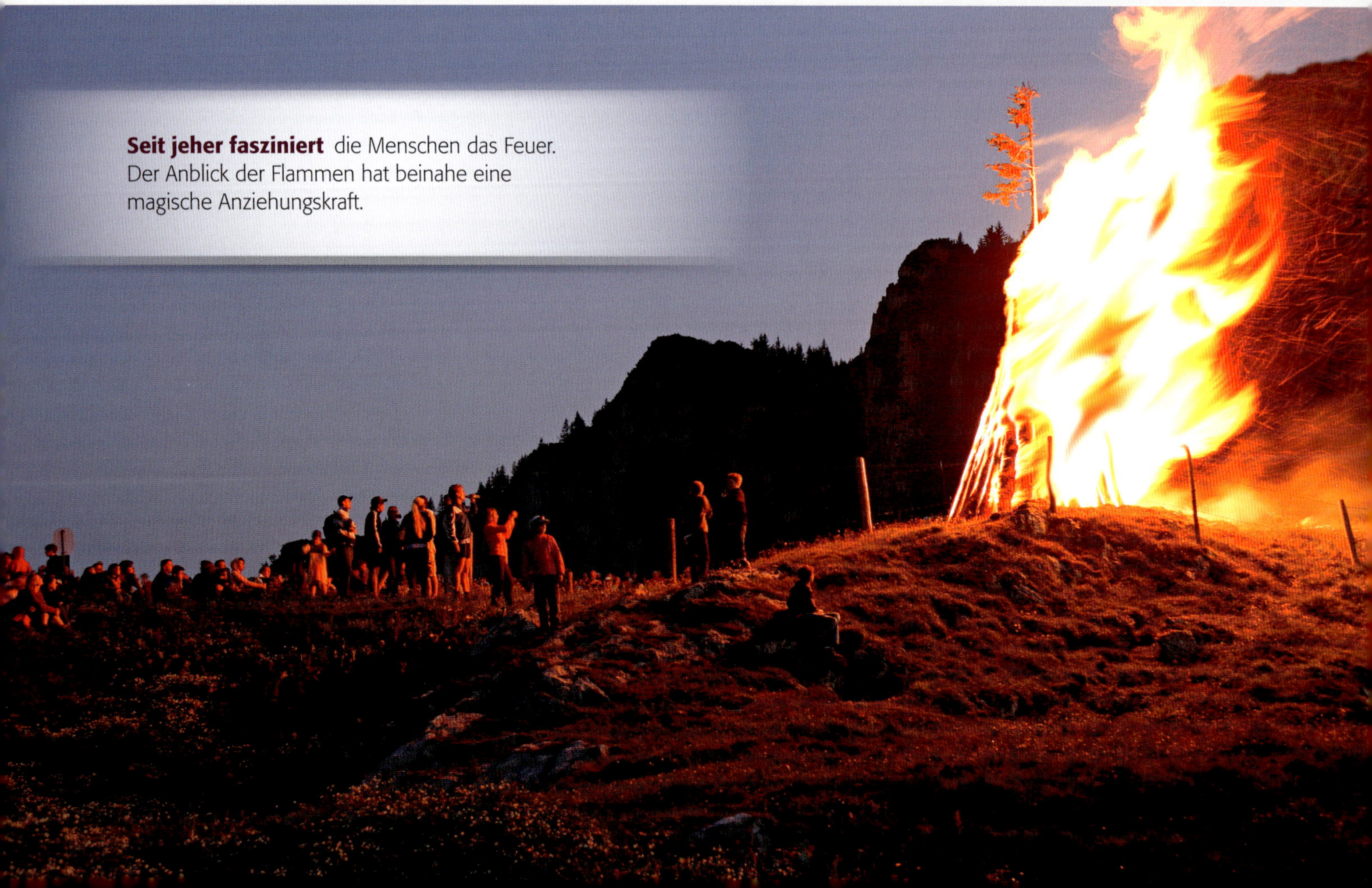

Seit jeher fasziniert die Menschen das Feuer. Der Anblick der Flammen hat beinahe eine magische Anziehungskraft.

zum Sommerhirsch dar, der jetzt seine volle Energie erreicht hat.

Noch heute wird in Skandinavien dieses Fest mit großen Feuern und Hexen gefeiert. Paare springen Hand in Hand über die Feuer, um das Band ihrer Liebe zueinander zu untermauern und zu bekräftigen.

In enger Verbindung mit dem Fest Litha und der Sommersonnenwende steht der 24. Juni, der Johannistag, zum Gedenken an die Geburt Johannes des Täufers. Die Nacht vom 23. auf den 24. Juni ist die Johannisnacht. Es hat sich im Laufe der Jahrhunderte ein ausgeprägtes Brauchtum um die Johannisnacht und den Johannistag entwickelt, das auch heute noch gepflegt wird.

Von mächtigen Feuern

Bereits im Mittelalter versuchte die Kirche, die Sonnwendfeuer abzuschaffen und durch das Johannisfeuer zu ersetzen. Durch die Nähe zum 21. Juni war das Johannisfeuer aber seit jeher auch mit vielen Bräuchen, Reinigungs- und Fruchtbarkeitsriten verbunden. Johannisfeuer sollten vor bösen Dämonen, Krankheiten und Viehschäden bewahren und Hagelschäden abwehren. Der Sprung über das Feuer versprach einen Schutz vor Hexen und Geistern. Der Tanz um das Johannisfeuer stand ebenso wie das Fest Litha im Zusammenhang mit der Feuer- und Sonnensymbolik und wird noch heute oft als Sonnwendfeier bezeichnet.

Auch als Lostag für das Wetter der nächsten Wochen und Monate ist Johanni früher von Bedeutung gewesen. Außerdem leitet die Sommer-Sonnenwende auch die Erntesaison ein.

Das Sonnenfest

Wir feiern diesen Tag zu Ehren der überbordenden Natur. Litha ist ein Sonnenfest. Alles blüht und grünt im Übermaß. Es ist lange hell und wir genießen die Helligkeit und das Licht. Litha ist die Zeit für die Johanniskräuter, Schafgarben und den wilden Oregano.

Auch Met oder ein schöner Fruchtwein, der an die Üppigkeit des Sommers erinnern soll, steht am Fest Litha auf dem schön gedeckten Tisch. Met wird aus Honig und Wasser hergestellt. Eine besondere und eigene Note bekommt der Honigwein durch spezielle Gewürze.

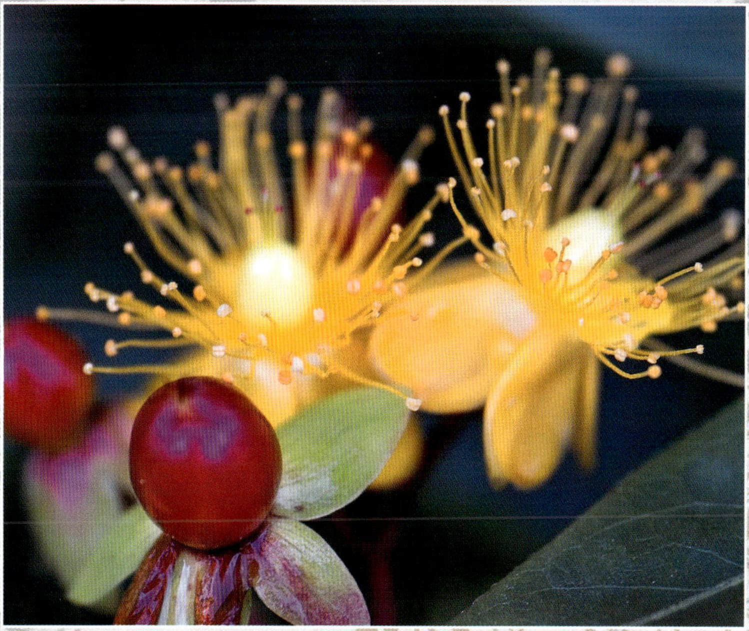

Oben In vorchristlicher Zeit wurde Johanniskraut als Sonnenpflanze verehrt.

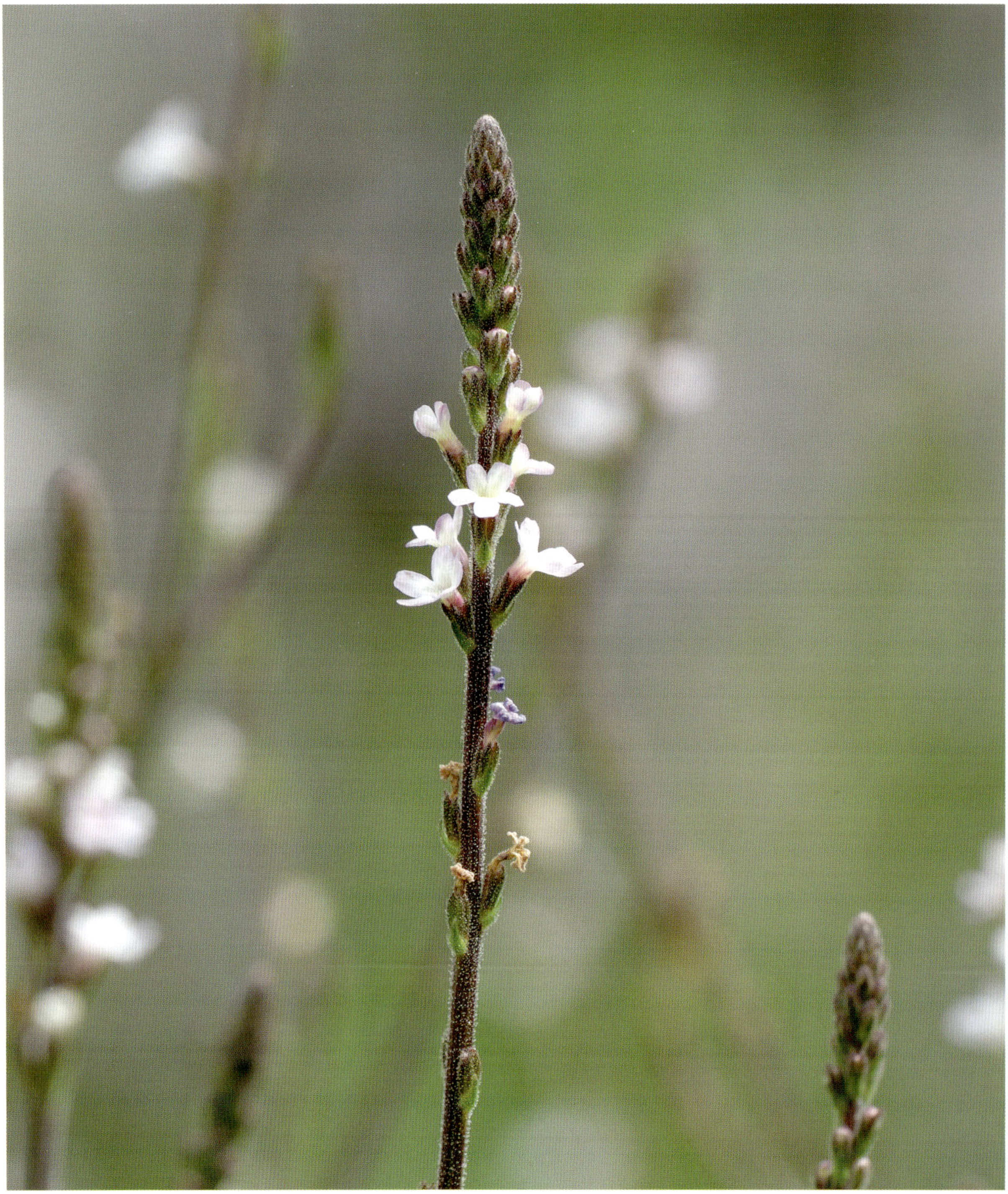

Rechts
»Träne der Isis« wurde das magische Eisenkraut bei den Ägyptern früher genannt.

Der üppigen Natur huldigen

Sonnwendfeuer, Johannisfeuer – alle Feste, die zwischen dem 21. und 24. Juni gefeiert werden, huldigen der üppigen Natur. Auch in kleinerem Kreis kann das Sonnenfest begangen werden. Dazu passen vor allem Lagerfeuer, verbunden mit besonders aromatischen Räucherungen, die am Rand liegen und langsam verglimmen. Räuchermischungen lassen sich ganz einfach selber herstellen, indem nach eigenen Vorlieben verschiedene getrocknete Kräuter und Harze in einem Mörser zerkleinert werden. Während des Lagerfeuers werden die Kräuter dann vorsichtig an den Feuerrand gelegt und verglimmen dort. Es ist wichtig, dass die Räucherung nur am Rand liegt, da sie im Feuer sofort verbrennen würde. Testen Sie erst einmal mit einer schwächeren Räucherung, ob Sie den Duft vertragen.

Sonnenpflanzen, die sich auch für Räucherungen gut eignen, sind Johanniskraut, Eisenkraut, Lavendel, Pfefferminzen, Labkräuter, Salbei, Wermut und Heilzieste. Die Wirkungen der verschiedenen Pflanzenräucherungen reichen von erregend und harmonisierend über erdend bis reinigend.

Räucherpflanzen für diese Jahreszeit und ihre Bedeutung:

- Weihrauch (Gott)
- Myrrhe (Göttin)
- Mariengras (heilige Liebe)
- Rosenblüten (Leidenschaft)
- Eisenkräuter (Energie)
- Königskerzen (Kraft)
- Labkräuter (Geburt)
- Lavendel (Beruhigung)
- Kräuter der Provence (Energie und Reinigung)

Sommerzauber-Räucherung

1 EL Patchouli ≈ 1 EL Weihrauch Oman ≈ ½ EL Myrrhe
½ TL Benzoe ≈ 1 EL Orangenschalen ≈ 1 Stück Dammar
1 TL Copal/Lavendel/Waldmeister/Eisenkraut
1 EL Rosenblüten ≈ 1 EL Zitronenwermut

Eine Mischung aus verschiedenen Räucherpflanzen ist genauso möglich wie das Räuchern nur eines oder weniger Bestandteilen. Eine Räucherung mit Blüten der Kornblume hilft zum Beispiel über negative Stimmungen und Kränkungen hinweg.

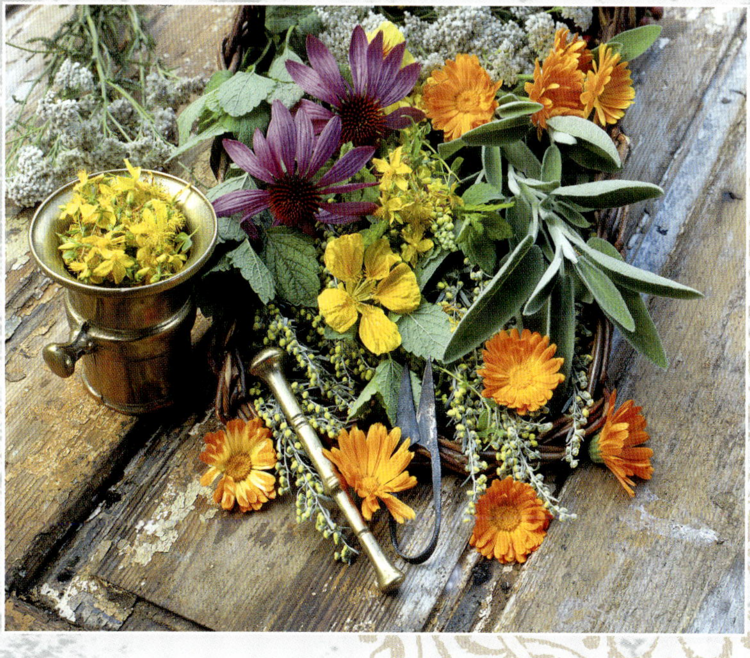

Oben Verschiedene Kräuter können bei einer Sommerräucherung verwendet werden.

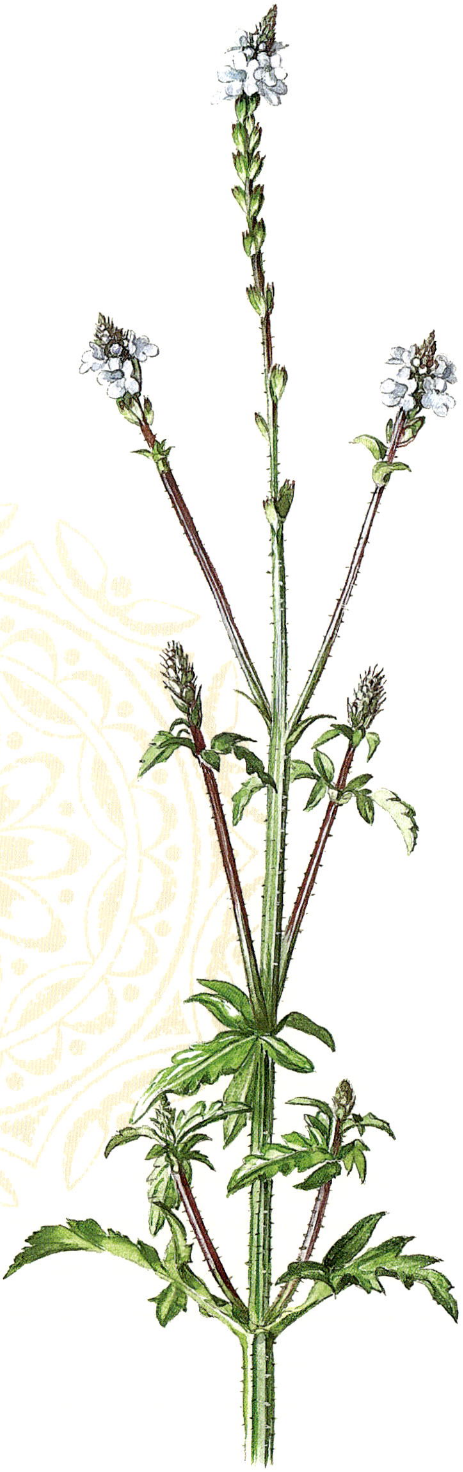

Eisenkraut – das Druidenkraut

Verbenen sind vor allem als Balkonpflanzen bekannt und beliebt. Das Gewöhnliche Eisenkraut (*Verbena officinalis*) ähnelt seinen kultivierten Schwestern in Aussehen und Wuchs allerdings kaum.

Das Kraut kommt fast in ganz Europa vor, in Nordafrika und Vorderasien und wächst vor allem an Wegrändern, auf Schuttplätzen und Magerrasen, was auf seine Anspruchslosigkeit hindeutet. Die Blüten des Eisenkrauts sind recht unscheinbar, die ganze Pflanze wächst aber üppig ausladend und wird bis zu einem Meter hoch.

Magisches und Zauberhaftes

Neben Brunnenkresse, Mädesüß und Mistel ist auch das Eisenkraut (*Verbena officinalis*) eines der vier heiligen Kräuter der Kelten, das in beinahe allen Kulturen eine große magische Bedeutung hatte. Für die Druiden war das Eisenkraut die einzige Pflanze, die ihre Heil- und Zauberkräfte selbst dann noch behielt, wenn sie mit einem eisernen Gerät geschnitten wurde. Eisenkraut wurde später beim Schmieden auch ins Löschwasser gegeben, um das Eisen zu härten. Dazu passt auch die Fähigkeit des Krautes, eiserne Schlösser und Türen öffnen zu können, die dem Eisenkraut zugesprochen wurde.

Die Römer, Kelten und Griechen verwendeten das Eisenkraut als Altarpflanze, indem sie den Altar mit Eisenkrautbüscheln reinigten oder mit einem Kräutergemisch abwuschen. In Ägypten galt das Gewächs als der Muttergottheit Isis geweiht. Auch die Gallier bedienten sich der magischen Pflanze: Sie sollen eine Salbe aus Eisenkraut hergestellt haben, die so mancherlei magische Kräfte besaß. Wer sich damit einrieb, heißt es, konnte alles erreichen (Quelle: Handwörterbuch des deutschen Aberglaubens). Auch im frühen Christentum spielt Eisenkraut eine Rolle: Einer Legende zufolge soll es die blutenden Wunden bei der Kreuzigung Christi gestillt haben.

ANWENDUNG UND BEDEUTUNG

Als besondere Heilpflanze waren die Vorschriften, wann sie gesammelt werden durfte, sehr streng. Es kam nur die Zeit infrage, zu der weder Mond noch Sonne schien – der Aufgang des Hundssterns. Um dem Pflanzengeist ein Opfer zu bringen, wurde die Erde mit einem Gemisch aus Honig und Wachs getränkt und mit Eisen ein Kreis um die Pflanze gezogen, um sie anschließend mit der linken Hand auszugraben.

Die reichhaltigen Inhaltsstoffe des Eisenkrauts bürgten schon lange vor unserer Zeit für die Kraft des »Allheilmittels«. Im 17. Jahrhundert wurde es gegen Gelbsucht, Wassersucht, Gicht, Husten und Leberkrankheiten eingesetzt. Heute stehen vor allem die immunstärkenden und schleimlösenden Eigenschaften im Vordergrund. Es ist gut gegen Kopfschmerzen, hilft aber auch bei Prellungen und Verstauchungen. Vor allem ist es aber auch ein gutes Mittel bei Erschöpfungszuständen, um wieder »auf die Beine zu kommen«.

Zur Zubereitung von Tee können das Kraut und die Blüten verwendet werden, die sich auch gut trocknen lassen. Übermäßig viel Tee sollten Sie allerdings nicht vom Eisenkraut trinken. Übelkeit und Erbrechen können sonst die Folge sein. Aber das ist bei fast allen Heilpflanzen so.

Lindernder Kopfschmerztee

1 EL Gänsefingerkraut ≈ 1 EL Mädesüß ≈ 1 EL Kamille
1 EL Gingko ≈ 1 EL Eisenkraut ≈ 1 EL Zitronenmelisse

Die getrockneten Zutaten zerkleinern und mischen. Bei Bedarf wird ein Teelöffel der Kräutermischung in eine Tasse gegeben und mit kochendem Wasser übergossen. Zehn Minuten abgedeckt ziehen lassen, dann in kleinen Schlucken trinken. Alle Zutaten wirken bei Verspannungen und Anspannung beruhigend und entspannend. Gönnen Sie sich zum Trinken einige Minuten Auszeit.

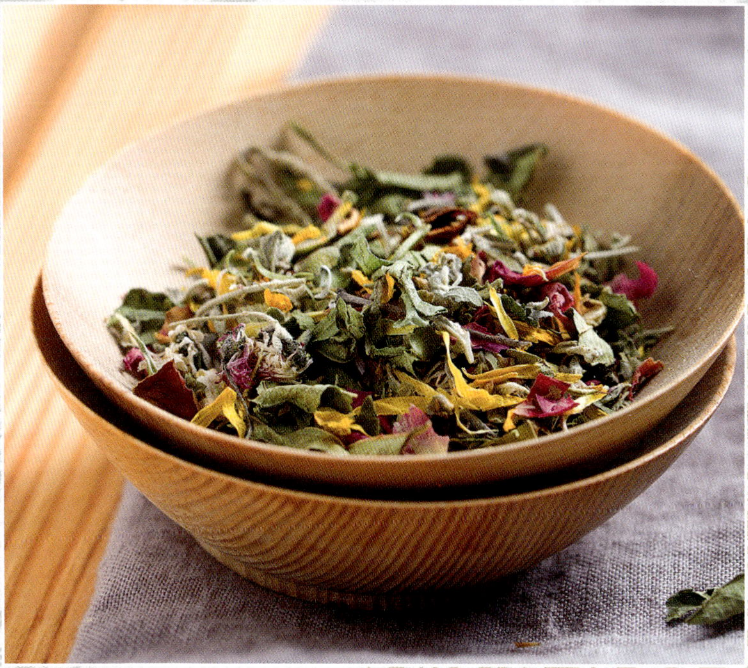

Oben Gegen Kopfschmerzen kann ein Tee mit Eisenkraut helfen.

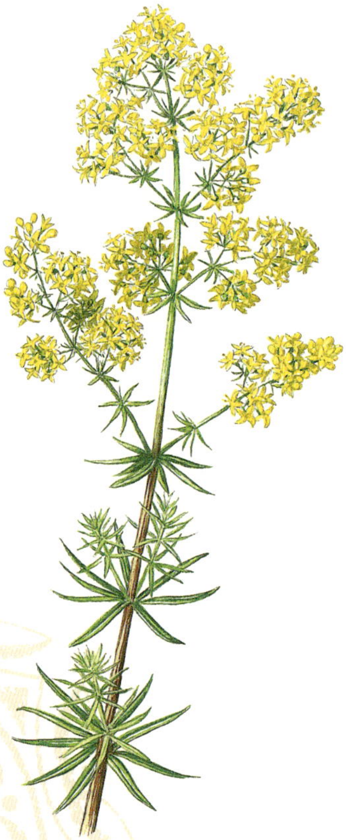

Labkraut – das Liebfrauenbettstroh

Es ist eine zarte Schönheit, das Echte Labkraut (*Galium verum*), das auf trockenen Standorten in unserer Umgebung wächst, an Wegrändern, auf Wiesen und Brachflächen. Im Juli und August erscheinen die kleinen gelben Blüten, die ein Hauch von Honigduft umgibt.

Wie so vielen in unserer Zeit als Unkraut abgetanen Pflanzen, wohnt dem Labkraut doch etwas ganz besonders Mystisches und Geheimnisvolles inne. Davon zeugen schon die verschiedenen Volksnamen, wie Liebfrauenbettstroh, Marienbettstroh oder Gelbes Käselab. In der germanischen Mythologie war es der Göttin Freya gewidmet.

Magisches und Zauberhaftes

Einer Sage nach soll das Jesuskind auf Labkrautstroh gebettet worden sein. In einigen Gegenden wird sich noch heute erzählt, dass die Heilige Jungfrau das Kraut deshalb auswählte, weil es rein war und nicht vom Esel berührt.

Bereits im achten Jahrhundert wurden getrocknete Labkrautbüschel über das Bett gehängt oder in einem Leinensäckchen am Körper getragen, um sich vor bösen Einflüssen, aber auch vor giftigen Tieren zu schützen. Noch lange in unsere Zeit hinein, mancherorts vielleicht noch immer, wird Säuglingen getrocknetes Echtes Labkraut in die Wiege gelegt, um Mutter und Kind vor allerlei bösen Zaubereien zu behüten.

ANWENDUNG UND BEDEUTUNG

Noch heute können wir uns die magischen Kräfte von Labkraut zunutze machen. Es wird im Juli/August gesammelt, bevor es blüht. Zum Trocknen werden die Büschel kopfüber an einem luftigen, nicht zu sonnigen Platz aufgehängt. Das Trockengut kann später in kleine Leinensäckchen gefüllt und ins Bett gelegt werden. Der warme, süße Duft wirkt beruhigend und hilft beim Einschlafen.

Der lateinische Gattungsname »Galium« kommt vom griechischen Wort *gala,* das Milch bedeutet. Wahrscheinlich wurde früher das in höherer Konzentration enthaltene Labferment zur Käseherstellung verwendet. Auch als Färberpflanze wurde Labkraut eingesetzt, denn die Wurzeln enthalten einen roten Farbstoff. Das Kraut wurde aber auch als harntreibendes Mittel und bei Hautproblemen benutzt.

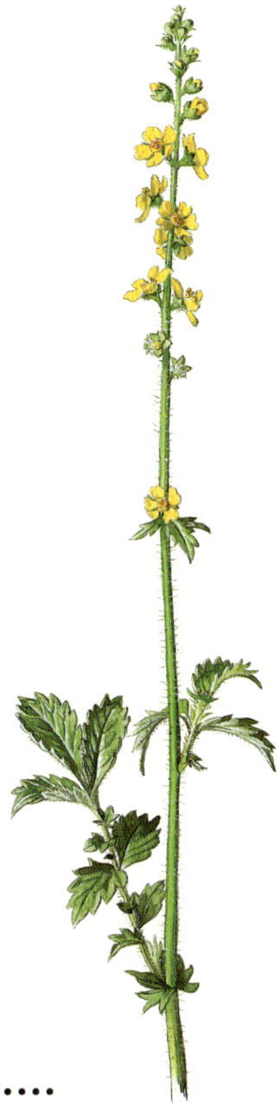

Odermennig – Heil aller Welt

Noch heute wird der Odermennig (*Agrimonia eupatoria*) als »Heil aller Welt« bezeichnet, und das zu Recht. Kaum eine andere Pflanze kann von sich behaupten, von Kopf bis Fuß Gutes zu tun und auch für Kinder heilsam zu sein. Vor allem bei stark beanspruchten Kehlen wirkt Odermennigtee Wunder.

Die Gattungsbezeichnung *Agrimonia* stammt aus dem Griechischen und bedeutet »Feldbewohner«. Sehr treffend für den Odermennig, der sich auf mageren Wiesen und an Feldrändern wohlfühlt und den ganzen Sommer über, von Juni bis September, an zottig behaarten Stängeln kräftig gelbe Blüten entwickelt.

Agrimonia könnte aber auch noch von einem anderen griechischen Begriff abgeleitet werden: von *agremone*. Das ist eine »Pflanze, die Augenkrankheiten heilt.«

Magisches und Zauberhaftes

Seiner aufrechten und strahlenden Gestalt wegen wird der Odermennig zum einen dem Planeten Jupiter zugeordnet, zum anderen der Venus, weil er angenehm duftet und ihn schöne Blüten zieren.

Die alte Zauber- und Heilpflanze wurde früher wie heute hauptsächlich als Tee zubereitet, ein Liebestrank aus Odermennig, Eisenkraut und Enzian soll unwillige Frauen gefügig gemacht haben.

Seit alters wird der Odermennig auch für Schutzräucherungen verwendet. Er soll zum einen »Schwarze« Magie, Flüche und böse Geister abwenden und uns andererseits in die Lage versetzen, Freude am Leben zu finden.

ANWENDUNG UND BEDEUTUNG

Schon im Mittelalter war Odermennig, der viel Kieselsäure und Gerbstoffe enthält, eine der am meisten verordneten Pflanzen. Vor allem als Tee kommt er zum Einsatz und wirkt bei Magen-Darm-Problemen, Krankheiten des Harnapparates sowie bei kratzigem Hals und Rachen.

Hals- und Rachen-Tee

1–2 TL getrockneter Odermennig ≈ 250 ml Wasser

Für eine Tasse Tee werden ein bis zwei Teelöffel Kraut mit heißem Wasser übergossen. Zehn Minuten ziehen lassen.

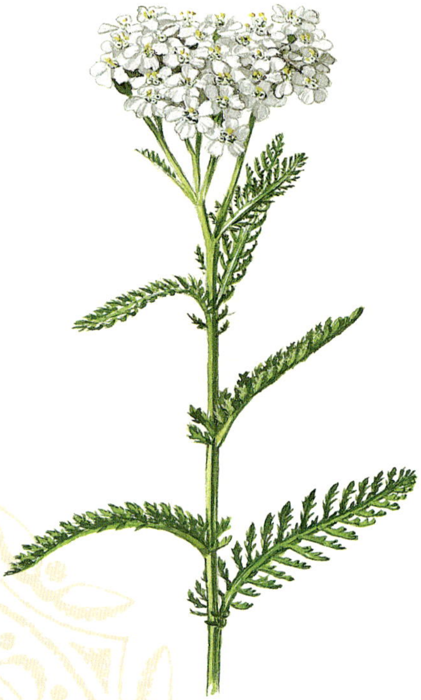

Schafgarbe – das Achilleskraut

In fast allen Teilen dieser Welt kommt die Schafgarbe (*Achillea millefolium*) vor, ein Kraut mit großer mystischer Bedeutung, dem von jeher Zauberkräfte zugesprochen werden.

Vor allem an Wegrändern und auf Feldern wächst die Schafgarbe, besonders an sonnigen Plätzen breitet sie sich gerne aus. In ihrer ganzen Erscheinung kommt die Schafgarbe zwar sehr robust daher, doch ihr farnartiges Laub wirkt filigran und zart – und die vielen kleinen Blüten sehen bei näherer Betrachtung sehr lieblich aus.

Aufgrund ihrer vielfältigen Verwendungsmöglichkeiten schadet es nicht, sich einen großen Vorrat an Schafgarbe anzulegen. Am besten wird das blühende Kraut von Juni bis September gesammelt.

Magisches und Zauberhaftes

Die Druiden benutzen Schafgarbenstängel als Wünschelruten, in China dagegen wurden sie früher bei Weissagungsritualen eingesetzt. Ihr lateinischer Name *Achillea* ist jedoch auf den griechischen Feldherrn Achilles zurückzuführen. Einer Legende zufolge soll er im Trojanischen Krieg die Wunden seiner Soldaten mit Schafgarbe geheilt haben.

Der frühere Volksglaube besagte, dass das Kraut gegen allerlei Beschwerden helfen und besonders dort gut wachsen solle, wo das Tischtuch am Weihnachtstag nach dem Essen ausgeschüttelt wurde. In England gibt die Schafgarbe bis heute noch Aufschluss über die Treue von Verliebten: Junge Mädchen kitzeln die Nase ihres Verehrers mit einem Stängel Schafgarbe, fängt sie zu bluten an, ist er ihr treu.

ANWENDUNG UND BEDEUTUNG

Schafgarbe enthält eine ganze Reihe wirkkräftiger Inhaltsstoffe, zum Beispiel ätherisches Öl, Gerbstoffe, Glykoside und Kalium. Gerade Gerbstoffe und ätherische Öle sind mit ihren entzündungshemmenden Eigenschaften für die heilende Wirkung bei tiefen Schnittwunden verantwortlich.

Die weich geschwungenen Blättchen weisen auf die Verwendung als Frauenpflanze hin, die im Mittelalter auch »die Augenbraue der Venus« genannt wurde. Sie fördert eine zu geringe und vermindert eine zu starke Regelblutung und begünstigt gleichzeitig die Durchblutung der weiblichen Organe.

Magisches und Zauberhaftes

Der deutsche Name Beifuß stammt aus einer längst vergangenen Zeit und zeugt noch immer von seiner heilkräftigen Wirkung. Das Kraut wurde mit vielen Ritualen und Zaubern in Verbindung gebracht. Zum Beispiel legten sich die Leute früher während langen Fußmärschen die Blätter in die Sandalen, also »bei Fuß«, um nicht so schnell zu ermüden.

Ihre Magie entfaltete die Pflanze vor allem auch zu Johanni, da sie um diese Zeit schon besonders viel Kraft gesammelt hatte. Zu den früheren Sonnwendfeuern wurden aus Beifußkraut Gürtel gewunden, die sich das Volk umlegte, bevor es um das Feuer tanzte. Danach wurden die Bänder zum Schutz vor Krankheiten in die Flammen geworfen. Mit reinigenden Beifußräucherungen wurden außerdem Krankheitsdämonen vertrieben.

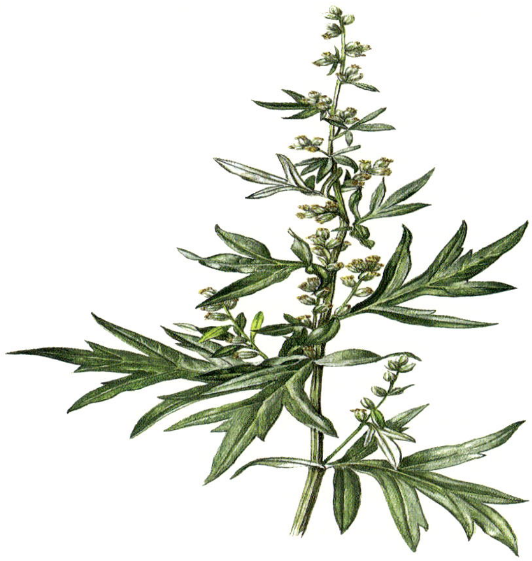

Beifuß – der Sonnwendgürtel

In der Gattung *Artemisia* gibt es eine Reihe interessanter Pflanzenarten. Da ist zum Beispiel Wermut (*Artemisia absinthium*), der für den berüchtigten Absinth gebraucht wurde und als besonders zerstörerische Droge bekannt war. Er gilt als eine der vielschichtigsten Pflanzen, die wir kennen.

Als besonders magische Zauberpflanze hat sich aber auch der Beifuß (*Artemisia vulgaris*) einen Namen gemacht, den die Germanen auch Machtwurz nannten.

Schon der Name *Artemisia* zeugt von einer göttlichen Herkunft, denn der Beifuß und seine Verwandten sind der Göttin Artemis geweiht, die als Schutzherrin über alle Kräuterkundigen wacht.

ANWENDUNG UND BEDEUTUNG

Beifuß ist noch heute das Zauberkraut am Wegesrand, das auch bei Frauenleiden wirksam ist. Die Pflanze hat eine öffnende, wärmende und reinigende Wirkung, löst Krämpfe und lindert Schmerzen. Der Beifuß kann als Tee, Wein oder Tinktur verabreicht werden.

Eifeler Magenheillikör

1 Zweig Wermut ≈ 1 l Korn

Wermut mit dem Korn übergießen und gut verschlossen ein halbes Jahr an einem dunklen Platz ziehen lassen. Gegen Magenschmerzen ein Schnapsglas davon mit etwas Zucker trinken.

Die Kräuterweihe

ES IST EIN ALTER BRAUCH, ZU MARIÄ HIMMELFAHRT KRÄUTERBUSCHEN ZU BINDEN. TRADITIONELL UND REGIONAL UNTERSCHIEDLICH KOMMEN GANZ BESTIMMTE KRÄUTER IN DEN STRAUSS, BEVOR ER IN DER KIRCHE GEWEIHT WIRD.

Gerade in ländlichen Gegenden ist die Kräuterweihe am 15. August zu Mariä Himmelfahrt noch immer allgegenwärtig. Die Wurzeln dieses Brauches reichen bis weit in unsere heidnische Vorzeit hinein, als Pflanzen heilige Wesen darstellten und ihre Hilfe bei vielen Krankheiten oder mentalen und energetischen Störungen in Anspruch genommen wurde. Jeder Pflanze wurde ein eigener Deva – ein Pflanzenengel – zugeordnet, der um Hilfe und Schutz gebeten werden konnte.

Wie an so vielen anderen Festtagen vermischen sich auch an Mariä Himmelfahrt heidnische und christliche

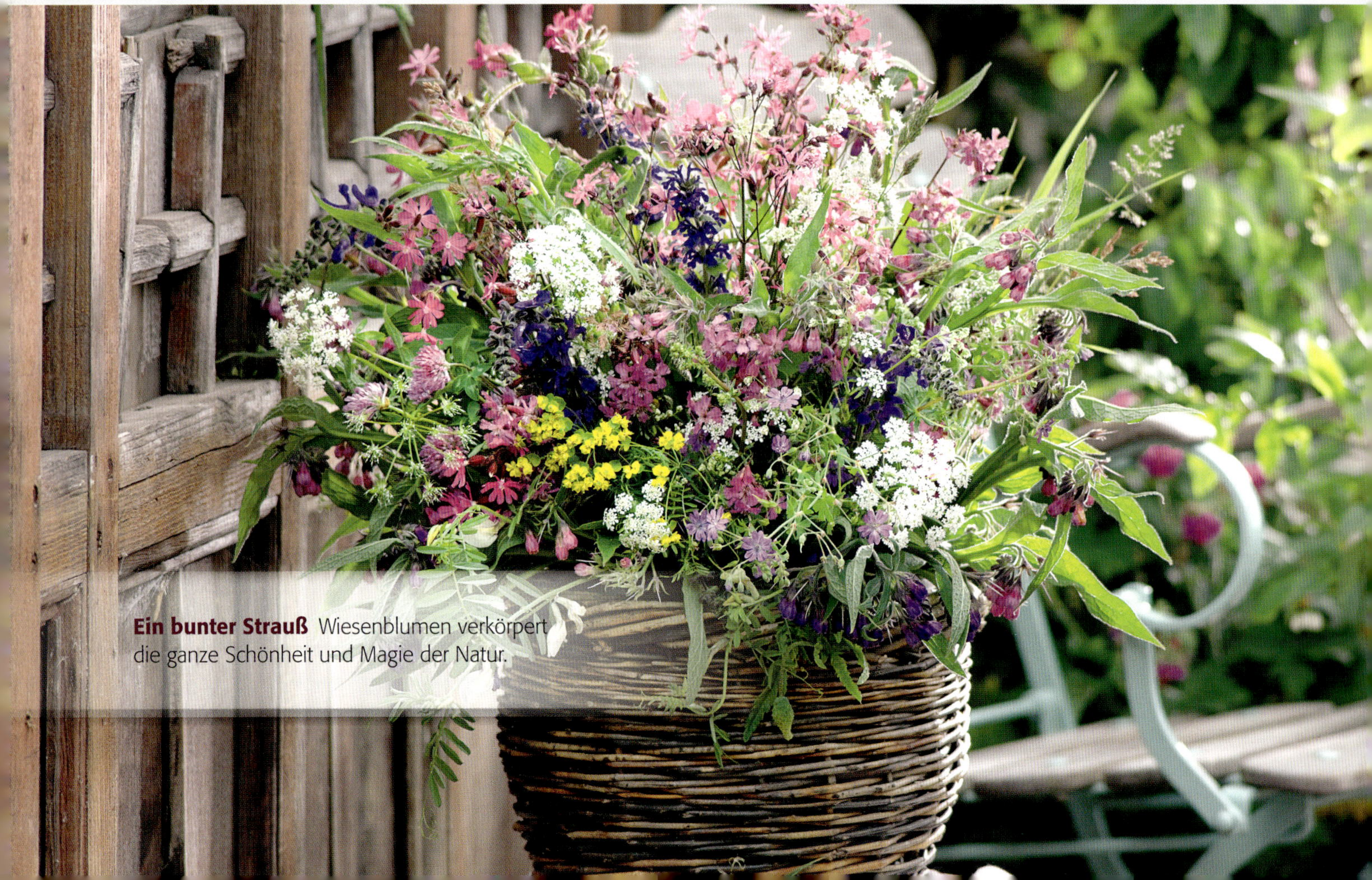

Ein bunter Strauß Wiesenblumen verkörpert die ganze Schönheit und Magie der Natur.

Bräuche. In vorchristlichen Zeiten hatten die Kräutersträuße magische Funktionen zu erfüllen. Wurde ein Mensch damit berührt, sollten die heilenden und fruchtbarkeitsspenden Kräfte auf ihn übergehen. Doch schon im Jahr 813 wurden die bis dahin heidnischen Kräuterbuschen umgedeutet und in den christlichen Ablauf integriert. Die Kräuter wurden geweiht und mit in die Häuser und Ställe genommen, wo sie vor der Verzauberung des Viehs, bei Gewittern und vor Krankheiten schützen sollten. Dieses Ritual wird bis heute gepflegt: Die Kräuterbuschen werden im Speicher oder im Stall aufgehängt oder zum Kreuz im Herrgottswinkel gesteckt.

Die Kraft des Sommers

Heute ist wissenschaftlich nachgewiesen, dass viele Kräuter um den 15. August herum eine sehr hohe Wirkkraft besitzen. Sie haben mithilfe der Sonnenkraft viele Inhaltsstoffe gespeichert. Deshalb werden nach Mariä Himmelfahrt – damals wie heute – kaum noch Kräuter geerntet, es folgt die Zeit der Wurzelernte.

Früher musste es eine magische Zahl an Kräutern sein, die im Kräuterbuschen vertreten war. Sieben entsprach den Schöpfungstagen, neun stand für die Dreifaltigkeit, zwölf für die Apostel und vierzehn für die Nothelfer. Es sollen sogar 77 Kräuter in manchen Gegenden verwendet worden sein. Alle Kräuter, die in den Strauß gebunden werden, haben eine besondere mystische Bedeutung. Arnika, Baldrian, Beifuß, Frauenmantel, Kamille, Johanniskraut, Liebstöckel, Pfefferminze, Schafgarbe, Wermut, Margerite, Rainfarn, Raute, Wegwarte und in der Mitte eine Königskerze – diese Pflanzen zählen zu den wichtigsten, die im Strauß enthalten sein sollen. Auch die Lilie und die Rose spielen eine große Rolle.

Tee der »wilden Frauen und Mädchen«

1 TL getrocknete Rotkleeblüten ≈ 1 TL getrocknete Frauenmantelkraut ≈ 1 TL getrocknete Himbeerblätter

Die zerkleinerten Pflanzenteile mischen und einen Teelöffel der Pflanzenmischung mit 250 Milliliter kochendem Wasser übergießen, zehn Minuten zugedeckt ziehen lassen und dann langsam in kleinen Schlucken trinken. Vor allem Frauenmantel und Himbeerblätter gelten als typische Frauenpflanzen.

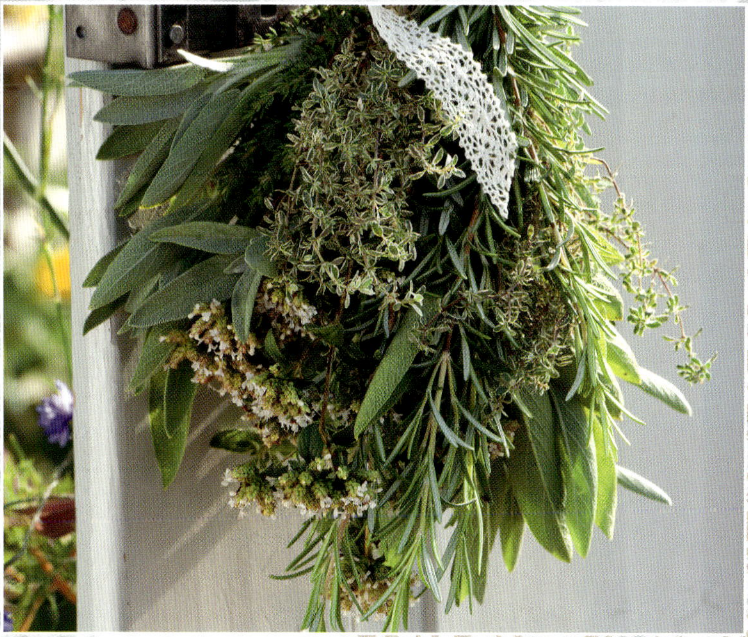

Oben In Kräutersträuße kamen früher immer eine ganz bestimmte Anzahl an Pflanzen.

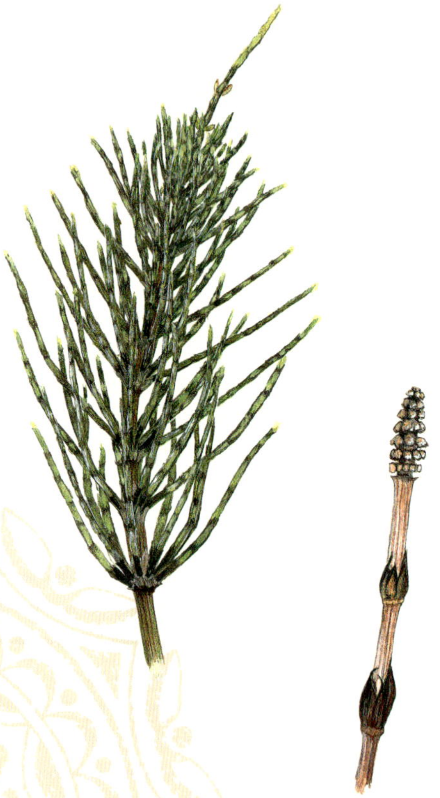

Ackerschachtelhalm – die Urpflanze

Mehr als die meisten anderen Pflanzen gehört der Ackerschachtelhalm (*Equisetum arvense*) allein schon durch seine äußere Gestalt ins Reich der Zauberei und Magie. Zunächst erscheinen im Frühjahr die rötlich hellbraunen Sprossen, die eher schlanken Pilzen ähneln, im Sommer entwickeln sich dann die Triebe, die wie kleine Nadelbäumchen anmuten. Der Ackerschachtelhalm fühlt sich wohl auf Äckern, lehmig-feuchten Wiesenrändern und kommt auch in Gärten vor. Beim Sammeln von Ackerschachtelhalm sollte gut aufgepasst werden, denn seine Verwandten sind allesamt giftig. Vor allem in feuchten Gebieten kann er mit dem giftigen Sumpfschachtelhalm verwechselt werden.

Magisches und Zauberhaftes

Seine magische Ausstrahlung beruht sicher darauf, dass der Ackerschachtelhalm Nachfahre einer Urpflanze ist, die vor etwa 400 Millionen Jahren ganze Wälder gebildet hat. Seitdem hat er sich nicht verändert und erscheint wie ein Relikt aus der Vergangenheit, so gar nicht vergleichbar mit anderen Pflanzen.

Der besonders hohe Gehalt an Kieselsäure machte die Pflanze schon früher für verschiedene Bereiche des Lebens interessant. Bereits im Mittelalter wurden die getrockneten Stängel von Ackerschachtelhalm zum Putzen von Zinngefäßen benutzt. Deshalb ist das Gewächs heute noch als Zinnkraut bekannt.

ANWENDUNG UND BEDEUTUNG

Nur bis Juni ist Sammelzeit, danach entwickelt die Pflanze meist einen toxischen Pilz.

Neben der Kieselsäure enthält Ackerschachtelhalm auch andere Mineralstoffe, Fette, Säuren, Harz, Bitterstoffe, Gerbstoffe, Vitamine und mehr. Schon früh wurde die gehaltvolle Pflanze in der Medizin eingesetzt, denn vor allem die Kieselsäure stärkt das Bindegewebe, den Knochenaufbau, Haut und Haare, ist empfehlenswert bei Rheuma und Gicht und soll außerdem die Wundheilung fördern.

Besonders interessant sind Räucherungen mit Ackerschachtelhalm, die einen positiven Einfluss auf die Libido haben, aber auch den geistigen Weg zum Neuanfang bereiten sollen. Probieren Sie es doch einfach einmal aus. Im Kapitel »Räucherungen« finden Sie noch Wissenswertes und Tipps.

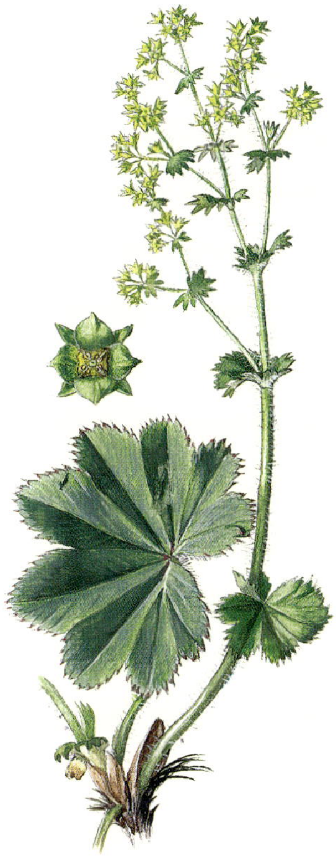

Frauenmantel – Allerfrauenheil

Es sind die wunderschönen Tropfen auf den Blättern und an den Blatträndern, die seit jeher faszinieren und dazu führten, dem Frauenmantel Zauberkräfte zuzusprechen. Im Garten werden verschiedene Arten und Sorten gepflanzt, aber auch in der Natur gibt es eine ganze Reihe von *Alchemilla*-Arten zu finden, zum Beispiel *Alchemilla xanthochlora,* der Gelbgrüne Frauenmantel.

Die Blätter der Staude gleichen tatsächlich einem mantelartigen Überwurf, der Pelerine, die im Mittelalter zum Schutz vor Nässe und Kälte über Mänteln getragen wurde. Gleichzeitig wird im Namen daran erinnert, wie wertvoll die Pflanze für alle möglichen Frauenleiden ist.

Der Frauenmantel bevorzugt einen humosen Boden mit genügend Feuchtigkeit. Deshalb ist er auf lehmigen, humusreichen Böden zu finden, allerdings kommt es auch vor, dass er sich in kargen Felsspalten niederlässt, wenn er ein günstiges Plätzchen gefunden hat. Die gelblich-grünen Blüten sind einzeln zwar eher unscheinbar, doch produziert die Pflanze am richtigen Standort unzählige der kleinen Blüten, die wie ein sanft wogendes gelbes Meer anmuten.

Magisches und Zauberhaftes

Taublatt und Taukraut sind andere Namen für den Frauenmantel und deuten auf die besondere Magie der Pflanze hin. Die Blätter sind mit kleinen Drüsen ausgestattet, die am Morgen überschüssiges Wasser absondern, das an den Blatträndern kleine Tropfen bildet oder sich auf den behaarten Blättern in größeren Mengen sammelt. In Fachkreisen als Guttationstropfen bezeichnet, wurden die im Morgenlicht glänzenden Tropfen früher gesammelt, um Zaubertränke herzustellen. Die Alchimisten vergangener Jahrhunderte versuchten gar, Gold und den »Stein der Weisen« daraus herzustellen. Die Druiden benutzen das »himmlische« Wasser für rituelle Reinigungen, bei den Germanen war der Frauenmantel als heilige Pflanze der Fruchtbarkeitsgöttin Frigga geweiht. Schon in dieser Zeit war die Wirkweise der Pflanze bekannt und wurde verwendet, um Monatsblutungen zu stillen. Dafür wurden die Blätter bei abnehmendem Mond gesammelt.

Der Frauenmantel galt zudem als eine der wichtigsten Pflanzen des Mittelalters. Auch Hildegard von Bingen (1098–1179) hat sie sehr geschätzt und verehrt. Sie heilte mit dem Kraut offene Geschwüre und Wunden.

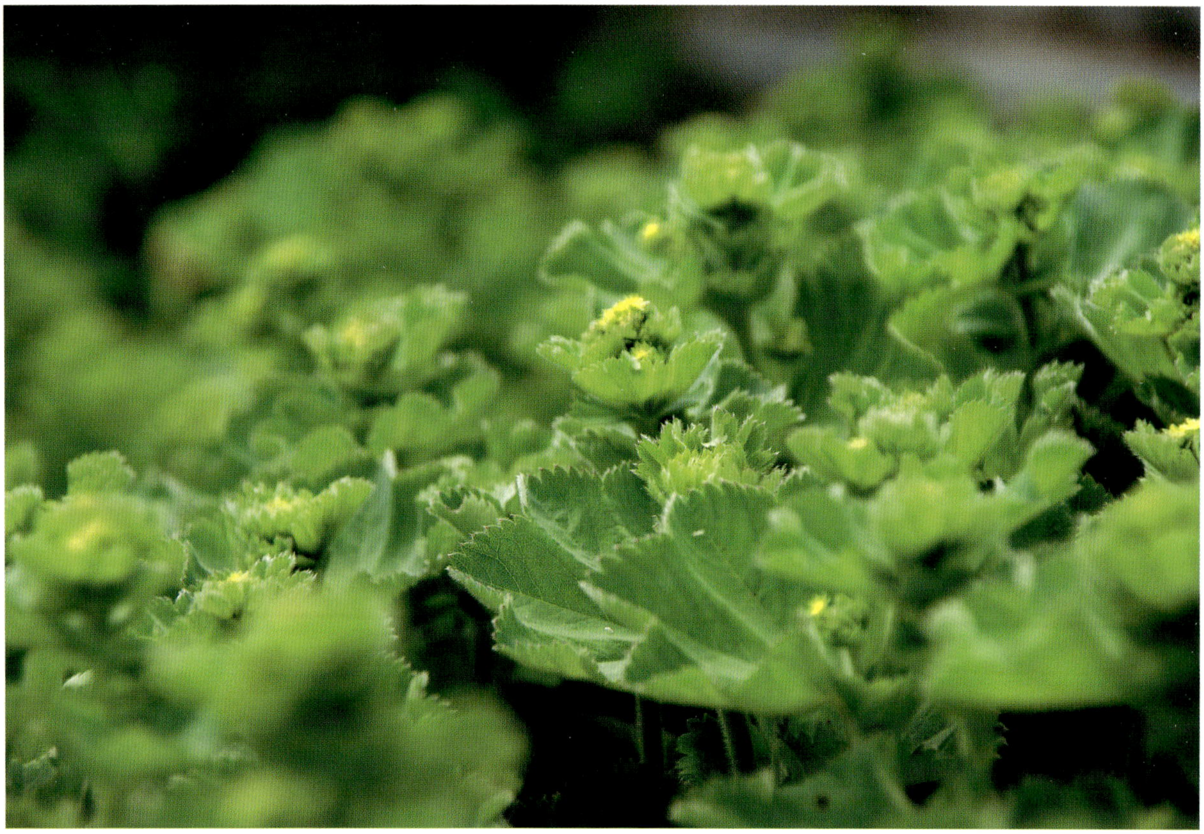

Rechts
Wie ein weicher Umhang erscheinen die Blätter des Frauenmantels und so schützen sie auch vor allem Frauen gegen verschiedene Leiden.

ANWENDUNG UND BEDEUTUNG

Ganz wie es seine Signatur in Form der Blätter ausdrückt, soll der Frauenmantel schützen und heilen. Die verschiedenen Inhaltsstoffe, zum Beispiel Gerbstoffe, Bitterstoffe und Saponine, wirken krampflösend, entzündungs- und blutungshemmend sowie regulierend – vor allem auf den weiblichen Organismus.

Mancherorts ist Frauenmantel auch heute noch als Wundwurz bekannt, die zur äußeren Wundbehandlung genutzt wurde. Die enthaltenen Gerbstoffe bewirken in Salben eine bessere Wundheilung und wirken auch lindernd bei Juckreiz.

Frauenmantelwein

30 g Frauenmantel ≈ 20 g Rotklee ≈ 10 g Schafgarbe
10 g Melisse ≈ 30 g Rosenblüten ≈ 4 EL Kandiszucker
1 l Rotwein ≈ ½ TL Zimt ≈ 1 Vanilleschote

1 Frische oder getrocknete Pflanzenteile etwas zerkleinern. Mit Zucker und Gewürzen in ein großes, gut verschließbares Glas geben und mit Wein übergießen.
2 Das Glas verschließen und etwa drei Wochen an einem warmen Ort stehen lassen. Immer wieder gut schütteln. Den Wein abseihen und kühl und dunkel aufbewahren.

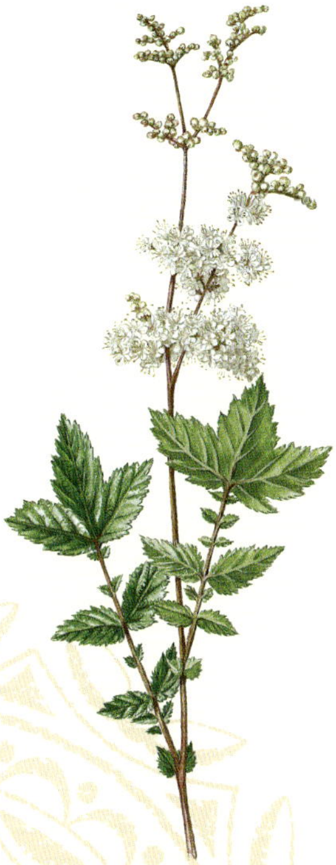

Mädesüß – duftende Wiesenkönigin

Der Duft des Mädesüß (*Filipendula ulmaria*) hat schon die Kelten bezaubert. Auch Bienen lieben das Honig- und Vanille-Aroma, deshalb gilt seit jeher das Kraut als Bienenweidepflanze.

Die Staude, die etwa einen Meter hoch wird und zwischen Juni und August blüht, ist bevorzugt auf feuchten Wiesen und an Bachufern zu finden.

Magisches und Zauberhaftes

Vor allem für die Druiden war Mädesüß eine wichtige Pflanze, weil sie genau zur Sommersonnenwende blüht. Bei Mittsommerfeiern wurde sie deshalb immer auch für Räucherungen und rituelle Handlungen genutzt. In der Steiermark hat sich bis heute der Brauch erhalten, Mädesüßsträußchen ins Dachgebälk zu hängen, die vor Schwarzer Magie schützen sollen. Über Jahrhunderte hinweg wurden Mädesüßblüten zudem auf Liebeslager gestreut und in Festsälen und Gemächern verteilt. Auch zum Süßen von Met waren die Blüten nötig.

ANWENDUNG UND BEDEUTUNG

Mancherorts wird Mädesüß als pflanzliches Aspirin bezeichnet, da es als natürlicher Blutverdünner und Schmerzmittel wirkt. Die Pflanze ist aber auch als Fieberkraut bekannt und wirksam. Als Inhaltsstoffe sind hauptsächlich Flavonoide, ätherisches Öl, Vanillin, Gerbstoffe und Schleimstoffe sowie Salicylaldehyd zu nennen, aus dem Anfang des 19. Jahrhunderts Acetylsäure hergestellt wurde.

Vor allem bei Erkältungskrankheiten kann ein Mädesüßtee helfen, aber auch Migräne und Kopfschmerzen können gelindert werden.Eine Räucherung, zusammen mit anderen Beigaben, macht den Kopf klar und frei, vertreibt Kopfschmerzen und erleichtert das ruhige Denken.

Konzentrationsräucherung

1 Teil Copal (heilig) ≈ 1 Teil Salbei (klärt)
1 Teil Johanniskraut (macht glücklich)
1 Teil Schafgarbe (heilt) ≈ 1 Teil Mädesüß (vertreibt Kopfschmerzen und zentriert) ≈ 1 Teil Weihrauch (bringt göttliche Klarheit) ≈ 2 Teile Burgunderharz (reinigt und klärt)

Alle Teile sehr klein mörsern und bei Bedarf verräuchern.

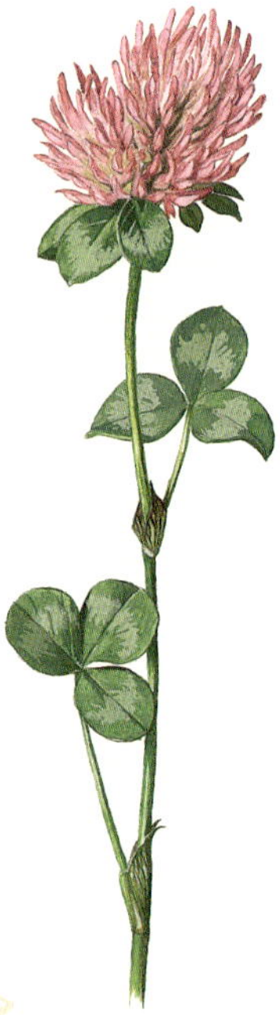

Rotklee – der Seher

Sicher zählt der Rotklee (*Trifolium pratense*) zu den bekanntesten Wiesenblumen, die selbst Kinder erkennen. Und meistens hat der Nachwuchs auch schon an den dicken, süßen Blüten genascht. Er ist eine Pflanze unserer Kindheit, wohl auch, weil es bunte Wiesen mit vielen verschiedenen Blumen nur noch selten gibt.

Rotklee zählt nicht zu den mehrjährigen Pflanzen, sondern wächst nur einjährig und wird nur etwa 40 Zentimeter hoch. Imposant für die kleine Pflanze sind die großen Blütenköpfchen, die aus etwa 100 Einzelblüten zusammengesetzt sind.

Magisches und Zauberhaftes

Früher wurden dem Rotklee übernatürliche Kräfte zugesprochen. Vor allem bei Fruchtbarkeitsriten und für Liebeszauber wurde er eingesetzt. Es muss schon immer auch eine Bedeutung hinsichtlich seiner »seherischen Fähigkeiten« gegeben haben, denn im Mittelalter nahmen die Leute Rotkleeblüten zu sich, um Hexen zu erkennen. Aber auch ein Schutz vor Dämonen wurde Rotklee nachgesagt. Dazu wurde ein Essig mit Rotkleeblüten angesetzt, der später im Haus versprenkelt wurde.

Eine magische Bedeutung hat Klee für uns bis heute behalten – denn wer freut sich nicht, wenn er ein vierblättriges Kleeblatt, und somit das Glück, findet?

ANWENDUNG UND BEDEUTUNG

Roter und auch weißer Klee ist blutreinigend und entschlackend. In Rotklee sind Phytohormone enthalten, die in den Wechseljahren guttun.

Mit verschiedenen Inhaltsstoffen, zum Beispiel Gerbstoffen, Flavonoiden, ätherischen Ölen, Mineralstoffen und Vitaminen wartet der Rotklee auf, der vor allem ein altbewährtes Hausmittel bei Husten ist. Aber auch bei Magen-Darm-Entzündungen, Durchfall und zur Stärkung nach einer Krankheit wird Rotklee eingesetzt.

Rotkleetee

5 getrocknete oder 10 frische Blütenköpfchen
150 ml kochendes Wasser

Die Blüten mit dem Wasser übergießen und zehn Minuten abgedeckt ziehen lassen. Anschließend abseihen. Zur Stärkung drei Wochen lang täglich drei Tassen trinken.

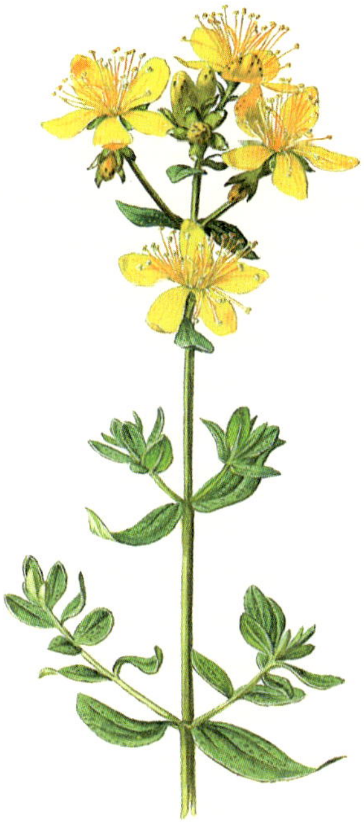

Johanniskraut – Teufelflucht

Viele verschiedene Namen – Blutkraut, Jesuwundenkraut, Jageteufel, Hexenkraut, Donnerkraut, Jesusträne, Liebeskraut, Bubentreu – zeugen von der magischen Kraft der Pflanze, die seit jeher von mystischen Geschichten umrankt ist.

Anzutreffen ist das Johanniskraut (*Hypericum perforatum*) in kühlgemäßigten Zonen weltweit auf frischem bis mäßig trockenem Boden. Auch als »Hartheu« ist Johanniskraut bekannt, denn früher wuchs Johanniskraut auch auf wilden Wiesen. Allerdings sind die Stängel so hart, dass sie für das Vieh im Heu ungenießbar waren.

Die Blüte, die von Juni bis September dauert, hat in der Mystik eine besondere Bedeutung. Auf den Blütenblättern sitzen schwarze Flecken, bei denen es sich um Drüsenschuppen handelt. Werden die Blütenblätter zwischen den Fingern verrieben, tritt roter Saft aus, das Johannisblut. Im Sonnenlicht sind zudem helle Tupfen in den Blütenblättern erkennbar. Heute wissen wir, dass sich darin dünnflüssiges ätherisches Öl befindet. Werden die Blättchen gegen das Licht gehalten, sind helle und dunkle Punkte zu erkennen. Es sind Drüsen, die mit Harz oder ätherischen Ölen gefüllt sind. Im Sonnenlicht scheinen die Blätter von Licht und Wärme durchdrungen zu sein.

Magisches und Zauberhaftes

Unbestritten ist das Johanniskraut eine der wichtigsten Zauberpflanzen. Kelten und Germanen schmückten Altäre, Götterbilder und Opfertiere damit und ähnlich wie bei anderen Pflanzen wurden zur Sonnwendfeier aus Johanniskraut Gürtel gefertigt, die im Sonnwendfeuer verbrannt wurden.

Besondere Bedeutung erlangte Johanniskraut allerdings im Mittelalter, als die Kirche sich seiner annahm. Das rote Öl soll, so hieß es, aus dem Blut Johannes des Täufers oder aus Marias Tränen entstanden sein.

In Anlehnung an die heidnischen Sonnwendbräuche wurde Johanniskraut am 24. Juni gesammelt, zu einer Zeit also, in der die Kräuter eine besonders große Kraft besitzen, um daraus Kränze zu binden. Johanniskraut wurde auch über Kreuz an Fenster gehängt, um Blitzschlag zu abzuwehren.

Als christlich geprägtes Kraut wurde es im Mittelalter ganz selbstverständlich als Abwehr gegen Ketzer, Teufel und Hexen geschätzt. Während der Hexenverfolgungen wurde den Angeklagten Johannissaft eingeflößt, um die Macht des Teufels zu brechen.

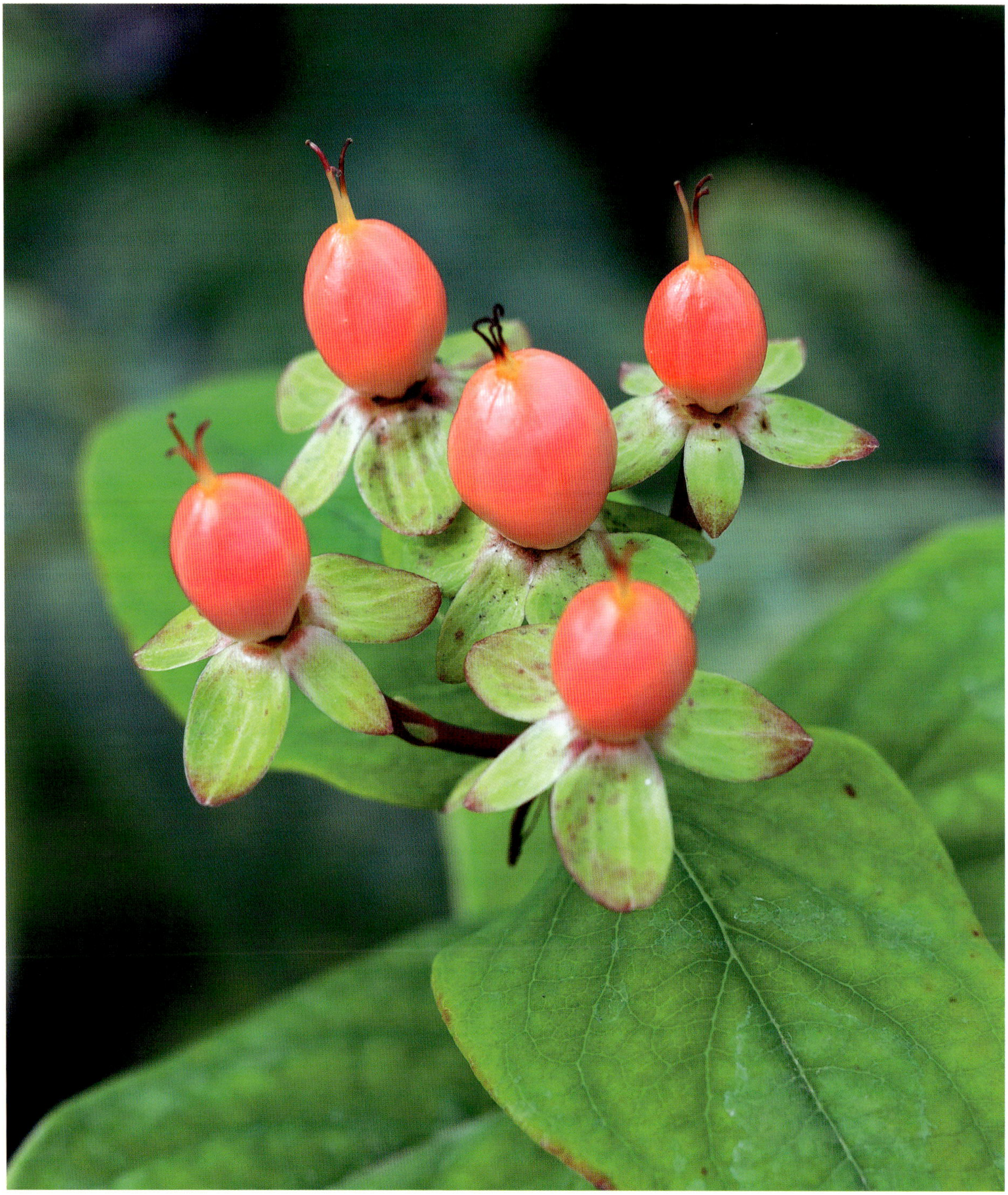

Rechts
Aus leuchtend gelben Blüten entstehen rote Früchte. Johanniskraut hat ein erhellendes Wesen und vertreibt alle Angst.

ANWENDUNG UND BEDEUTUNG

Am wichtigsten ist wohl der charakteristische Inhaltsstoff Hypericin, das rote Johanniskrautöl. Alle Inhaltsstoffe zusammengenommen regen die Verdauungsdrüsen an und stärken den Kreislauf. Vor allem ist Johanniskraut aber bekannt für seine stimmungsaufhellende Wirkung. Die Blüten sind wie kleine Sonnen, die alles Schöne und die Wärme des Sommers in sich aufgenommen haben und an uns abgeben.

Tinkturen, Öle und Tee können aus Johanniskraut hergestellt werden. Die Einsatzmöglichkeiten sind dabei sehr vielfältig. Bei Leber- und Gallenleiden kann das Kraut helfen, ebenso wie bei Entzündungen im Hals- und Rachenraum. Außerdem ist das Öl hilfreich bei Prellungen, leichten Verbrennungen z. B. durch Sonnenbrand, Muskel- und Nervenschmerzen und schützt auch vor Wundliegen.

Lichtempfindliche, hellhäutige Menschen sollten bei der Einnahme oder Verwendung allerdings vorsichtig sein und eine intensive UV-Bestrahlung meiden, da es bei ihnen zu Pigmentveränderungen kommen kann.

Johanniskraut-Heilöl

500 ml hochwertiges, kalt gepresstes und geruchsneutrales Öl (z. B. Sonnenblumenöl, Mandelöl, Olivenöl) ≈
1 Bund frische Johanniskrauttriebe aus dem oberen Drittel der Pflanze mit Blüten, Knospen, Blättern, Stängeln

1 Das Johanniskraut mit Blättern und Blüten sollte am besten vormittags an einem warmen, aber nicht zu sonnigen Tag um den 24. Juni herum gepflückt werden – dann enthält es die meisten Wirkstoffe.

2 Die Pflanzenteile gut abschütteln, nicht waschen – Blätter und Blüten sollten gut trocken sein. Mit den Händen fein zerkleinern. Eine ausreichend große Flasche zu einem Drittel mit Johanniskraut befüllen, mit Öl übergießen und gut schütteln. Die Flasche für die nächsten drei Wochen ins Warme oder in die Sonne stellen. Danach abfiltern: Den Inhalt der Flasche durch ein Baumwolltuch drücken. Das nun klare Öl wieder in die Flasche geben, dunkel und kühl aufbewahren. Das Öl kann zum Einreiben genutzt werden. Bei Blutergüssen, Krampfadern oder Nervenschmerzen ist das Öl äußerst hilfreich.

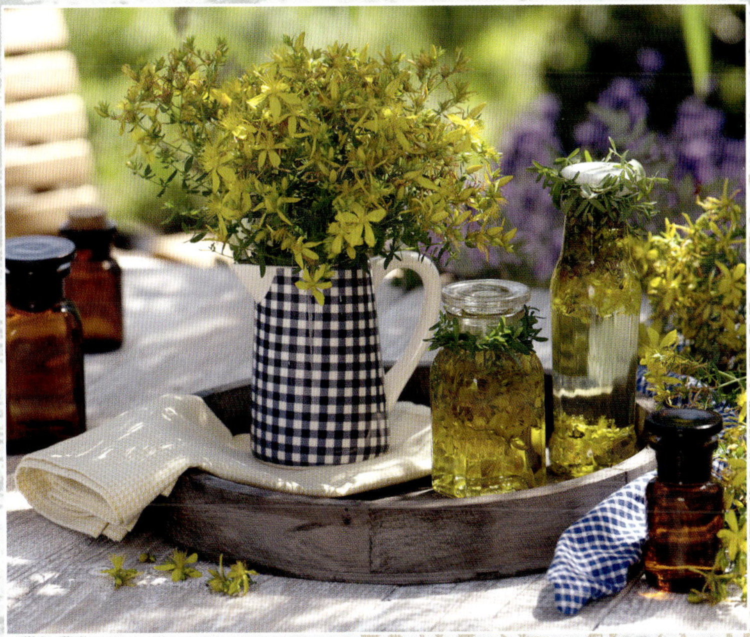

Oben Die Zauberpflanze musste in der Nacht zum 24. Juni geerntet werden, dann war ihre magische Kraft besonders stark.

Lammas – das Schnitterfest

LUGHNASAD ODER LAMMAS IST DER NAME FÜR DAS ERSTE HEIDNISCHE ERNTEFEST IM JAHRESKREIS. ES IST EIN GETREIDEFEST, DAS DER FRUCHTBARKEIT GEWIDMET IST. MYTHOLOGISCH BETRACHTET SIND VOR ALLEM DIE AN DIESEM TAG GEBACKENEN BROTE VON BEDEUTUNG, MIT DENEN FÜR DIE REICHHALTIGE ERNTE GEDANKT WIRD.

Lammas (oder Lughnasad = Feuer) wird in der heißesten Zeit im Jahr, am 2. August, gefeiert. Deshalb stehen Sonne, Hitze und Ernte im Mittelpunkt dieses Fruchtbarkeitsfestes, das an die Mutter Erde, ihren Gemahl und ihren Sohn erinnert. Gleichzeitig steht dieser Tag auch für den kommenden Umbruch – in Erwartung des kommenden Herbstes kann schon der leichte Modergeruch wahrgenommen werden.

Wir feiern Lammas mit Feuern, Räucherungen und Met. Im Keltischen heißt Lammas »die Brotmutter« und erinnert an den Gott des Getreides.

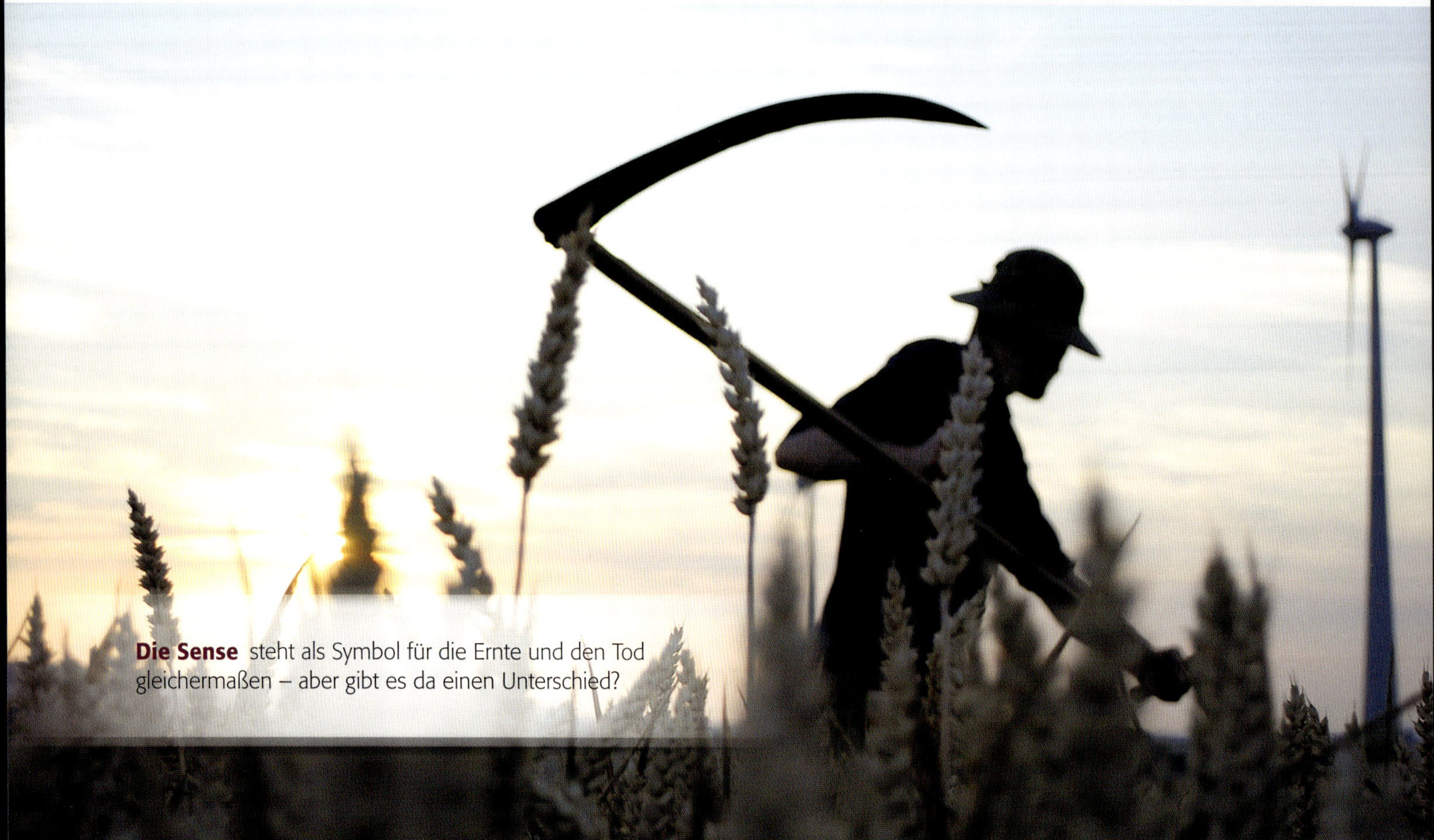

Die Sense steht als Symbol für die Ernte und den Tod gleichermaßen – aber gibt es da einen Unterschied?

Lagerfeuer-Stockbrot

500 g Mehl ≈ eine Prise Salz ≈ 1 Tasse Milch ≈
1 Würfel Hefe ≈ eine Prise Zucker ≈ 100 ml Öl

1 Aus den Zutaten wird ein Hefeteig hergestellt. Dazu das Mehl mit dem Salz in eine Rührschüssel geben. Die Milch erwärmen bis sie lauwarm ist, von der Kochplatte nehmen und die zerbröselte Hefe, den Zucker und das Öl zugeben. Alles gut verrühren, zum Mehl in die Rührschüssel geben und von Hand zu einem glatten Teig kneten.

2 Mit einem feuchten Tuch abgedeckt an einem warmen Ort etwa eine halbe Stunde ruhen lassen, bis der Teig etwa auf das doppelte Volumen aufgegangen ist. Den Teig nochmals durchkneten. Der Teig reicht für etwa zehn Stöcke. Es wird jeweils eine kleine Menge um die Spitze eines sauberen Stockes gedreht. Der Stab wird dann ins Feuer gehalten, bis das Brot fertig gebacken ist.

Lammas-Räucherung

Die Hitze des Sommers erreicht jetzt ihren Höhepunkt, gleichzeitig lässt sich in den frühen Morgenstunden bereits der nahende Herbst erahnen.
Abends während eines Lagerfeuers kann die Räucherung auf verglühendes Holz gegeben werden. Dazu werden alle Zutaten gemörsert, Palo Santo zerkleinert.

1 EL Weihrauch (Gott) ≈ 1 EL Myrrhe (Göttin)
1 EL Fichtenharz (Klärung) ≈ 1EL Johanniskraut (Feuer)
1 EL Schafgarbe (Feuer) ≈ 1 EL Lavendel (Feuer)
1 EL Damiana (Leidenschaft) ≈ 1 Stück Palo Santo (Harmonie)

Der Duft der Felder

Der Duft des Sommers und der Erntezeit kann in kleinen Erntekränzen eingefangen werden.

Sie benötigen zum Wickeln ein rundes festes Drahtgestell, einen Wickeldraht und eine gute Gartenschere. Schneiden Sie getrocknete Halme von Hafer, Gerste und Weizen auf eine Länge von etwa 15 Zentimetern und legen Sie immer zwei bis drei Halme an das Drahtgestell, die mit dem Wickeldraht festgebunden werden. Die Halme werden immer etwas versetzt angelegt und zwar so, dass die Stängel den Draht verdecken.

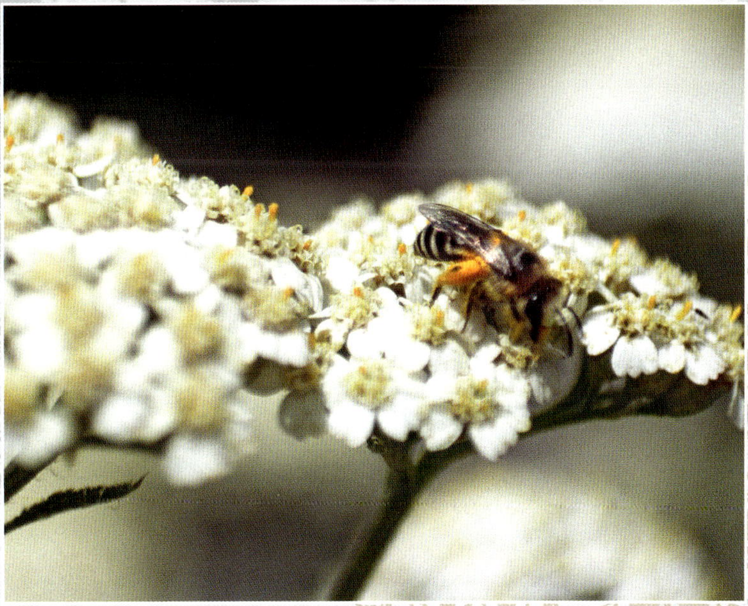

Oben Die Schafgarbe steht für das Element Feuer und findet sich in vielen Rezepten für eine Sommer-Räucherung. Aber nicht nur der Mensch, auch Wildtiere wie die Biene wissen die Kräfte des Krauts zu schätzen.

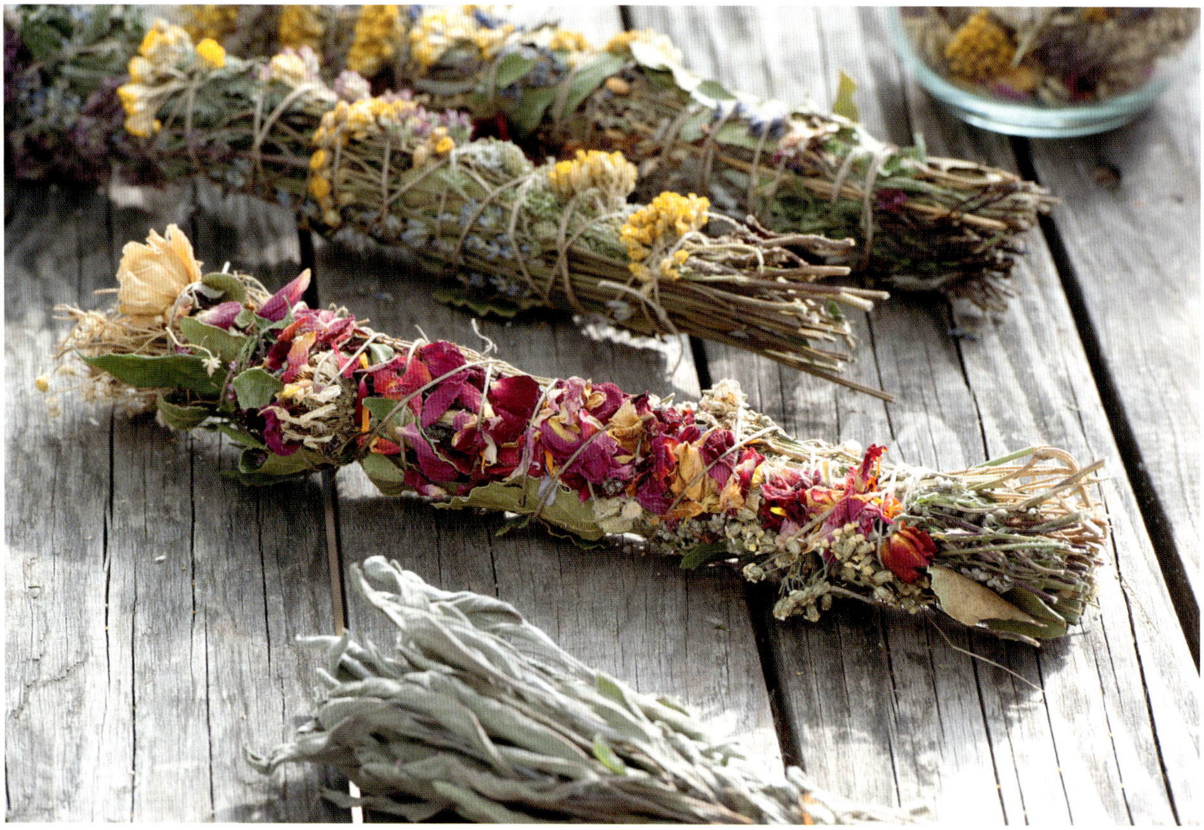

Rechts
Smudges verströmen einen wunderbaren Duft, sogar dann schon, wenn sie noch nicht verräuchert wurden.

Gewitterräucherung

1 EL Königskerzenblüten *(Verbascum thapsiforme)*
1 EL Wermut ≈ 1 EL Eisenkraut ≈ 1 EL Johanniskraut
1 EL Schafgarbe ≈ 2 EL Sandelweihrauch

Alle Räucherzutaten werden sorgfältig gemörsert und in kleinsten Mengen verräuchert. Das Gewitter zieht schnell und gnädig weiter.

Ein Gewitter stellt seit jeher eine starke elementare Entladung auf allerhöchster Ebene dar. Die Urgewalten können angsteinflößend sein.

Es gibt aber mythologische Pflanzen, die eine Entladungsumkehr bewirken können. Es sind Pflanzen, die oft an schwierigen Plätzen wachsen und gedeihen. Das gilt für Königskerzen, die sich an Wegrändern, auf Schuttplätzen und in Mauerspalten ansiedeln, genauso wie für die Schafgarbe. Für die beschriebene Gewitterentladungsräucherung werden Pflanzen verwendet, die allesamt voller mystischer Kraft stecken.

Erntepuppen und Smudges

Aus Kräutern und Pflanzen werden zu Lammas kleine Ernte- oder Getreidepüppchen gebastelt. Sie können mit Naturfäden gebunden sein, wie wir Menschen ja auch gebunden sind. Wünsche und Hoffnungen werden auf einen hübsch bemalten Zettel geschrieben und der Puppe zugegeben, die uns nun ein Jahr – bis zur nächsten Lammasfeier – begleitet. Dann soll sie im Feuer verbrannt werden und Platz für eine neue Puppe machen. Sie kann während des Jahres einen hübschen Platz in der Wohnung erhalten. Schön ist dafür eine rituell gestaltete Ecke, wo auch andere liebevolle Kleinigkeiten wie zum Beispiel ein Räuchergefäß, eine Duftlampe oder Duftkerzen stehen können. Früher wurden Erntepuppen aus den letzten Bündeln der Getreidehalme gebunden, die bei der Ernte anfielen.

Räucherungen wurden zu allen Zeiten von Menschen genutzt, um den Kontakt zu göttlichen Wesen zu erlangen. Eine besondere und sehr alte Form einer Räucherung stellt ein Smudge, ein Kräuterbündel, dar.

Smudges wurden gebunden, um damit Ställe und Häuser auszuräuchern. Mit dem Räucherwerk ging es von unten durch alle Stockwerke bis ins Dachgeschoss.

Räucherpflanzen für die Sommerzeit

- Weihrauch (Gott)
- Myrrhe (Göttin)
- Mariengras (heilige Liebe)
- Rosenblüten (Leidenschaft)
- Eisenkräuter (Energie)
- Königskerzen (Kraft)
- Labkräuter (Geburt)
- Lavendel (Beruhigung)
- Kräuter der Provence (Energie und Reinigung)

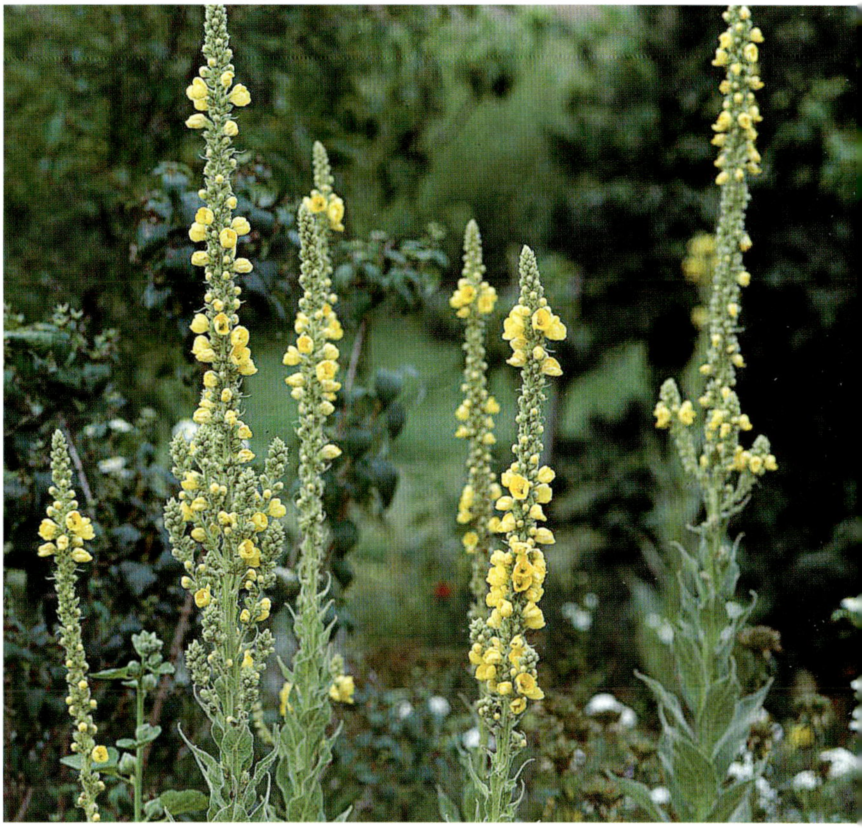

Oben
Der Sommer ist die Zeit der erhabenen Königskerze. Sie darf bei einer Räucherung nicht fehlen.

Auswahl der Kräuter

Zuerst sollten die eigenen Wünsche für den Smudge im Klaren sein. Deshalb lautet hier die Fragestellung vor der Auswahl der Kräuter: »Möchte ich Positives anziehen, Negatives abwehren, energetische Reinigung erzielen?«

Sind die Pflanzen ausgewählt, werden sie in leicht getrocknetem Zustand zu einem Bündel gebunden, das so fest wie möglich mit Baumwolle oder Naturbast umwickelt wird. Die Seiten werden zum Schluss begradigt. Anschließend werden die Bündel an einem trockenen, warmen, aber schattigen Platz einige Zeit getrocknet.

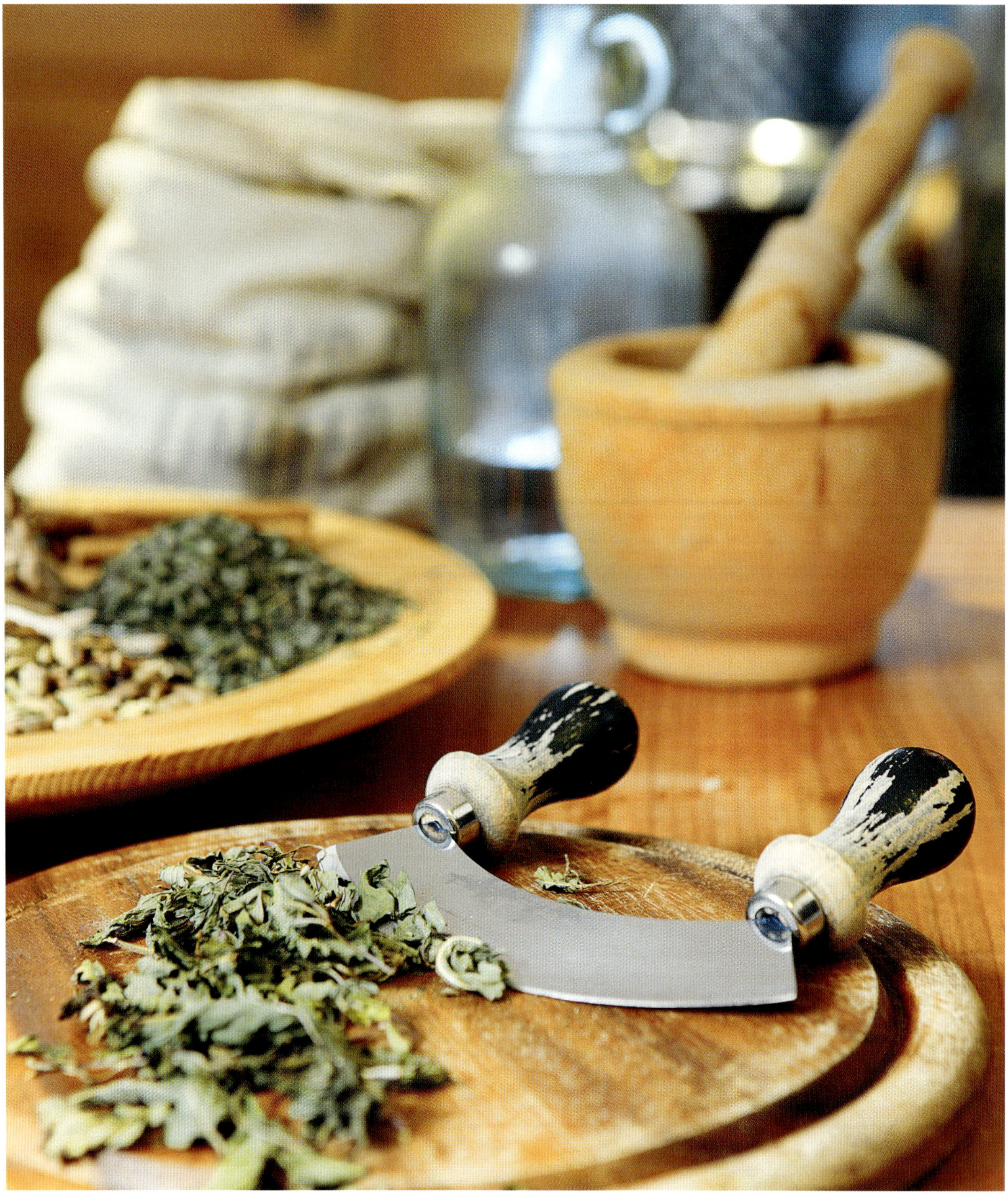

Rechts
Aus getrockneten Kräutern wurden schon früh Tees, Tinkturen und noch mehr hergestellt, und sie wurden zu verschiedenen Zwecken verräuchert.

Zu Ehren der Natur

Gebildbrote haben eine jahrhundertealte Tradition. Tiere, Figuren, keltische Knoten und Zöpfe werden aus Teig geformt, um die Natur und den Jahreskreis zu ehren und die Feste natürlich zu gestalten.

Solch ein Brotlaib kann auch als eine Art Gemälde oder Skulptur betrachtet werden, die den Göttern und den göttlichen Jahreskreisfesten zur Ehre dienen soll. Durch den Verzehr wird der Natur für ihre sättigenden Gaben gedankt.

Die Form von Gebildbroten kann sich im Jahreskreis wandeln – der Phantasie sind dabei keinerlei Grenzen gesetzt. Formen können Hühner oder Hähne zu Ostern sein, Zöpfe und Knoten zum Schutz oder als Schutzsymbole, Sterne oder Sonnen zu Weihnachten.

Auch auf einer Hochzeit sollte das Gebäck nicht fehlen. Es sieht nicht nur wunderschön aus und macht Appetit, sondern schenkt auch freudiges Erwarten auf die gemeinsame Zukunft.

Göttliches Gebäck

500 g Vollkornmehl ≈ 30 g frische Hefe oder 1 Päckchen Trockenhefe ≈ 1 TL Zucker ≈ 1 Prise Salz ≈ 1/8–1/4 l lauwarme Milch ≈ 80–100 ml Öl ≈ 1 Handvoll sehr klein geschnittene Kräuter (z. B. Majoran, Thymian, Salbei, Estragon, Lavendel, Minze, Gänsefingerkraut, Labkraut, Eisenkraut, Frauenmantel, Rosmarin, Salbei) ≈ 1 Handvoll gehackte Nüsse oder Sonnenblumenkerne ≈ 2–3 sehr klein geschnittene Möhren
1 Eigelb ≈ 1 EL Kräuteröl, alternativ auch Olivenöl

1 Aus Vollkornmehl, Hefe, Zucker, Salz, Milch und Öl einen geschmeidigen Hefeteig herstellen. Eine halbe Stunde zugedeckt gehen lassen.
2 Nochmals sehr gut durchkneten, dann Kräuter, Nüsse und untermischen. Den Teig noch einmal für eineinhalb Stunden zugedeckt gehen lassen.
3 Nun kann die gewünschte Form gestaltet werden. Auf ein mit Backpapier ausgelegtes Backblech geben.
4 Das Eigelb mit dem Kräuteröl mischen und das Brot damit bestreichen. Eventuell noch mit Nüssen oder Samen dekorieren. Im vorgeheizten Ofen bei 180 bis 200 °C eine gute halbe Stunde backen, die Backzeit kann je nach Gestaltung des Brotes variieren.

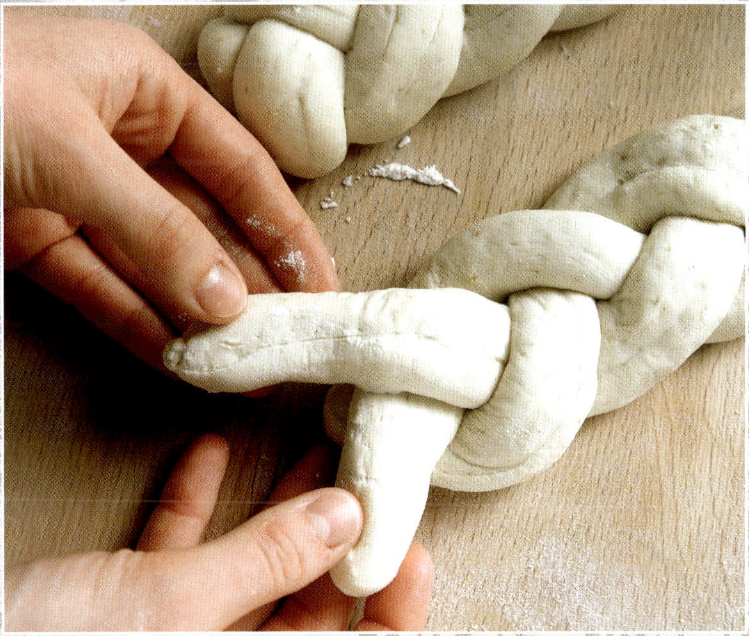

Oben Der Hefeteig für ein Gebildbrot wird je nach Anlass zu Zöpfen oder Kränzen geflochten.

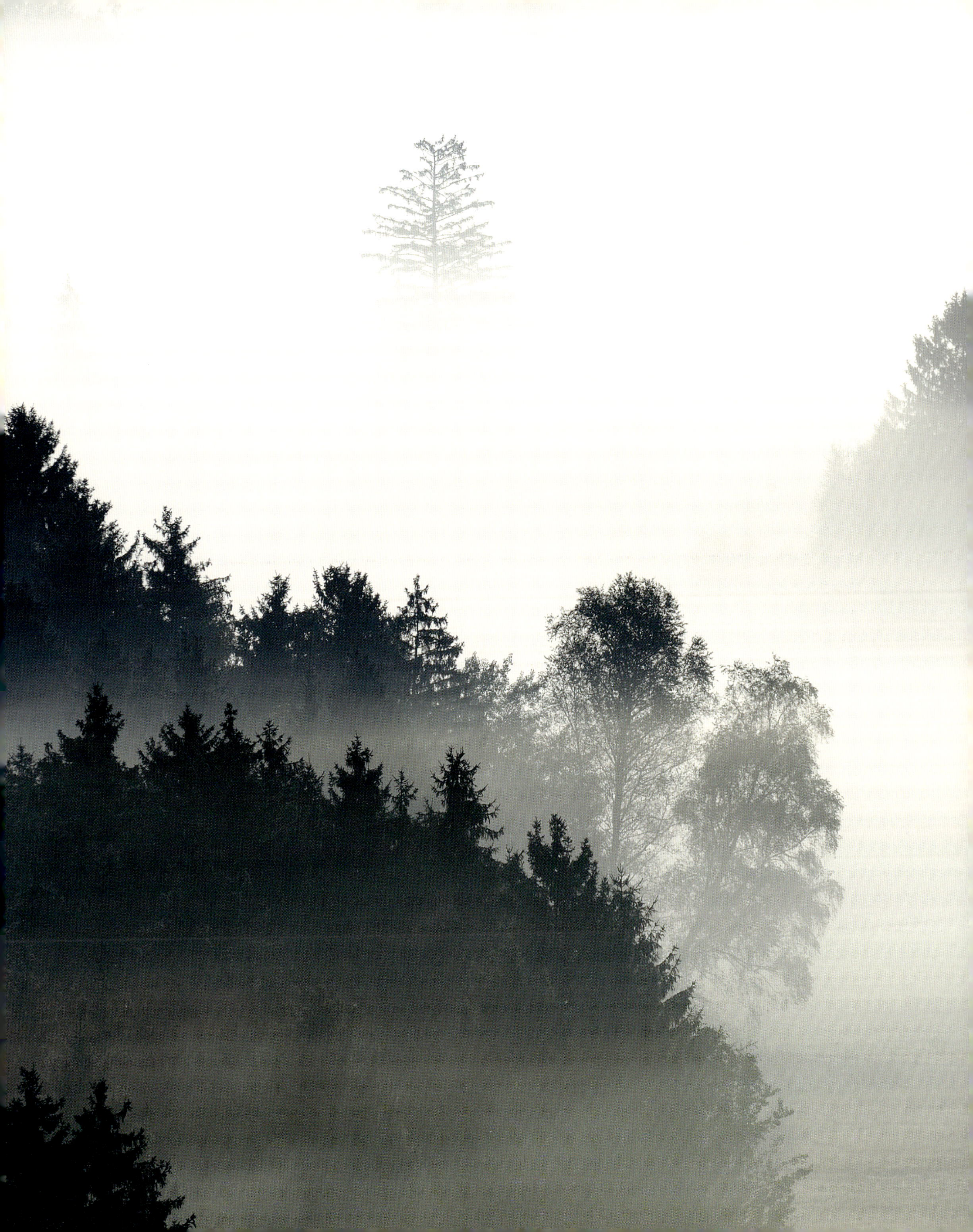

Die Tore zwischen den Welten

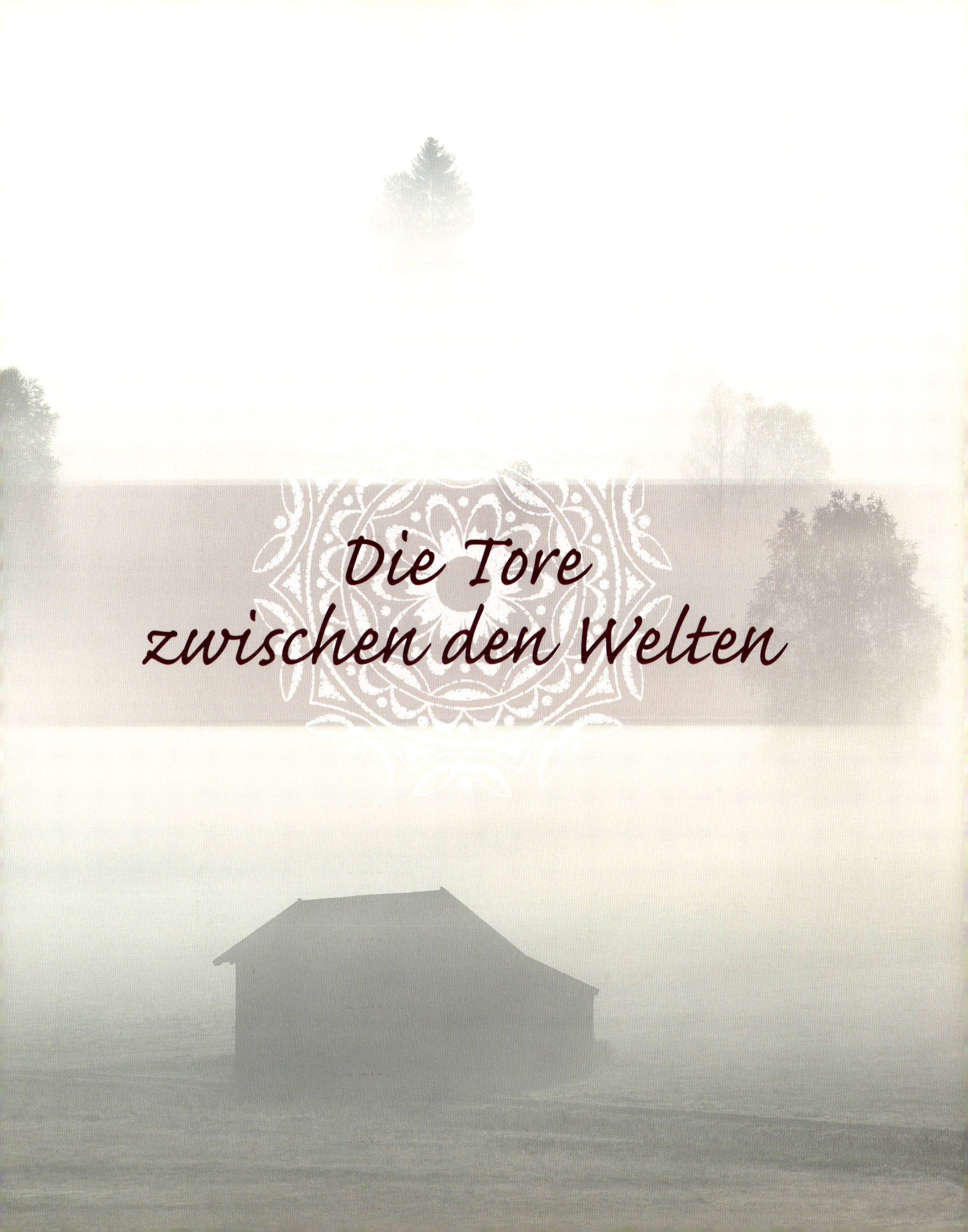

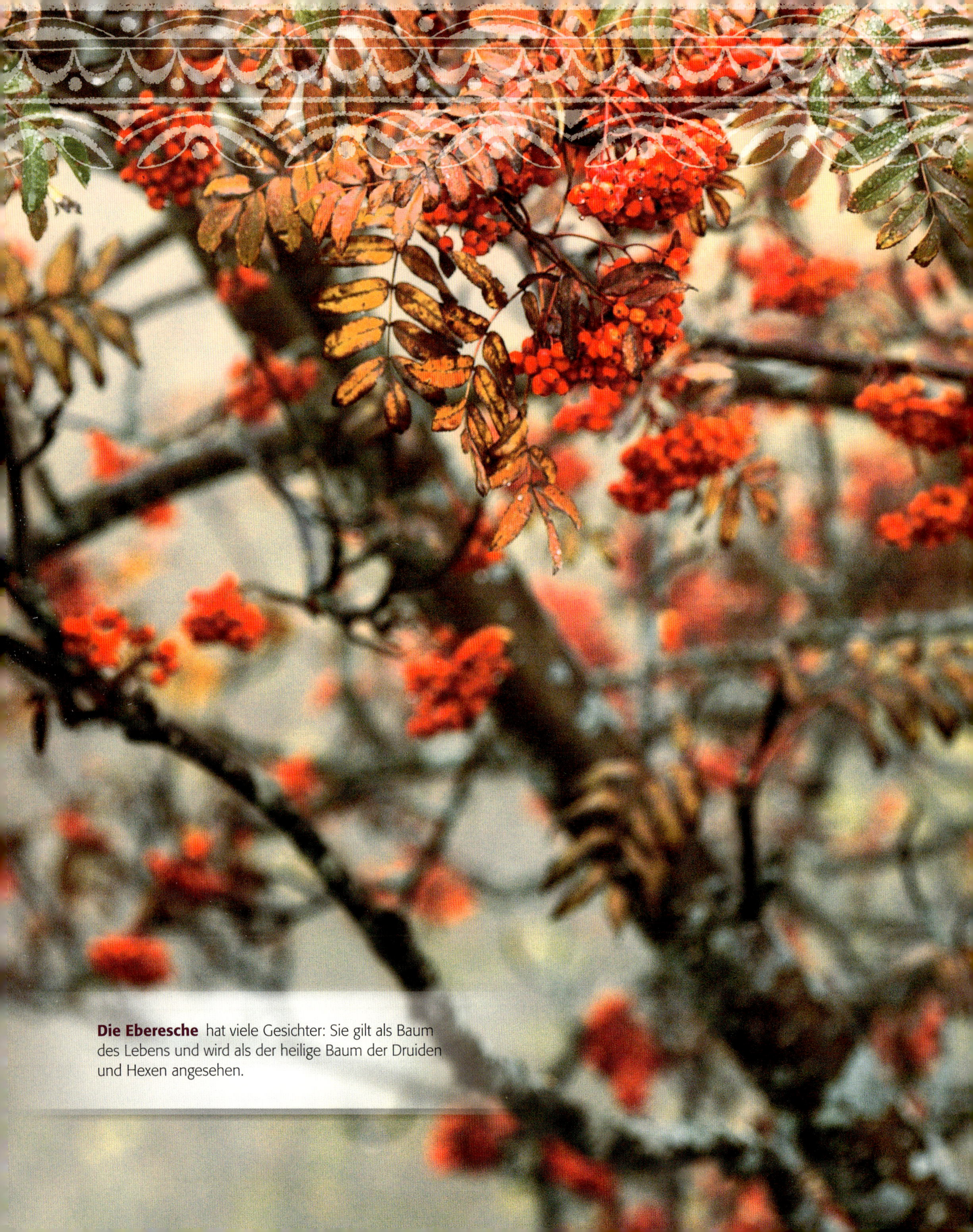

Die Eberesche hat viele Gesichter: Sie gilt als Baum des Lebens und wird als der heilige Baum der Druiden und Hexen angesehen.

Der Anderswelt begegnen

DIE BEIDEN JAHRESKREISFESTE MABON UND SAMHAIN STEHEN FÜR DIE DUNKLE ZEIT. DAS VERGEHEN IN DER NATUR NIMMT SEINEN LAUF UND DIE TORE ZWISCHEN DEN WELTEN WERDEN DÜNNER. SCHUTZ- UND MEDITATIONSPFLANZEN WERDEN NUN WICHTIG.

Der Herbst ist die Zeit der Reife und Fülle, die dem Element Wasser zugeteilt ist. Noch ist Erntezeit für viele Gemüse und Früchte, doch es wird merklich kühler, der morgendliche Nebel hüllt die Natur ein und lässt Sträucher, Bäume, ja die ganze Landschaft mystisch erscheinen. Auch das zweite Erntefest im Jahreskreis, Mabon, wird voller Dankbarkeit gefeiert, doch auch in der Gewissheit, dass mit dem Fest ein Wendepunkt erreicht ist.

Im Herbst und Winter werden die Tore zwischen den Welten dünner und öffnen sich an Samhain zum ersten Mal ganz. Für unsere Vorfahren war diese Zeit vor allem mit Ungewissheit und Angst verbunden. Nach und nach stirbt die Natur und die Anderswelt bekommt die Oberhand, so glaubten sie. Geprägt wurde dieser Begriff wahrscheinlich durch die keltischen Völker, die alle Feen und Naturgeister dort vermuteten.

Mystische Pflanzen im Herbst

Der Herbst ist die Zeit der Schwellenbäume und Zwieselbäume, denen besondere magische Kräfte zugesprochen wurden, genauso wie allen Schutzpflanzen, die seit jeher schamanischen Ursprungs sind. Vor allem der Wacholder ist eine starke Schutzpflanze, ebenso wie die Disteln, die allein durch ihre äußere Erscheinung sagen: Hier kommt niemand durch!

Weißdorn, Holunder und Eberesche sind typische Schwellenbäume, die als Übergänge zur Anderswelt angesehen wurden. Zwieselbäume sollten dagegen Krankheiten aufnehmen. Sie zeichnen sich durch einen ganz besonderen Wuchs aus.

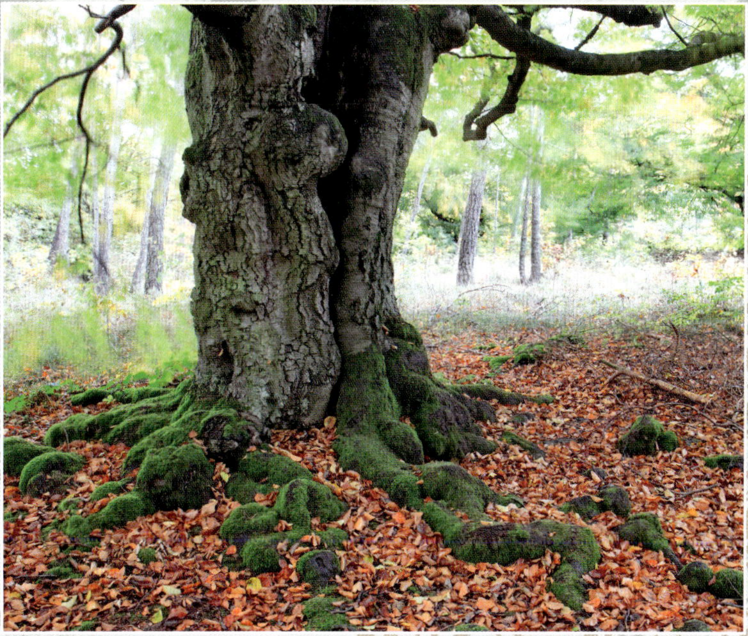

Oben Die Anderswelt begegnet uns manchmal an ganz besonders mystischen Orten.

Mabon – das zweite Erntefest

DER HERBST BEZAUBERT DURCH SEIN WILDES FARBENSPIEL, ABER AUCH DURCH MYSTISCHE NEBELSCHLEIER – DIE TORE ZWISCHEN DEN WELTEN, DIE NUN FÜHLBAR DÜNNER WERDEN. JETZT IST DIE ZEIT FÜR DAS ZWEITE ERNTEFEST MABON, DAS AM 21. SEPTEMBER GEFEIERT WIRD.

Der September war von jeher ein Erntemonat und somit von großer Bedeutung. Unsere Vorfahren wussten nur zu gut, dass sie so viel wie möglich einfahren mussten, um den Winter überstehen zu können. Sie waren auf die Wettergötter angewiesen, aber auch auf die Erdgöttin, die ihnen so viele Gaben schenkte.

So kann das Erntefest Mabon zum einen als Dankfest für die Götter angesehen werden, zum anderen ist es das Fest der Tagundnachtgleiche, das früher mit großen Sonnwendfeuern begangen wurde. Zum zweiten Mal im Jahr sind Tag und Nacht gleich lang, ein Gleichgewicht, das aber auch einen Wendepunkt ankündigt.

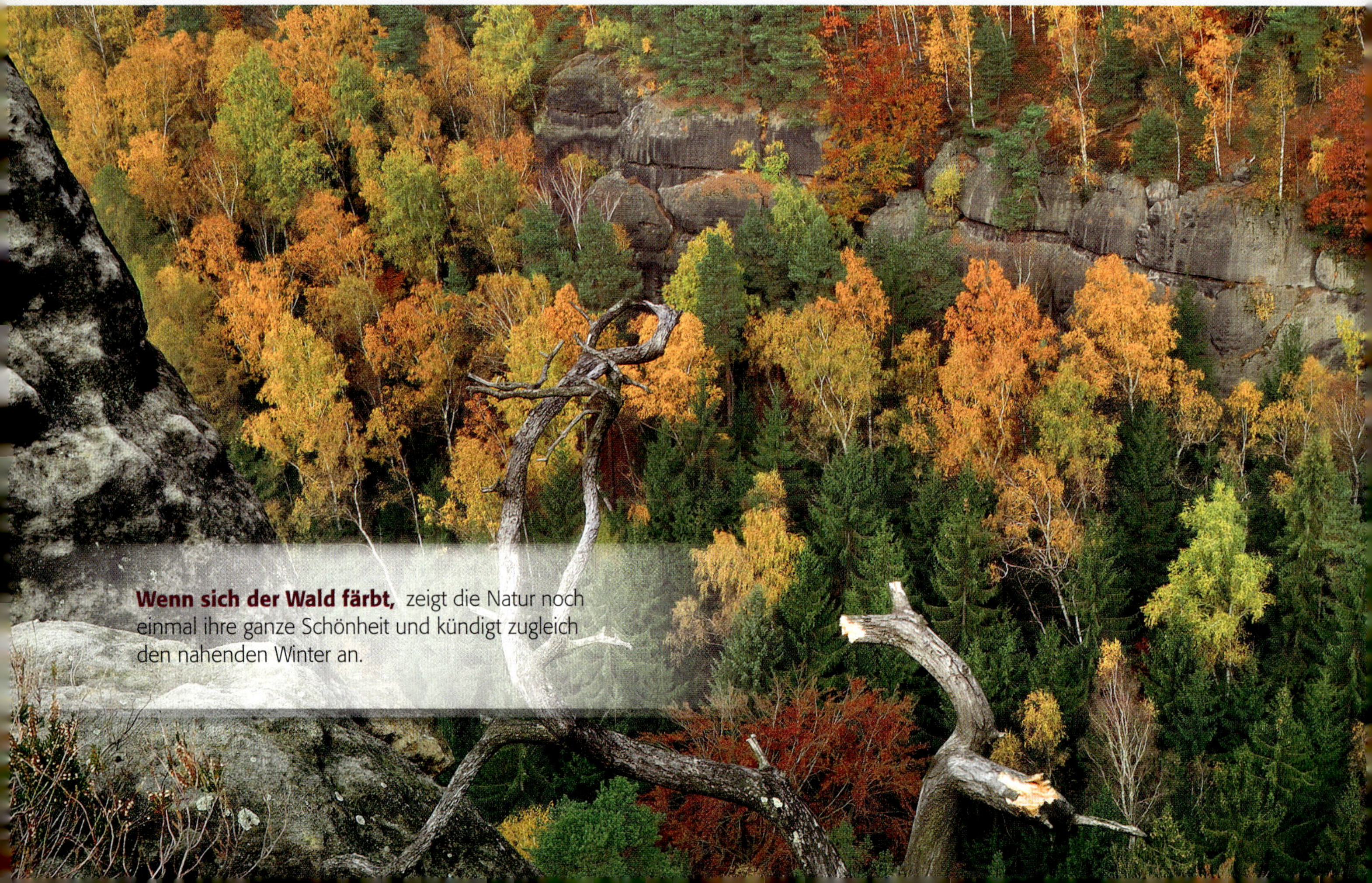

Wenn sich der Wald färbt, zeigt die Natur noch einmal ihre ganze Schönheit und kündigt zugleich den nahenden Winter an.

Mit dem Sonnenfest Mabon beginnt nun die dunkle Jahreszeit, die Zeit der Einkehr und Umkehr, die Vorbereitung auf das Neue im kommenden Jahr. Der Gott, ein Synonym für die Natur, stirbt und macht sich auf den Weg in die Unterwelt.

Wir können auch heute noch das Fest Mabon feiern, am Feuer zusammensitzen, essen und trinken und uns auf die kommende Zeit einstimmen.

Zwiebelkuchen nach Kräuterhexenart

Für den Hefeteig:
500 g Dinkelvollkornmehl ≈ 1 Würfel Hefe
1 TL Kräutersalz ≈ 100 g Öl

Für die Zwiebelmasse:
200 g gewürfelter Speck ≈ 3 gewürfelte Gemüsezwiebeln
1 EL frischer abgezupfter Thymian ≈ 1 EL Kümmel
1 EL Kräuteröl ≈ 300 g geriebener Käse
250 g saure Sahne ≈ 2 Eier

1 Aus Mehl, Hefe, Salz, Öl und etwas lauwarmem Wasser einen Hefeteig herstellen. Auf einem Backblech ausrollen. Den Teig mit einem sauberen Tuch abdecken und 20 Minuten gehen lassen.
2 Den Speck knusprig anbraten, Zwiebeln, Kümmel und Thymian dazugeben und eine Weile schmoren, anschließend alles abkühlen lassen.
3 Eier und Sahne zu der Speck-Zwiebelmasse geben, zwei Drittel vom Käse untermischen und alles auf dem Hefeteig verteilen. Den restlichen Käse drüberstreuen und bei 200 °C ca. 20 Minuten backen.

Ernteräucherungen

Ernteräucherungen sind typisch für Mabon. Räucherpflanzen für diese Jahreszeit sind:

- Weihrauch (Gott)
- Myrrhe (Göttin)
- Minzen (Klarheit und Kühlung)
- Harze (Reinigung und Schutz)
- Lavendel (Beruhigung)
- Eisenkräuter (Kraft)
- Labkräuter (Geburt)
- Thymian (Reinigung)
- Rosmarin (Heilige Kraft)

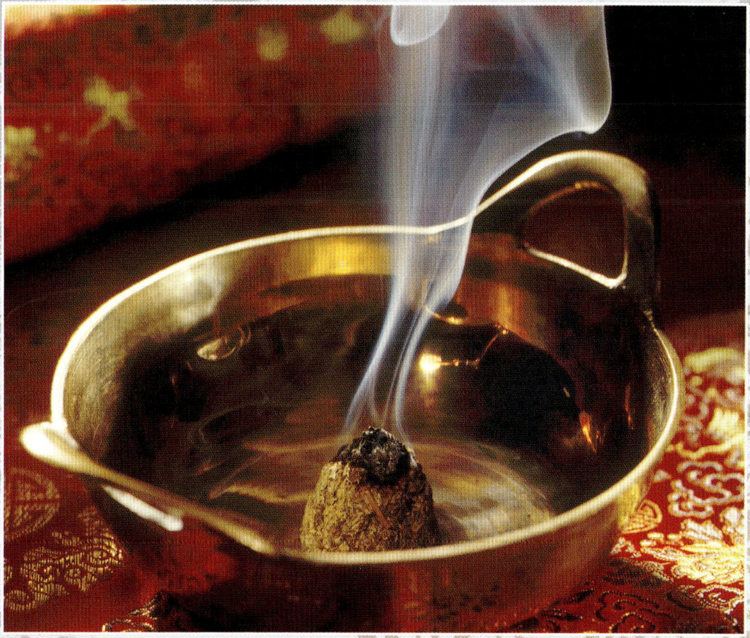

Oben Das Räuchern ist eine der ältesten Reinigungs- und Heilmethoden.

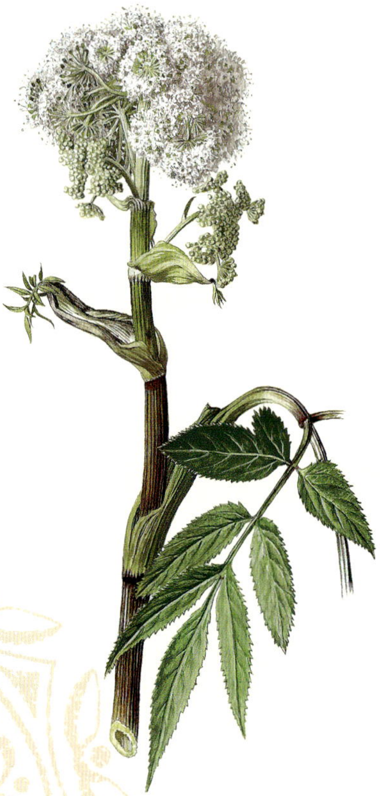

Angelika – die Erzengelpflanze

Die Erzengelpflanze (*Angelica archangelica*) gilt seit Jahrhunderten als geheimnisumwitterte Zauberpflanze der Mythologie. Geschichten und Erzählungen ranken sich um sie, Unglaubliches soll mit ihr vollbracht werden können. Im Volksmund ist sie auch unter Namen wie Engelwurz, Angstwurz, Andersweltkraut und Theriakwurzel bekannt.

Angelika fühlt sich wohl in feuchten, schweren Böden. Hier wächst sie kraftvoll heran. In der Regel ist sie zweijährig. Im ersten Jahr bildet sie eine Blattrosette, im zweiten Jahr reift sie zu üppiger Blütenpracht mit anschließender Samenbildung heran. Dadurch sorgt sie für ihre Selbsterhaltung – sie sät sich immer wieder selber aus.

Magisches und Zauberhaftes

Der Name Engelwurz macht deutlich, wie tief die Pflanze in der christlichen Mythologie verwurzelt ist, doch auch schon früher wurde ihre Zauberkraft geschätzt. Sie sollte vor ansteckenden Krankheiten schützen sowie vor der Verzauberung durch Hexen und vor bösen Geistern bewahren. Einer Legende nach soll Angelika am Tag des Erzengels, am 8. Mai, geblüht und so ihren volkstümlichen Namen erhalten haben. Einer anderen Erzählung zufolge soll ein Engel die Schutzwirkung der Pflanze gegen die Pest in einem Traum offenbart haben.

Nicht zu vergessen ist ihre besondere mythologische Wirkung als Räucherpflanze. Sie soll den Übergang in die Anderswelt erleichtern, indem sie die himmlische Pforte öffnet. Auch wenn ein Geist nicht loslassen kann und immer noch erdgebunden ist, obwohl er schon lange tot ist, gehört Engelwurz als Räuchermittel zur allerersten Wahl. Sie lässt den Tod erkennen und akzeptieren und erleichtert damit den wichtigen und notwendigen Wechsel zu einer anderen Bewusstseinsebene. Außerdem hilft sie den Menschen, sich selbst zu verzeihen, alte Wunden zu heilen und macht so ein befreites Gehen durch die Pforte möglich.

ANWENDUNG UND BEDEUTUNG

Die unterschiedlichen Namen der Engelwurz weisen schon auf ihre sehr variablen Eigenschaften hin. Zu Theriak, einer sagenumwobenen Kräutermischung verarbeitet, war sie im Mittelalter als Allheilmittel bekannt. Angeblich sollte der Theriak jede Krankheit heilen können, die es gab. Sie gilt zudem als aromatisches Magenkraut und wird noch immer in herbsüßen Likören und Magenbittern verarbeitet. Aus ihrer Wurzel und den Pflanzenhalmen lassen sich schmackhafte Süßigkeiten in Form von kandierten Angelikastängeln zubereiten. Auch Potpourris kann die Engelwurz bereichern, da sie den Duft und das Aroma von anderen Duftpflanzen verstärken kann. Der Geruch wirkt leicht beruhigend, nimmt Ängste und wirkt überaus harmonisch.

Samhain-Ritualräucherung

**1 TL Eisenkraut – das heilige Kraut der Druiden und Hexen
1 TL Patchouli – für die Erdung ≈ 1 Prise Sumpfporst – Vorsicht: leicht giftig, kann auch weggelassen werden ≈ 1 TL Holunderholz – für den Übergang und die Göttin Holle ≈ 1 TL Ebereschenbeeren – vom heiligen Baum der Druiden und Hexen
1 TL Angelika – sanfte und liebevolle Führung ins Totenreich
1 TL Weihrauchzeder – liebevoller Schutz ≈ 1 EL Wacholder – ältestes bekanntes Schutz- und Heilungsräucherkraut
1 EL Rosmarin – heilige Liebe und Kraft ≈ 2 EL Ayurveda-Gewürztee – Einstimmung auf die dunkle Zeit
1 Prise Thymian – Schutz und Kraft ≈ 1 EL Salbei – Heilung und Reinigungskraut ≈ 1 EL Quittenholz – heilige Fruchtbarkeit
1 EL Myrrhe – für die große Mutter ≈ 1 EL Weihrauch-Oman – für den grünen Jäger, den Hirsch ≈ 1 EL Gummi Arabicum – für die geistige Führung ≈ 1 EL Mistelkraut – für die Anderswelt, die luftige Führung**

Alle Zutaten mörsern. In der Samhain- oder Halloweennacht in kleinsten Mengen beim Orakeln oder Tarotlegen oder auch bei einem gemeinsamen Ritual im Freien mit Freunden verräuchern. Sehr schön sind auch Räucherrituale zum Gedenken an Freunde oder Verwandte, die verstorben sind.

Allerseelenbrot

**1 kg Mehl ≈ 30 g Hefe ≈ 500 ml Milch ≈ 100 g Zucker
200 g Butter ≈ Eine Prise Salz**

1 Aus den Zutaten einen Hefeteig herstellen.
2 45 Minuten an einem warmen Platz gehen lassen. Den Teig noch einmal kurz durchkneten, drei oder vier längliche Stränge formen und nebeneinanderlegen. Allerseelenzöpfe sind etwa 30 Zentimeter lang und nur an den Enden geflochten, in der Mitte laufen sie parallel.
3 Den Ofen auf 220 °C vorheizen und den Zopf 35 Minuten backen.

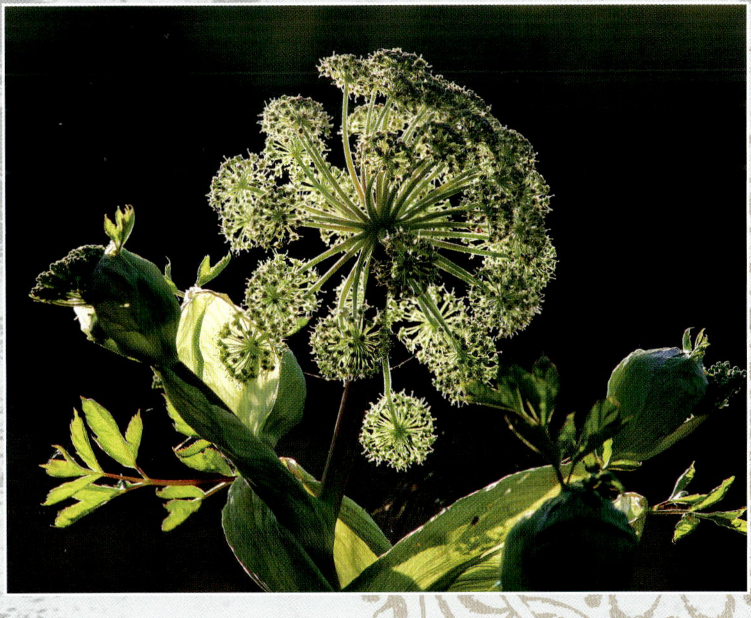

Oben Der Erzengel Raphael hatte eine besondere Verbindung zur Angelika.

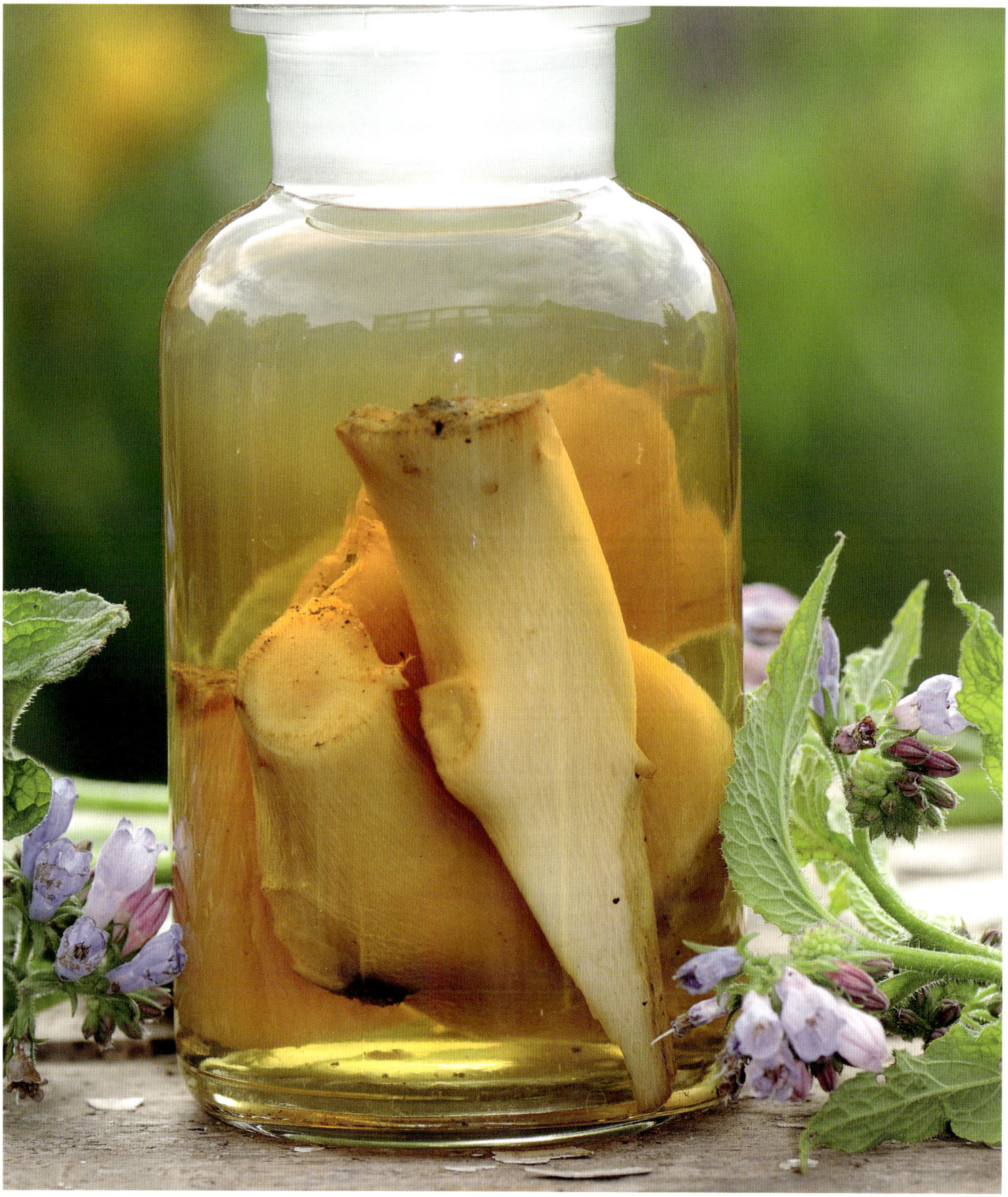

Rechts
In den Wurzeln mancher Pflanzen, wie dem Beinwell, wird besonders viel Energie und Heilwirkstoff gesammelt. In alkoholischen Auszügen gehen diese Kräfte in die Flüssigkeit über.

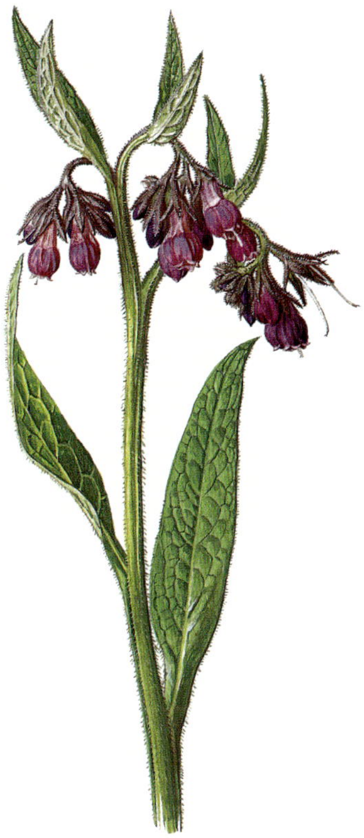

Beinwell – Himmelsbrot

Allein schon seine äußere Erscheinung macht den Beinwell (*Symphytum officinale*) zu einer bemerkenswerten Pflanze. Die großen, spitz zulaufenden Blätter und die Stängel sind dicht behaart und fühlen sich angenehm weich an. Die schönen glockenförmigen weißen oder rosafarbenen nickenden Blüten bezaubern vor allem, weil sie Bienen anlocken, die mutig in sie hineinkrabbeln. Nicht umsonst wird der Beinwell auch als Bienenkraut bezeichnet. Der Beinwell lässt sich vor allem in der Nähe von Flüssen und Bächen nieder, er mag es gerne etwas schattig und benötigt ausreichend Feuchtigkeit. Als Zauberpflanze ist kaum etwas über den Beinwell bekannt, doch als Heilpflanze ist er schon lange hochgeschätzt.

Magisches und Zauberhaftes

Beinwurz, Beinbrechwurz, Himmelsbrot, Soldatenwurzel und Wundallheil sind nur einige Namen, die Beinwell inne hat und seine Heilkräfte bezeugen. Mythologisch ist vom Beinwell zwar nicht allzu viel bekannt, dennoch ist belegt, dass die Pflanze seit vielen Jahrhunderten zur Heilung von Knochenbrüchen und anderen Gebrechen verwendet wurde. Auch Hildegard von Bingen und Paracelsus haben sich den Beinwell zunutze gemacht, und schon früh war bekannt, dass in der Wurzel die heilkräftigen Substanzen enthalten sind.

ANWENDUNG UND BEDEUTUNG

Seit Urzeiten wird die Beinbrechwurz wegen ihrer Fähigkeit geschätzt, das Zusammenwachsen von Knochen zu fördern, Knochenhautentzündungen, Wunden und Geschwüre zu heilen. Für einen Umschlag aus Beinwell wird die Wurzel gewaschen, frisch geraspelt und zerstampft. Der so erzeugte Brei kommt in ein Leinentuch, das bei Quetschungen, Verstauchungen und Blutergüssen aufgelegt wird.

Wurzel-Tinktur

100 g frische Beinwellwurzeln ≈ 500 ml Wodka

Die Wurzeln zerkleinern, in ein ausreichend großes Gefäß geben, den Wodka zugeben und das Gefäß verschließen. Etwa vier Wochen an einen hellen Standort stellen und häufig durchschütteln. Die Tinktur hilft äußerlich angewendet bei Rheumatismus und bei Gelenkschmerzen.

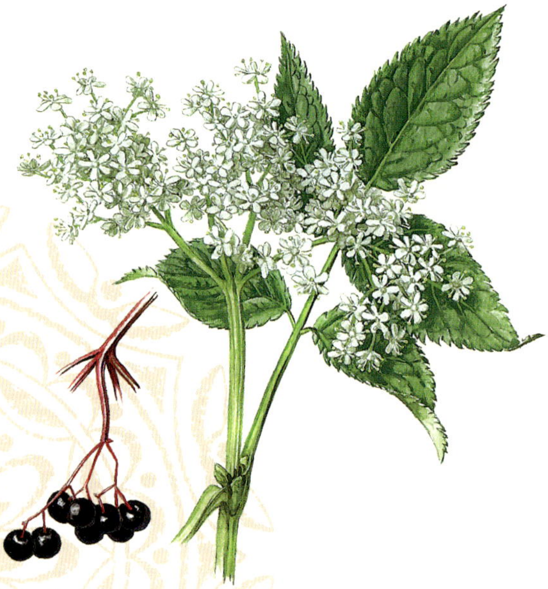

Holunder – der Schwellenbaum

Mythologisch betrachtet ist der Holunderstrauch (*Sambucus nigra*) sehr bedeutsam, nicht nur für das Frühjahr (siehe S. 36), sondern auch für den Herbst. Als Schwellenbaum schützt er die Wesen, die auf der Erde leben vor denen der Anderswelt. Das trifft auch auf seinen Bruder, den Roten Holunder (*Sambucus racemosa*) zu. Er wurde früher deshalb gerne als Räuchermittel verwendet, um Kontakt zur Anderswelt aufzunehmen oder für verschiedene zeremonielle Rituale. Holz, Rinde, Blätter, Blüten und der Wurzelstock dienten gleichermaßen als Räuchermittel.

Der Holunder gehört aber auch in den Herbst, weil seine Beeren heilkräftige Inhaltsstoffe enthalten und so manche Beschwerden lindern können. Sie enthalten sehr viel Vitamin C, aber auch Anthocyane und Gerbstoffe, die dafür sorgen, dass die Vitamine während des Kochens nicht zerstört werden. Roh dürfen die Beeren wegen des Sambunigringehaltes nicht verzehrt werden. Saft und Tee aus den Beeren stärken das Immunsystem und lindern Rheuma- und Nervenschmerzen.

Holunder-Hexenpunsch

1 l Holundersaft ≈ 1 EL getrocknete Orangenschalen
1 Zimtstange ≈ 1 Vanilleschote, aufgeschnitten
1–1 Gewürznelken ≈ 1 TL Anis

Orangenschalen, Zimtstange, Vanilleschote, Gewürznelken und Anis in den Holundersaft geben und etwa 15 Minuten ohne Kochen erhitzen. Vor dem Servieren alle Zutaten aus dem Saft entfernen. Der Punsch schmeckt besonders köstlich an einem kalten Herbst- oder Winterabend

Stärkender Holunderbeerensaft

1 kg Holunderbeeren ≈ 100 ml Wasser
100 g Rohrzucker ≈ 50 ml Zitronensaft

Die Zutaten in einem Dampfentsafter entsaften. Noch heiß in saubere Flaschen füllen und verschließen. Den Saft kühl und dunkel lagern, dann hält er etwa ein Jahr.

Süßes Holunderwunder

1 l Holunderbeerensaft ≈ 900 g Vollrohrzucker
4 Päckchen Vanillezucker ≈ 7 Tropfen Bittermandelöl
0,7 l hochprozentiger Rum

Den Holundersaft mit Zucker und Vanillezucker vermischen. Das Bittermandelöl zufügen. Etwa 15 Minuten sanft köcheln lassen, vom Herd nehmen und den Rum dazu geben. Den Likör in saubere Flaschen füllen, verschließen und etwa einen Monat an einem kühlen, dunklen Ort ziehen lassen.

Zauberhafte Hexensuppe

Saft von 2 Zitronen ≈ 50 g Zucker
2 Äpfel ≈ 1 Stück Zimtstange ≈ 1 l Holunderbeersaft
120 g Zucker ≈ 2 EL Speisestärke

1 Saft einer Zitrone mit Zucker in einen Topf geben. Äpfel schälen, vierteln, Kerngehäuse entfernen und in Scheiben schneiden. Mit der Zimtstange zu dem Zitronen-Zucker-Gemisch geben und bei mittlerer Temperatur dünsten, bis der Zucker karamellisiert.
2 Holundersaft und Zucker mischen und zu den Äpfeln geben. Zum Kochen bringen. Die Speisestärke mit kaltem Wasser verrühren und unter die Suppe geben. Aufkochen lassen und kräftig rühren, bis die Suppe klar wird. Mit Zitronensaft abschmecken.
3 Dazu schmecken Grießklößchen. Dafür benötigen Sie Hartweizengrieß, Eier, Butter, Wasser und Gewürze. Zunächst wird ein Grießbrei gekocht, der mit Ei vermengt und zu Klößchen geformt wird. Diese werden anschließend in heißem Wasser gegart.

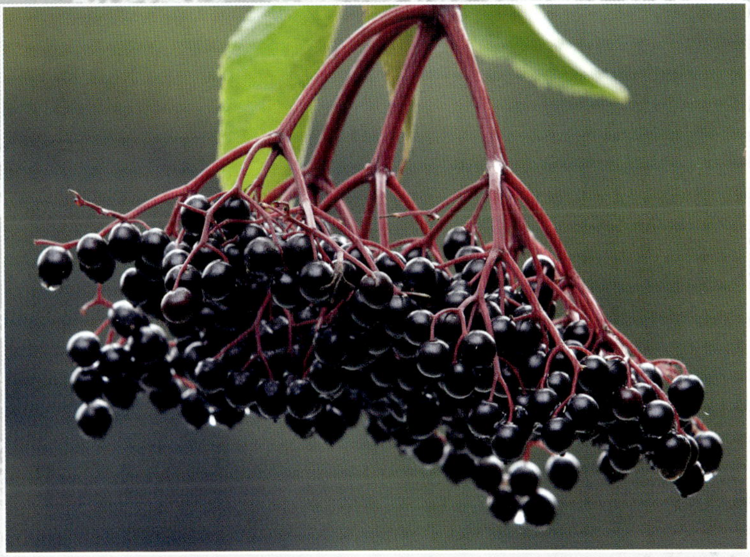

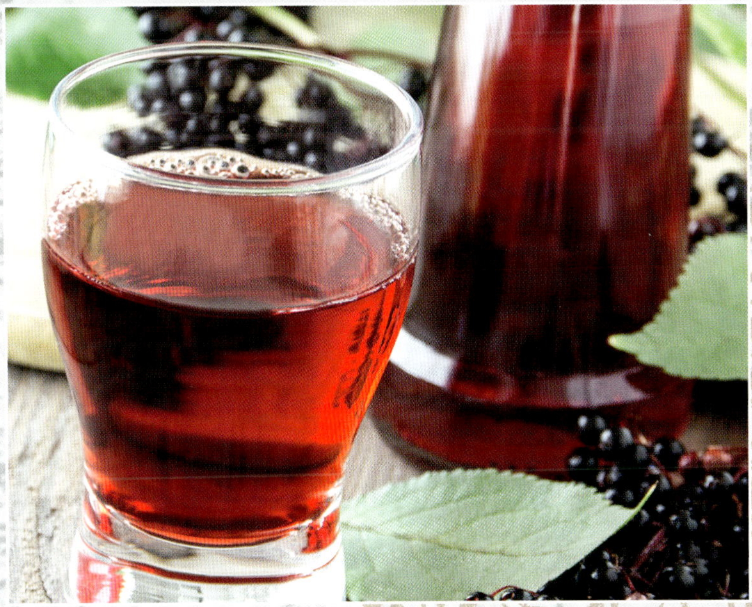

Oben Noch wilder als die Blüten schmecken die Holunderbeeren. Ihr Saft wirkt sehr heilkräftig.

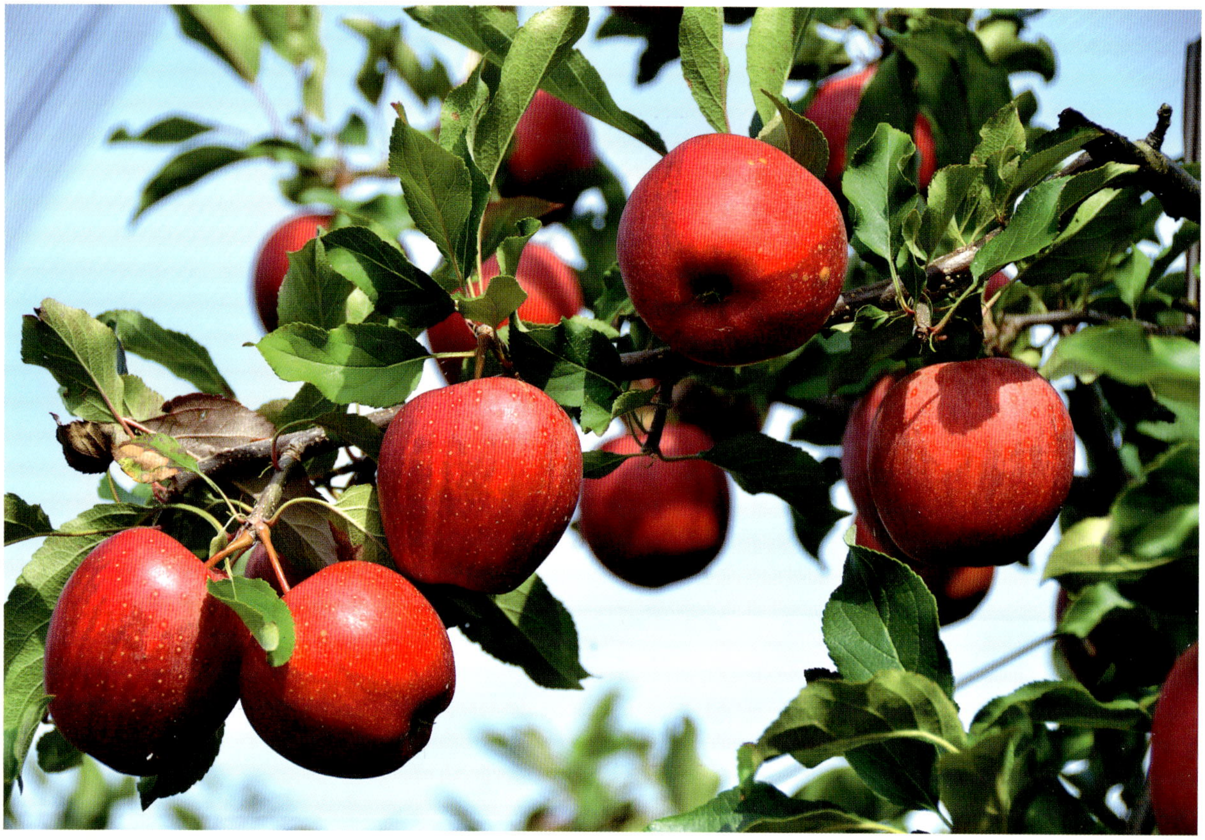

Rechts
Im Apfelgehäuse wird das Urprinzip des Weiblichen sichtbar. Apfelholz wird darum auch in Räucherungen benötigt.

Neunhölzer-Räucherung

Die Räucherung wird zum Gedenken an Anfang und Ende, für das rituelle Geschehen, Demut, Liebe und Stärke durchgeführt.

1 TL fein geschnittenes Haselholz –
Magie und Liebe, schützende Kraft ≈ 1 TL fein geschnittenes
Quittenholz – die Segensfrucht
1 TL fein geschnittenes Ebereschenholz – die Kraft des
Göttlichen ≈ 1 TL fein geschnittenes Apfelholz –
das Pentagramm in der Frucht ≈ 1 TL fein geschnittenes
Birkenholz – die Göttin Berka in ihrer Jugendlichkeit
1 TL fein geschnittenes Holunderholz – der Baum,
der Leben und Tod bedeutet ≈ 1 TL fein geschnittenes
Schwarzdornholz – der Baum der Hecke,
undurchlässig und stark ≈ 1 TL fein geschnittenes
Fichtenholz – heilige Reinigung ≈ 1 TL Buchenholz –
Reinheit, Klarheit und Orakelbaum ≈ 1 EL Weihrauch –
für den Gott ≈ 1 EL Myrrhe – für die Göttin
1 EL Copal – reine Heiligkeit

Alle Zutaten klein mörsern und im Ritual, bevorzugt draußen, verräuchern. Die Räucherung führt die Gedanken zusammen und hilft bei Zerstreutheit, vereinigt die Seelen und lässt reine Liebe sowie Klarheit entstehen.

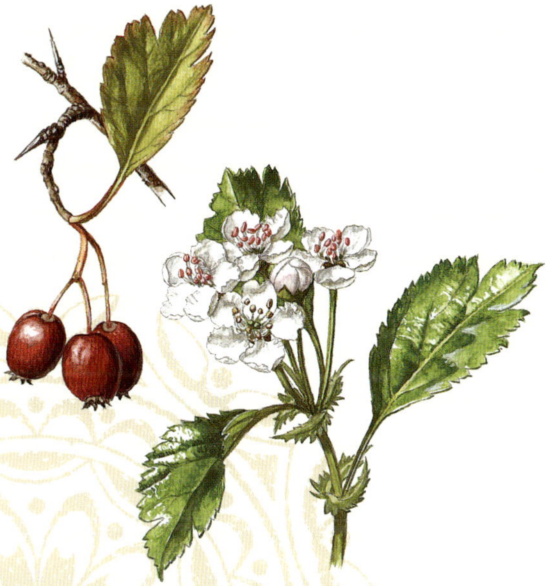

Weißdorn – Anderswelthecke

Wenn es um die Schönheit geht, würden wir den Weißdorn (*Crataegus monogyna*) vielleicht spontan in das Frühjahr stecken, denn seine weißen Blüten sind Boten der wiedererwachten Natur. Aber auch die Früchte sind ansehnlich und heilkräftig. Dennoch gibt es keinen Zweifel daran, dass der Weißdorn als Schwellenbaum und Anderswelthecke ein Strauch der dunklen Jahreszeit ist und im Herbst und Winter seine besonders magische Kraft entfaltet. An Waldrändern in Gebüschen und Hecken ist der Weißdorn zu finden, dessen schöne geschlitzte Blätter ein typisches Erkennungszeichen sind.

Magisches und Zauberhaftes

Weißdorn ist der Inbegriff von Schutz und Sicherheit und kann als einer der wichtigsten Bäume keltischer Völker angesehen werden. Als Schutzbaum sollte er alles Böse vom Hof und seinen Bewohnern fernhalten. Er wurde deshalb vor allem an Feldrändern als Hecke oder Hag zusammen mit anderen Wildsträuchern angepflanzt. Die Hagedornhecke schützte gleichermaßen vor wilden Tieren und bösen Geistern. Der Volksglauben besagte auch, dass Krankheiten am Weißdorn hängen blieben, wenn der Betroffene darunter hindurch krabbelte.

Auch in vielen Mythen und Märchen spielt der Weißdorn, der in Island Schlafdorn genannt wird, eine wichtige Rolle. Da es sich in seiner schützenden Nähe gut schlafen lässt, stehen viele Schlafzauber mit dem Weißdorn in Verbindung. So stach sich etwa Dornröschen nicht umsonst an einer Spindel aus Weißdornholz und fiel danach in einen hundertjährigen Schlaf. Früher wurde geglaubt, dass Weißdorn gute Feen beherberge. Aus diesem Grund wurden aus dem Holz Kinderbetten gefertigt. Die Kleinen waren so gut beschützt vor bösen Geistern.

ANWENDUNG UND BEDEUTUNG

Die stärkende und kräftigende Wirkung von Weißdorn auf Herz und Kreislauf war schon im alten China bekannt und ist heute anhand zahlreicher Untersuchungen auch wissenschaftlich bestätigt. Die Kombination seiner Inhaltsstoffe verbessert die Durchblutung und die Sauerstoffversorgung des Herzens. Weißdorn stabilisiert, beruhigt und entkrampft. Das gilt auch für Räucherungen mit Weißdorn, die kräftigend auf das Herz wirken und gleichzeitig erdend sind.

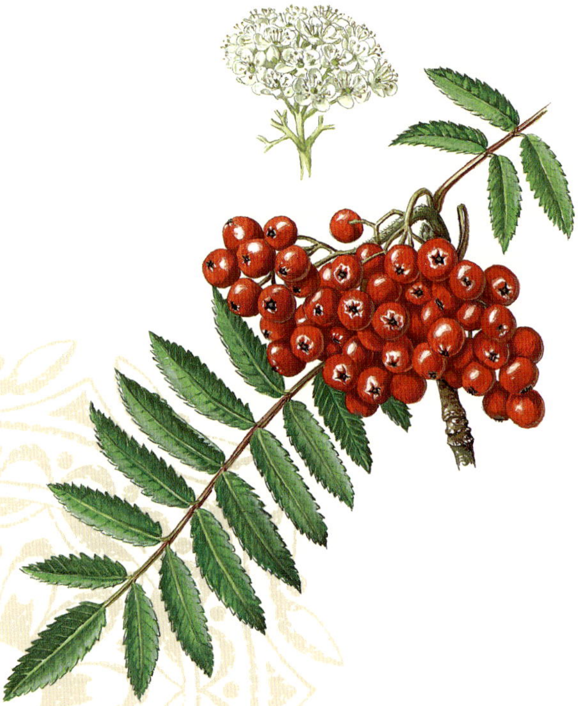

Eberesche – Baum des Lebens

Vielen von uns ist die Eberesche (*Sorbus aucuparia*) besser bekannt als Vogelbeere, deren leuchtend orangerote, kleine Früchte so verführerisch aussehen, die aber auf keinen Fall gegessen werden durften – so war früher jedenfalls die gängige Meinung. Heute wissen wir, dass Vogelbeeren durchaus für den Verzehr geeignet sind, allerdings sollten sie gekocht werden.

Der mittelgroße Baum ist fast in ganz Europa an Waldrändern und Feldrainen oder in Gebüschen anzutreffen. Besonders typisch für den Baum sind die Fiederblätter und seine auffälligen Früchte.

Magisches und Zauberhaftes

Den Druiden galt die Eberesche als heiliger Baum. Sie fertigten sogar ihre Zauberstäbe aus deren Holz. Unter Ebereschen wurden rituelle Feste gefeiert, und Orakelplätze oder Gerichtsplätze waren von Ebereschen umsäumt. Der Baum sollte vor bösen Zaubern schützen und Unheil abwehren, vor Hexen, bösen Geistern und negativen Energien schützen. Bei den Germanen war er dem Gewittergott Thor geweiht, denn einer Sage zufolge rettete die Eberesche Thor einst das Leben. Als der Gott beim Jagen in einen Fluss stürzte, konnte er sich an einem Ebereschenast herausziehen. Noch heute ist der Glaube geläufig, dass Ebereschen den Blitz abhalten.

Weil die Eberesche als eine der Ersten im Jahr austreibt, galt sie lange als Baum des Lebens und wurde auch für Fruchtbarkeitszauber verwendet. Kühe wurden mit den Zweigen der Eberesche geschlagen, um sie fruchtbar zu machen. Für Räucherungen sind Beeren und Holz sehr gut geeignet. Es heißt, dass die Druiden durch das Einatmen des Ebereschenrauches in eine Art Trance versetzt wurden, die es ihnen ermöglichte, Geschehnisse vorauszusagen.

ANWENDUNG UND BEDEUTUNG

Lange Zeit galten die Früchte der Vogelbeere als giftig, doch das stimmt nicht – sie sind nur roh nicht genießbar. Wer sie dennoch ungekocht isst, wird die abführenden Eigenschaften der Inhaltsstoffe kennenlernen. Die Früchte enthalten viel Vitamin C, schmecken allerdings sehr sauer und bitter. Zu Marmelade, Saft und Likör verarbeitet sind sie aber durchaus genießbar und gesund. Mittlerweile gibt es auch weniger bittere Sorten, die im

Garten angepflanzt werden können, wohlschmeckende Früchte liefern und ganz nebenbei, wenn ihnen mit Respekt begegnet wird, auch Schutz für Haus und Hof gewähren.

Von Ende August bis Mitte Oktober ist die Erntezeit der Beeren, die neben Vitamin C auch Gerbstoffe, Parasorbinsäure, Sorbit und Pektin enthalten. Alle Zubereitungen aus den Beeren sind wegen des hohen Vitamin-C-Gehalts gut bei Erkältungskrankheiten.

Herbstliches Beeren-Gewürzgelee

200 g vollreife Ebereschenbeeren ≈ 1 Stängel Pfefferminze
1 Stängel Orangenminze ≈ 1 Zimtstange
1 EL Orangenschale ≈ 1 EL Gewürztee ≈ ¼ l Weißwein
1 Schuss Korn ≈ 400 g Holunderbeeren
Gelierzucker (je nach Mischungsverhältnis)

1 Die Ebereschenbeeren säubern, mit Kräutern und Gewürzen in ein ausreichend großes Schraubglas geben, mit Weißwein und Korn bedecken und einige Tage ziehen lassen. Hin und wieder schütteln.

2 Holunderbeeren säubern. Zusammen mit dem Ebereschenansatz aufkochen lassen, durch ein Sieb abseihen, sodass nur die Flüssigkeit übrig bleibt und anschließend mit der entsprechenden Menge Gelierzucker laut Anweisung vier Minuten sprudelnd kochen lassen. Sofort in vorbereitete sterilisierte Gläser abfüllen. Als Brotaufstrich oder zu Wildgerichten ist das Gelee ein wirklicher Genuss. Bei der Zugabe von Gewürzen können sie ganz nach Ihrem Geschmack ausprobieren, was gut zusammenpasst und harmoniert.

Wohltuender Beeren-Trank

200 g Vogelbeeren ≈ 50 g Kandiszucker ≈ 750 ml Wodka

Die Beeren säubern, waschen und in ein ausreichend großes Gefäß geben. Zucker zufügen und zum Schluss mit Wodka auffüllen. Drei Monate an einem warmen Platz stellen und häufig kräftig durchschütteln. Die Beeren abseihen und den fertigen Likör in kleine saubere Fläschchen abfüllen. Der Likör hält sich viele Monate und ist auch ein schönes und individuelles Geschenk.

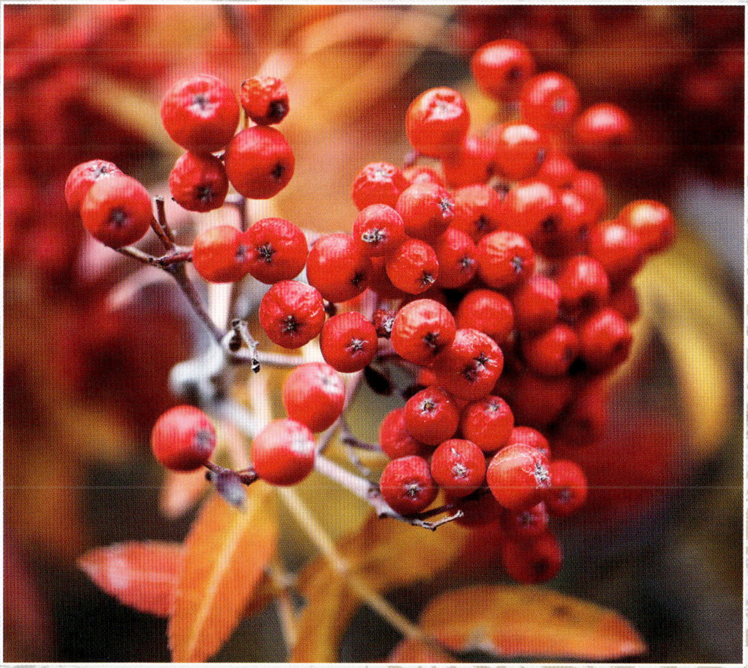

Oben Die heilige Eberesche war dem Gewittergott Thor geweiht.

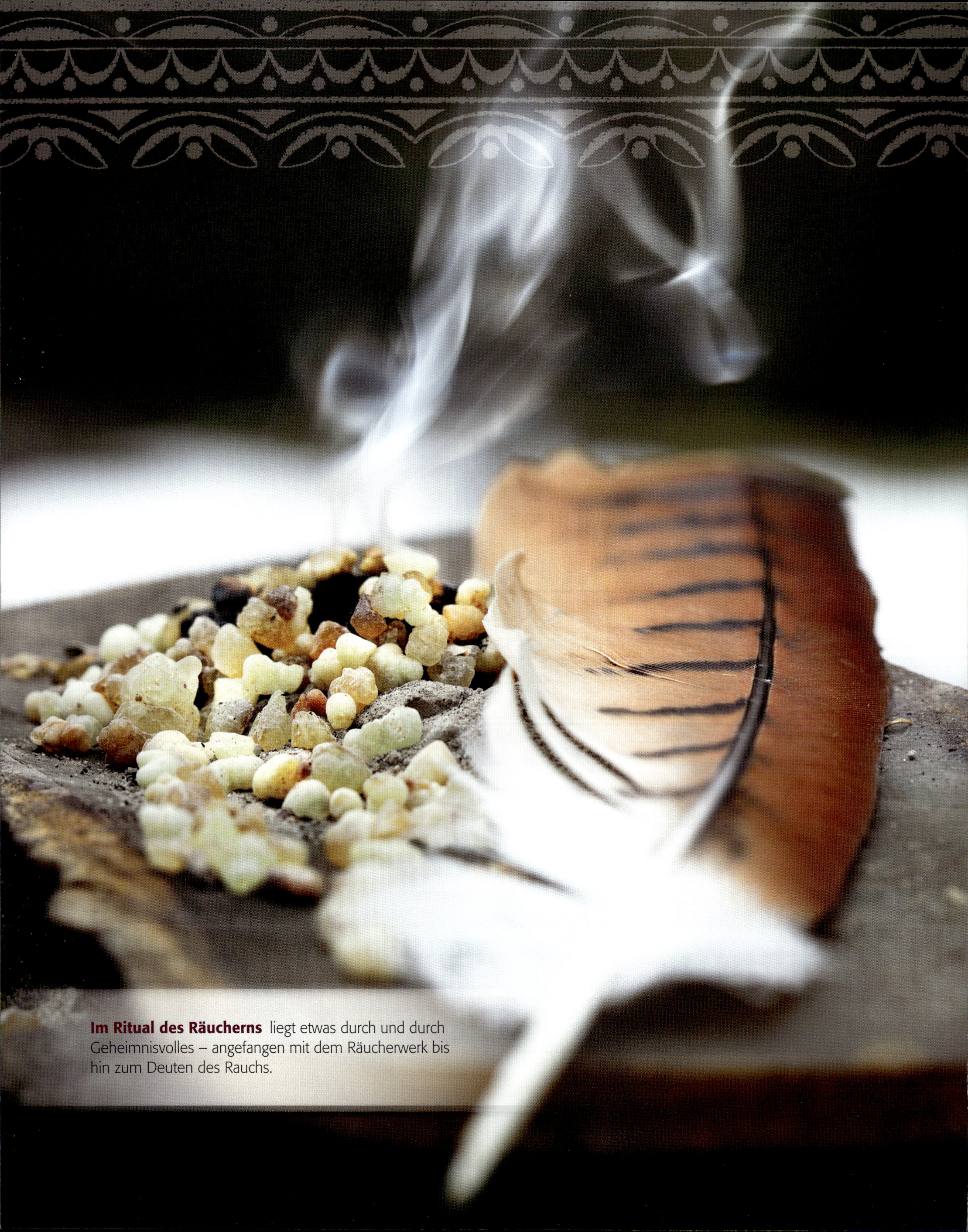

Im Ritual des Räucherns liegt etwas durch und durch Geheimnisvolles – angefangen mit dem Räucherwerk bis hin zum Deuten des Rauchs.

Schamanische Tradition

MAGISCHE NATURVERBUNDENHEIT UND VERÄNDERTE BEWUSSTSEINSZUSTÄNDE SIND IN DER SCHAMANISCHEN TRADITION TIEF VERWURZELT. SIE GILT ALS URSPRUNG VON RELIGION UND MEDIZIN UND WIRD BIS HEUTE IN VERSCHIEDENEN GEBIETEN UNSERER ERDE NOCH PRAKTIZIERT.

Viele Mythen und Legenden ranken um den Schamanismus, der vor allem in Sibirien und Lappland noch in weiten Teilen erhalten ist. Was aber weiter nicht verwundert, ist diese spirituelle Praxis – wie verschiedene Höhlenzeichnungen belegen – doch viele Zehntausend Jahre alt. Das Wort Schamanismus lässt sich ableiten von Saman, der Sehende, Wissende oder auch der, der durch das Feuer geht. Im Allgemeinen steht vor allem die Geist-Heilung im Fokus dieser Urreligion, doch das ist bei Weitem nicht alles. Der Geist des Schamanen kann in der Lage sein, sich mit seinen Helfer-Wesenheiten geistig zu verbinden, um sie in bestimmten, schwierigen Situationen um Rat zu fragen. Räucherungen oder der Verzehr von Pflanzen – häufig kamen früher hoch giftige halluzinogene Pflanzen zum Einsatz – unterstützen dabei die geistigen imaginären Reisen.

Urkraft der göttlichen Natur

Als Schamanismus wird das Arbeiten im naturreligiösen Einvernehmen mit der Urkraft, den Pflanzengeistern, den Tiergeistern und den Elementen bezeichnet. Es entsteht eine Mensch-Geist-Seele-Körper-Verbindung zur Urkraft der göttlichen Natur und Pflanzenwelt. Der Schamane wird auch als der Mittler zwischen den Welten beschrieben. In unserer europäischen Kultur zählten dazu auch die Hexen – die Zaunreiterinnen, die Tunrida, die Hag oder Hagazussa, die Wiccen – also die weisen alten Frauen. In der Eifel und anderswo finden sich zudem die Gesundbeter, denen auch jene heilenden Kräfte zugesprochen werden. Sie kennenzulernen ist eine besondere Bereicherung.

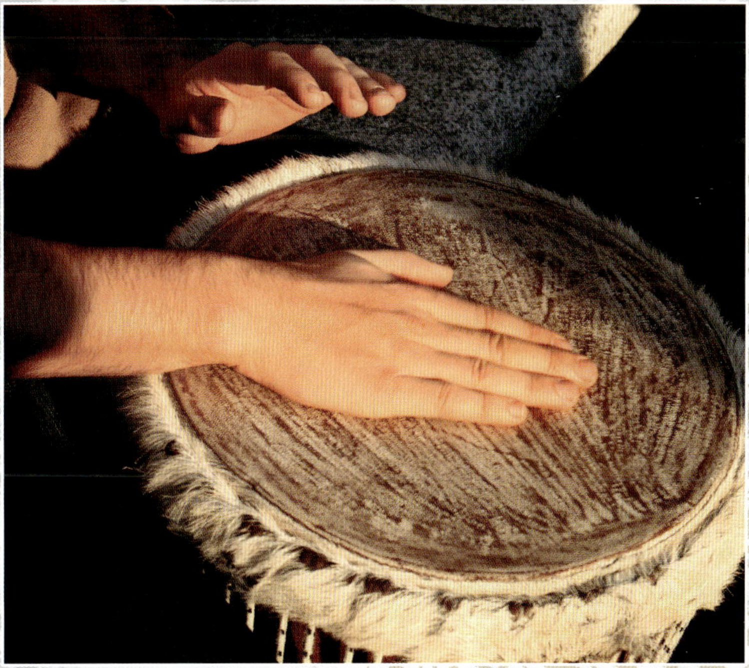

Oben Das rituelle Trommeln kann in einen Rauschzustand versetzen.

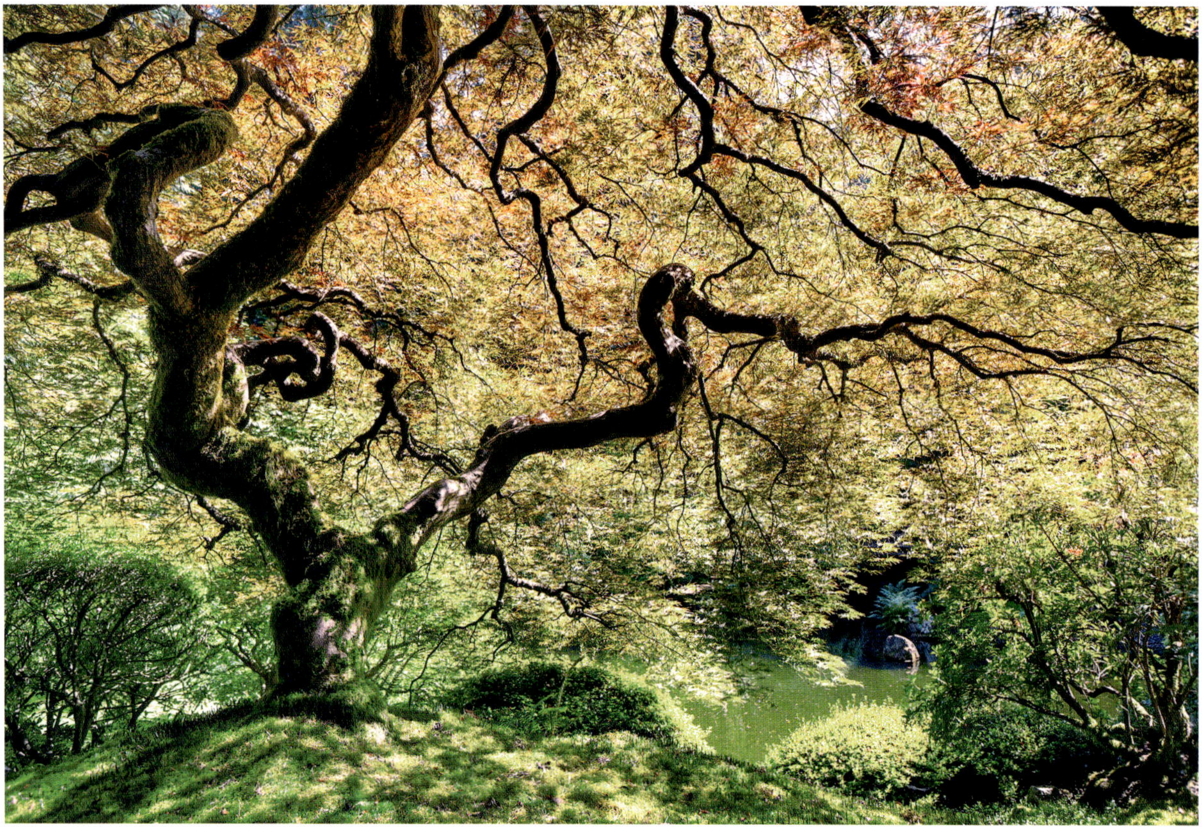

Rechts
Dem eigentümlichen, knorrigen Wuchs alter Bäume haftet eine ganz besonders starke mystische Ausstrahlung an.

Häufig haben Schamanen Todes- oder Initiationserlebnisse hinter sich. Dabei muss es nicht unbedingt um einen körperlichen Tod gehen, es kann sich auch um einen emotionalen Tod handeln, etwas, dass die Seele bis ins Mark erschüttert hat. Durch diese Erlebnisse werden die Menschen von den Pflanzen-Geist-Wesen als würdig erachtet, das Wissen über die Urkräfte zu erhalten. Da solch schmerzhafte Erfahrungen in irgendeiner Weise in fast jedem von uns ruhen, kann auch fast jeder, der willens ist, das schamanische Arbeiten bis zu einem gewissen Punkt erlernen. Zudem gibt es die alte Tradition der Vererbung von schamanischen Fähigkeiten. Von Generation zu Generation kann das Wissen so weitergegeben werden.

Harmonie von Geist und Körper

Körperkerzen wurden ursprünglich in den schamanischen Naturreligionen Sibiriens und bei den Naturvölkern Nordamerikas genutzt, um die Harmonie von Geist, Körper und Seele eines Menschen zu erreichen. In vielen Naturreligionen besteht der Glaube, dass Krankheiten nur entstehen, wenn sich im Körper ein Ungleichgewicht befindet, sei es durch böse Geister, Verwünschungen oder Schuld, die es zu tilgen gilt. Hier sollen die Körperkerzen Ausgleich und Stimmigkeit bringen, um die Geister und Götter gnädig zu stimmen und die Harmonie im Körper zurückzubringen. Körperkerzen bestehen aus 100 Prozent Naturmaterialien wie

Baumwolle und reinem Bienenwachs. Bestückt werden die Kerzen mit Pflanzenteilen und Harzen, die ein harmonisierendes Gleichgewicht im Körper erreichen sollen.

Durch die Anwendung von Körperkerzen kann eine vermehrte Durchblutung und Energetisierung im behandelten Bereich erreicht werden. Durch bekannte oder stimulierende Gerüche können dank des Riechhirns zudem alte Erinnerungen geweckt werden, was zu einem Aufarbeiten von seelischen Altlasten führen kann.

Die Anwendungsmöglichkeiten von Körperkerzen können durchaus vielseitig sein: Bei Erkältungskrankheiten zur Immunstärkung und zur Regeneration, genauso wie bei Gelenkbeschwerden, Knochenverletzungen, Verspannungen und neuralgiformen Beschwerden, bei nervösen Beschwerden und Unruhezuständen. Auch im energetischen Bereich im Rahmen von Chakra-Reinigungen gibt es Einsatzgebiete.

Schutz vor bösen Träumen

Auch die heute wieder sehr beliebten Traumfänger haben schamanischen Ursprung. Der richtige Platz für einen Traumfänger ist über dem Bett. Hier soll er vor bösen Träumen schützen und sie abfangen. Schon durch die persönliche Herstellung können die schützenden Kräfte aktiviert werden.

Magischer Traumfänger

Einen etwas dickeren gegabelten Ast in Form einer Wünschelrute ≈ Dünne Weiden- oder Haselrute Dicke und dünne Kordel ≈ Zwirn und eine Stopfnadel Blumendraht ≈ Verschiedene Holz- oder andere Perlen Kastanien, Wurzeln (z. B. Beinwellwurzeln), Eicheln oder Bucheckern, Schafwolle, Federn

1 Mit der dünnen Hasel- oder Weidenrute wird die obere Gabel des dicken Astes zu einem harmonischen Kreis geformt. Als Befestigungsmaterial dienen Draht und Kordel. Die Kordel wird dabei einem Spinnennetz gleich kreuz und quer durch den Kreis gezogen.

2 Wildfrüchte wie Kastanien, Eicheln oder Bucheckern, Schafwolle, Federn und Perlen werden mithilfe der dünnen Kordel vorsichtig eingewebt.

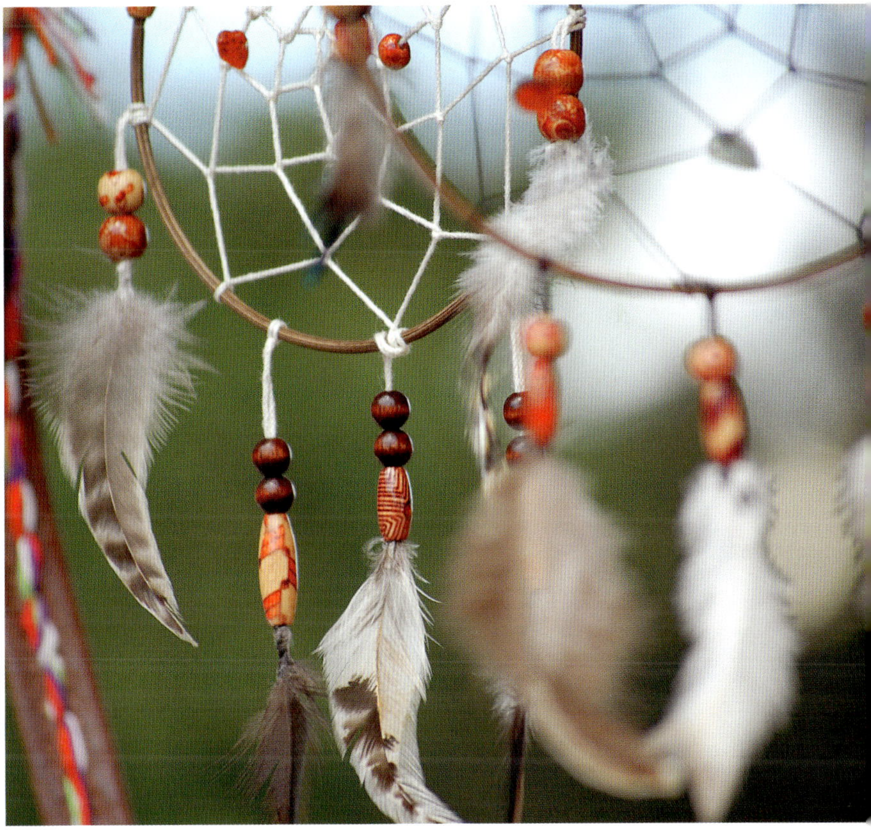

Oben
Böse Träume sollen sich im Traumfänger verfangen und so ihre Wirkung verlieren.

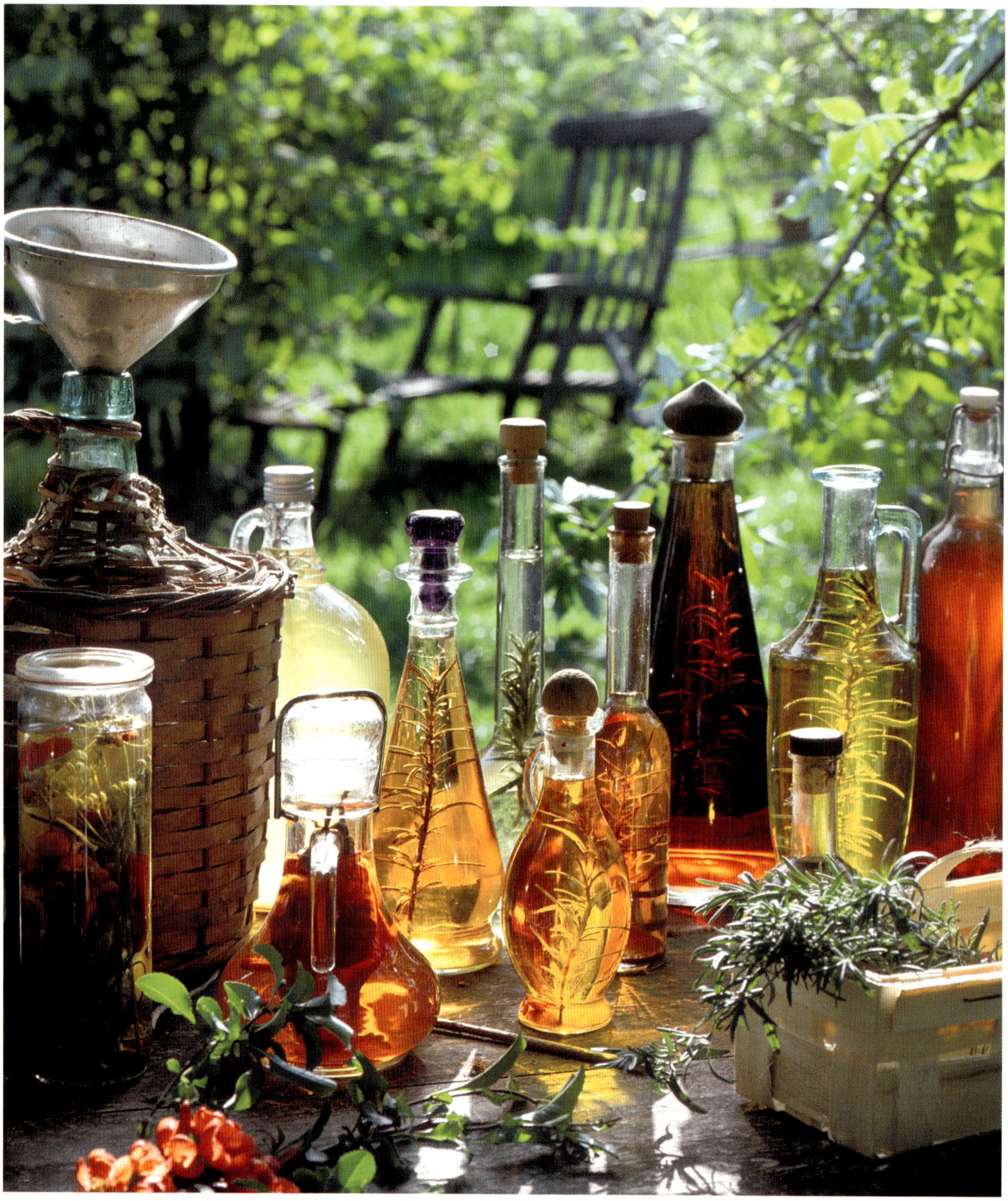

Rechts
Kräuter werden haltbar gemacht in Öl und Essig, Wein und Schnaps. Ihre Wirkstoffe werden ausgezogen, heißt es.

Von Kräuterhexen und Naturgeistern

Die weisen Frauen mit ihrem großen Schatz an Wissen um die Heilkräfte der Pflanzen wurden im Mittelalter als Hexen verfolgt und verbrannt. Ihr Kräuterwissen ist verloren gegangen und kaum noch zurückzubringen. Der Begriff »Hexe« leitet sich von Tunrida, Hag, Hagazussa oder Zaunreiterin ab. Mythologisch ist damit eine Person gemeint – eine Hexe kann auch ein Mann sein –, die in oder auf der Hecke zwischen den Welten sitzt und diese Welten nach ihrem Gutdünken überschreiten kann. Die Hecke oder der Zaun gilt damit als eine Grenze. Auf der anderen Seite befinden sich Natur- und andere Hilfsgeister, die bei Problemen um Hilfe gebeten werden können und die mit Rat und Hilfe zur Seite stehen. Hexen können die unterschiedlichsten Kräfte besitzen. Einige können hellsichtig sein oder durch Imagination Dinge bewegen. Manche verfügen über eine starke Beziehung zu Pflanzen. Diese Wesen werden als »Grüne Hexen« bezeichnet.

Die Spitzhüte der Hexen leiten sich von der Zentrierung der Kraft ab – durch das Spitze und Ungerade soll sie leichter steuerbar sein. Das zeigt sich auch in der alten, walisischen Tracht der britischen Frauen. Allen diesen Hexen gemeinsam ist eine starke Beziehung zur Natur. Sie leben im Jahreskreis des Wandels mit den Urkräften im Einklang.

Rückbesinnung auf die Natur

Wir leben in einer Zeit, in der Depressionen, Verhaltensstörungen und psychische Erkrankungen ganz massiv zunehmen. Über die Ursachen kann nur spekuliert werden. Identitätsverlust oder mangelnde Erdung können Gründe dafür sein. Mobbing und Ellenbogenmentalität sind an der Tagesordnung. Wahre und ehrliche Freundschaften werden immer seltener. Zum eigenen Ich finden wir zum Beispiel durch erdende Räucherungen und durch Rückbesinnung auf die Natur. Schamanische Reisen und Trancereisen beginnen immer im Alltag und im eigenen Selbst. Dafür bedarf es keiner großartigen Rituale, sondern nur und ausschließlich der eigenen geistigen Freiheit und Imagination. Meditationen sind überall und jederzeit möglich, sei es während der Busfahrt zum Arbeitsplatz oder in einer anderen Fünfminutenpause.

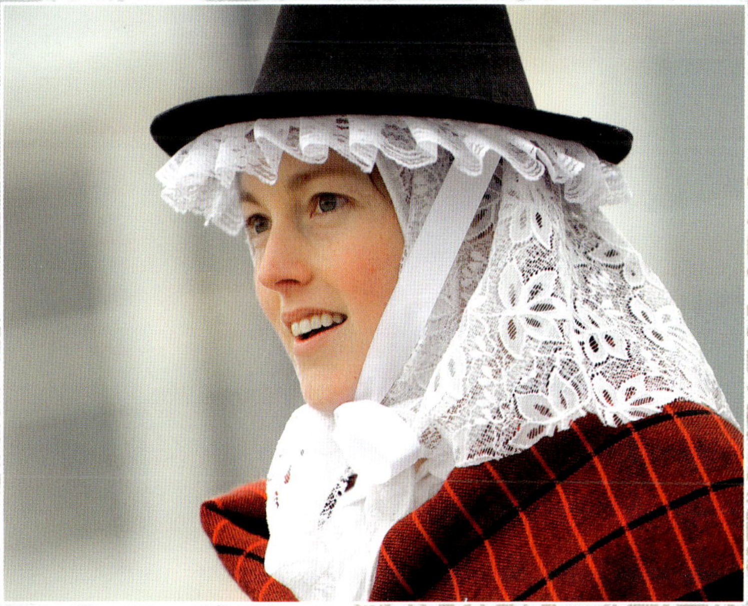

Oben Die traditionelle walisische Tracht mit Umhang, schwarzem Hut und Spitzenhäubchen prägte die allgemeine Vorstellung, wie eine Hexe aussehen könnte.

Heilkräuter für Geburt und Sterben

VIELE FRAUEN STARBEN IN FRÜHEREN ZEITEN IM KINDBETT AN INFEKTIONEN. DIE BETTSTROHKRÄUTER, DIE ZU IHNEN GELEGT WURDEN, SOLLTEN DAS VERHINDERN. IHNEN WURDEN MAGISCHE KRÄFTE NACHGESAGT, IHRE DESINFIZIERENDE WIRKUNG IST UNBESTRITTEN.

Da der Wochenfluss nach einer Geburt hochinfektiös ist, erkrankten früher viele Frauen an schweren bakteriellen Erkrankungen, für die keine wirksamen Medikamente vorhanden waren. Häufig führten diese Infektionen auch zum Tod von Mutter und Kind. Um das zu verhindern, musste eine für die damalige Zeit wirksame Alternative gefunden werden. Wie so oft waren es besondere Heilpflanzen, in diesem Fall die Bettstrohkräuter, die Hilfe brachten und das Überleben sichern sollten. Die Gebärenden wurden zum Beispiel auf Johanniskraut gebettet, und auch andere Pflanzen wie Salbei und Waldmeister zählten zu den Bettstrohkräutern. Neben

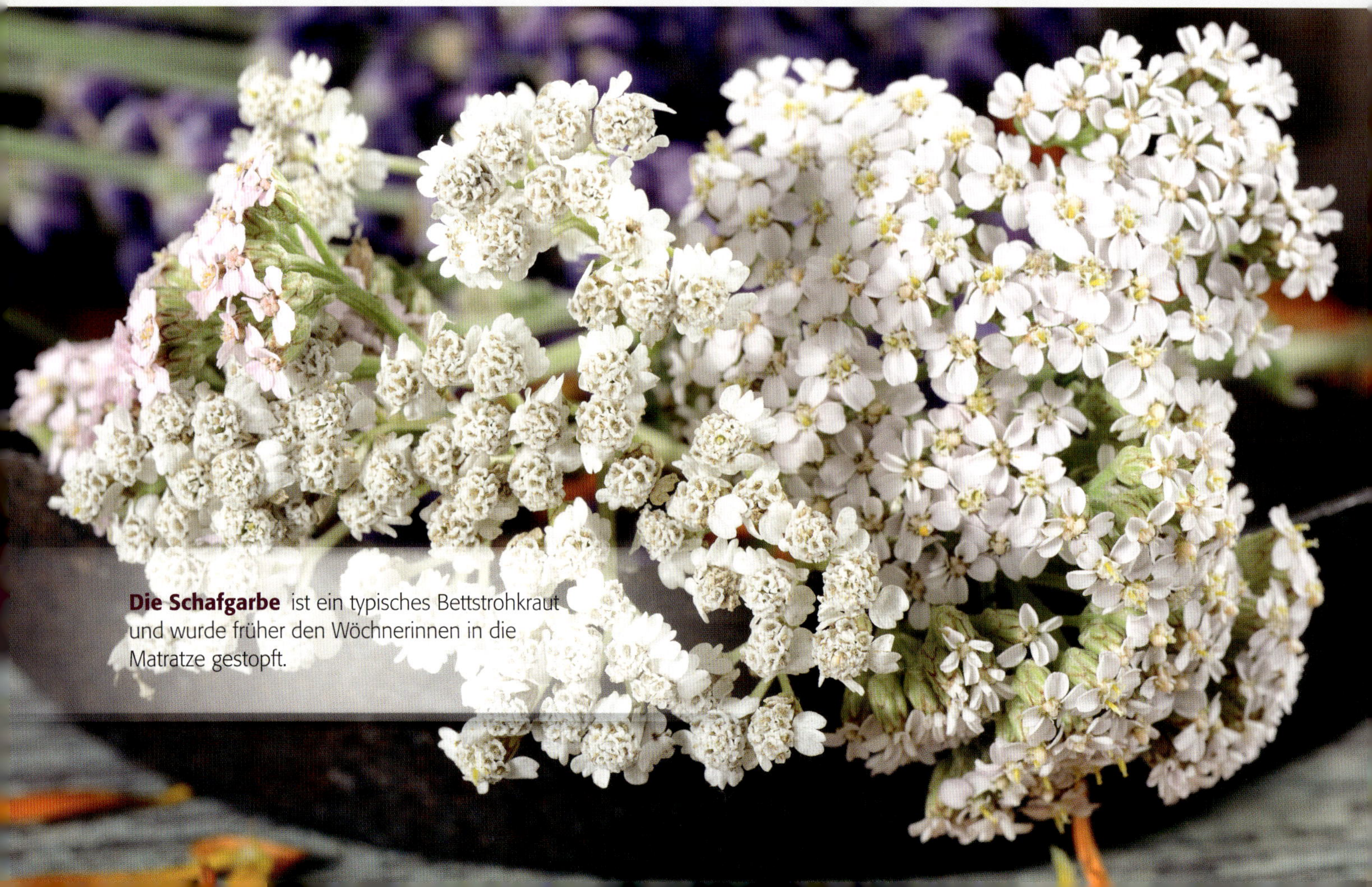

Die Schafgarbe ist ein typisches Bettstrohkraut und wurde früher den Wöchnerinnen in die Matratze gestopft.

der desinfizierenden Wirkung dieser wunderbaren Kräuter wurde auch der beruhigende und harmonisierende Einfluss sehr geschätzt. Ursprünglich sollten die Kräuter jedoch dämonische Einflüsse verhindern.

Auch heute können die Kräuter eine Raumdesinfektion ersetzen, vor allem auch durch Räucherungen, denn der Duft reinigt und sorgt für Entspannung und Wohlbefinden. Bei einigen Pflanzen entwickelt sich erst, wenn sie leicht angetrocknet sind, die volle Wirkung. Dazu zählen alle cumarinhaltigen Kräuter wie der Waldmeister und das Ruchgras. Zu den Bettstrohkräutern, die ins Bett von Gebärenden gelegt oder verräuchert werden, zählen desinfizierende, harmonisierende, aromatische und beruhigende Kräuter.

Salbei: desinfizierend

Wermut: stark desinfizierend, Ungeziefer abwehrend, den Wochenfluss anregend; Vorsicht, leicht betäubend

Waldmeister: duftend, reinigend, befreiend, kann Verkrampfungen und Kopfschmerzen lösen

Labkraut: labend für Mutter und Kind und harmonisierend

Schafgarbe: desinfizierend, wundheilend, harmonisierend

Schön ist es auch, werdenden Müttern oder Babys ein mit Bettstrohkräutern gefülltes Kissen zu schenken. Neben den Kräutern sollten Sie ein wenig Dinkelspreu zugeben, damit sich die Kräuter gut verteilen und das Kissen schnell Feuchtigkeit aufnimmt.

Bettstrohräucherung

1 TL Johanniskraut – beruhigend, gegen Depressionen
1 TL Schafgarbe – heilend, beruhigend
1 TL Frauenmantel – adstringierend, die Gebärmutter stärkend
1 TL Labkraut – heilige Pflanze der Frauen, Duft und Liebe
1 TL Thymian – desinfizierend, kräftigend
1 TL Salbei – desinfizierend und stärkend
1 TL Waldmeister – aromatisch, desinfizierend
1 EL Copal – heiliges Harz

Alle Zutaten im Mörser zerkleinern und bei gegebenen Anlässen in kleinsten Mengen verräuchern.

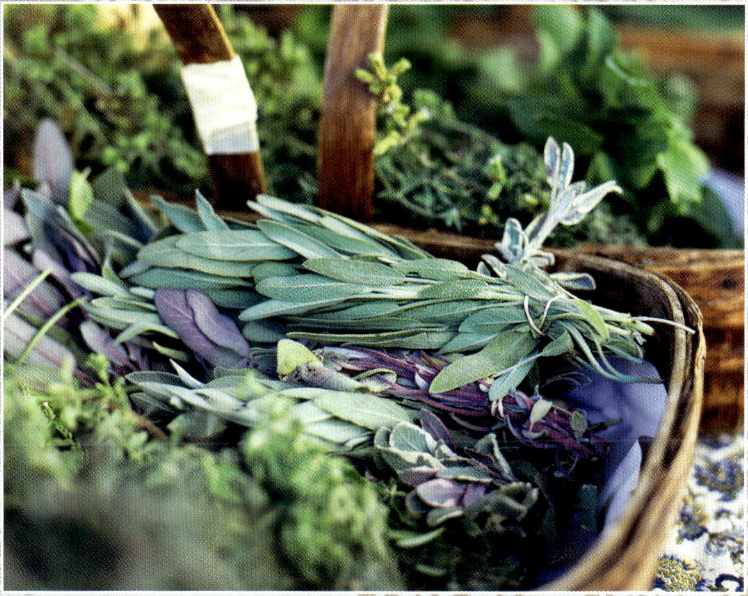

Oben Wie wohltuend und heilend doch die Düfte mancher Pflanzen sind.

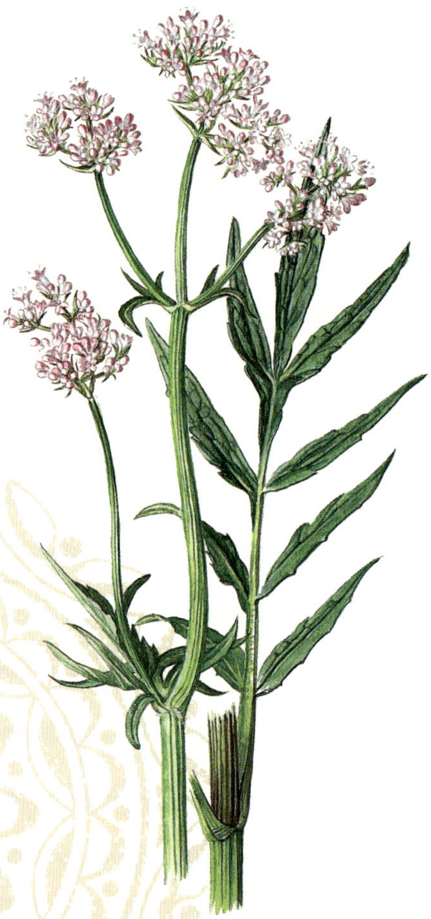

Baldrian – das Liebeskraut

Für seine beruhigende und schlaffördernde Wirkung ist der Baldrian (*Valeriana officinalis*) auch heute noch bekannt. Er ist bei uns und in ganz Europa heimisch und wächst gerne an Bächen und Wegrändern. Es wird auch mancherorts noch immer Katzenkraut genannt, weil vor allem Katzen den Blütenduft lieben und sich deshalb gerne in blühendem Baldrian wälzen. Einen besonderen Duft verströmen auch die angetrockneten Wurzeln, weshalb früher Baldrianwurzeln in den Wäscheschrank gelegt wurden.

Magisches und Zauberhaftes

Baldrian zählt zu den wichtigsten Heil- und Ritualpflanzen germanischer Völker und war im Mittelalter als Liebespflanze begehrt. Die Wurzel in der Hosentasche eines Jünglings, verbunden mit dem Zauberspruch »Baldrian greif dran«, sollte jedes Mädchen betören können.

Es waren vor allem Pflanzen mit einem besonderen Aussehen, zum Beispiel die Wurzel der Alraune, die zu einer ungewöhnlichen Zeit blühende Christrose oder die auf einem Baum wachsende Mistel, denen magische Kräfte zugesprochen wurden. Das galt auch für Pflanzen mit einem besonders starken Duft, den auch der Baldrian ausströmte. Er wurde nicht nur als Heil- und Ritualpflanze, sondern auch für Schutzzauber oder zum Herbeirufen von Geistern eingesetzt. Früher hieß es: »Baldrian, Dost und Dill, kann die Hex nicht wie sie will.« Baldrian sollte vor bösen Hexen, Dämonen und Geistern schützen, und sogar vor dem Teufel.

ANWENDUNG UND BEDEUTUNG

Bereits der griechische Arzt Dioskurides empfahl im ersten Jahrhundert nach Christus die Wurzel als harntreibendes und erwärmendes Mittel, bis zum 16. und 17. Jahrhundert kamen noch verschiedene andere Anwendungsgebiete dazu. Als Gichtmittel setzte Hildegard von Bingen den Baldrian ein, später wurde er gegen Sehschwäche, Husten, Pest und Verletzungen eingesetzt. Auch die nordamerikanischen Ureinwohner kannten eine einheimische Baldrianart, mit der sie Schnittverletzungen behandelten. Heute wissen wir, dass Baldrian ätherisches Öl, Iridoide, Phenolcarbonsäure und andere Inhaltsstoffe enthält, die in ihrem Zusammenspiel die beruhigende und schlaffördernde Wirkung der Pflanze ausmachen. Den beruhigenden Duft der Baldrianwurzel können wir uns in Kräuterkissen zunutze machen, die, im Schlafzimmer aufgehängt, für einen ruhigen Schlaf sorgen. Zusammen mit anderen Kräutern hilft Baldriantee auch bei Ischias und Hexenschuss, denn er löst auch verspannte Muskeln.

Beruhigendes Duftsäckchen

1 Baumwollsäckchen ≈ 50–150 g duftende Blätter, Blüten, Früchte, Wurzelstücke ≈ 3–5 Watteballchen

Einige getrocknete Baldrianwurzelstücke, Johanniskraut-, Kamille- und Rosenblüten miteinander mischen und die Watteballchen dazu geben, damit sich alles gleichmäßig vermischt. Das Gemisch in das Baumwollsäckchen füllen und zuletzt ein Wattebällchen hinein stecken, damit der Inhalt nicht herausrieselt. Das Säckchen zubinden und im Schlafzimmer aufhängen oder unter das Kissen legen.

Tee gegen Hexenschuss

20 g Wacholderbeeren ≈ 20 g Königskerzenblüten
20 g Baldrianwurzel ≈ 10 g Angelikawurzel
10 g Holunderblüten

Die Pflanzenteile mischen. Zwei Esslöffel davon mit einem halben Liter Wasser übergießen. Das Ganze zum Kochen bringen, 30 Minuten ziehen lassen, filtern und in kleinen Schlucken trinken.

Traumtierräucherung

1 TL Baldrian – nicht wenn Katzen im Haus sind
1 TL Mistelkraut – macht hellsichtig
1 TL Eisenkraut – das Kraut der Druiden
1 TL Katzenminze – für die Tierenergie
1 EL Weihrauch – höhere Gedanken
1 EL Myrrhe – leitende Weiblichkeit

Alles zerkleinern und mörsern und sich vor dem Schlafengehen gedanklich auf die Frage einstimmen, um die es geht. Ihr persönliches Krafttier wird Sie leiten.

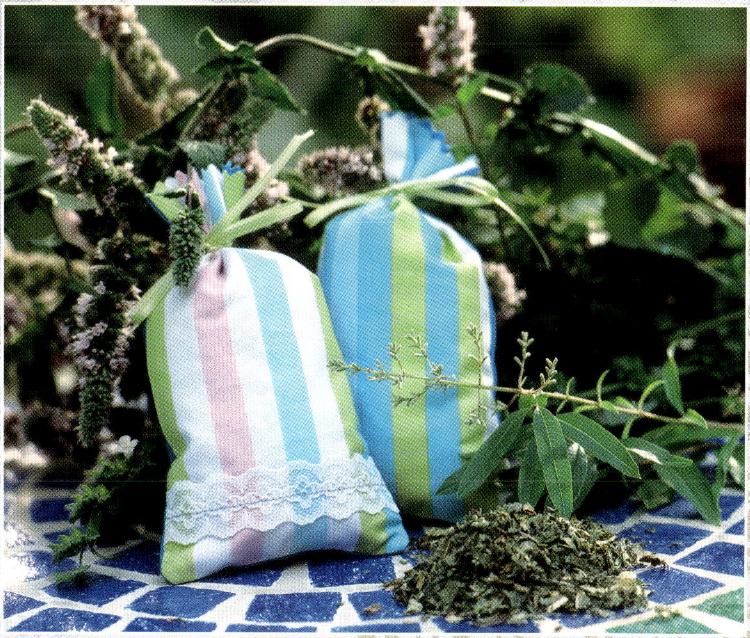

Oben Getrockneter Lavendel und Hopfen in den Duftsäckchen verhelfen zu einem ruhigen Schlaf.

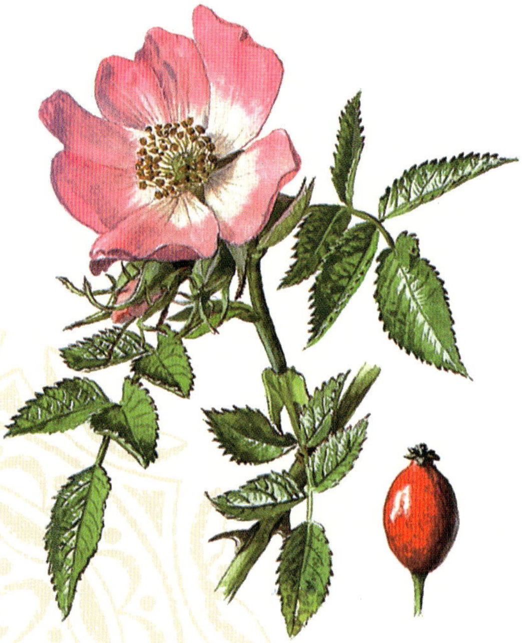

Hagebutte – die Zaunreiterin

Eigentlich ist der Name Hagebutte die Bezeichnung für die Fruchtform der Rose. Hagebutten sind Sammelfrüchte, die viele kleine Nüsse enthalten. Es gibt aber auch eine Rosenart, die landläufig als Hagebutte bezeichnet wird: die Hundsrose oder Heckenrose (*Rosa canina*), die in der Natur wild vor allem an Heckenrändern und in Wäldern wächst. Die Hagebutte reift im Herbst und erfreut uns mit ihrem leuchtenden Rot. Wenn ihre Früchte nicht geerntet werden, dient sie bis in den Winter als Nahrung für unsere heimischen Vögel. Aus Kindertagen sind die Samen dieser wilden Schönheit als Juckpulver bekannt, die schon manch einen Gepeinigten fast zum Wahnsinn getrieben haben.

Magisches und Zauberhaftes

Ihren Namen bekam die Hagebutte von den mittelhochdeutschen Wörtern »Hag«, das sich von Hagazussa, der Zaunreiterin und Hexe ableitet, und »Butte«, womit ein Gefäß bezeichnet wird, in dem sich Samen befinden. Hundsrose heißt sie wohl deshalb, weil sie früher als Heilmittel gegen Hundebisse galt.

Ihr Name zeigt die besondere Bedeutung der Hagebutte als Schwellenbaum beziehungsweise Schwellenstrauch, der gleichsam Leben und Tod darstellt und zugleich wild und sehr heilkräftig ist. Hagebutten sollten auch vor Verhexung schützen. Auf Höfen in Bayern wurde deshalb noch lange Zeit mit einer Hagebuttenrute ins Feuer geschlagen, wenn der Verdacht bestand, dass die Milch verhext wurde. Die Magie der Rose im Allgemeinen liegt wohl aber an der magischen Zahl Fünf: Die Anzahl ihrer Blütenblätter ergibt immer das Mehrfache von Fünf. Die Gesetze der Harmonie einhaltend, ordnen sich die Blütenblätter so zu einem Kreis der Unendlichkeit – ohne Anfang und Ende.

ANWENDUNG UND BEDEUTUNG

Hagebutten werden seit Tausenden von Jahren gegessen und sind für ihre gesunden Inhaltsstoffe schon lange bekannt. Die Früchte sind besonders reich an Vitamin C und anderen Vitaminen, Phosphor und Eisen. Das Fruchtfleisch der geernteten Früchte schmeckt süß-sauer bis herb-fruchtig. Zum Rohverzehr und auch zur Weiterverarbeitung sollten die Kerne entfernt werden. Eine etwas mühselige Arbeit, deren Aufwand sich aber lohnt. Sogar die Kerne können noch verwendet werden und ergeben einen heilkräftigen Tee.

Hagebutten aktivieren das Immunsystem durch ihren hohen natürlichen Vitamin-C-Gehalt. Deswegen wird sie häufig zur Vorbeugung von Erkältungskrankheiten genutzt. Zudem sollen sie förderlich bei Verdauungs-, Gelenk- und Gallenbeschwerden sein und die Harnsteinbildung positiv beeinflussen.

Hagebutten sind sehr vielseitig einsetzbar. Es können Mus, Sirup, Wein und Tee hergestellt oder die Schalen getrocknet und zwischendurch roh verzehrt werden, um die eigenen Widerstandskräfte zu stärken.

Feiner Hagebuttensirup

1 kg Hagebutten, entkernt und zerkleinert
2 l Wasser ≈ 1 kg Zucker

Die Hagebutten im Wasser so lange kochen, bis sie matschig werden. Die Masse durch ein Baumwolltuch gießen und auspressen. Den so gewonnenen Saft mit dem Zucker so lange kochen, bis ein dickflüssiger Sirup entstanden ist. Die Flüssigkeit in saubere Gläser mit Schraubverschluss füllen und kühl lagern. Der Sirup schmeckt zu Quark, Müsli und Aufläufen.

Kühlendes Rosenblütenöl

2 Handvoll Rosenblütenblätter
50 ml kalt gepresstes Oliven- oder Mandelöl

1 Verwenden Sie ungespritzte, naturbelassene, gesunde Blütenblätter der Hundsrose, die am besten in den Vormittagsstunden an einem warmen, nicht zu sonnigen Tag gepflückt werden – dann sind die Wirkstoffe in den Blättern am höchsten. Von den Blütenblättern werden die weißen Enden abgezupft.

2 Das Öl erhitzen. Die Blütenblätter in eine weithalsige Flasche geben und das heiße Öl darauf gießen. Die verschlossene Flasche 50 Tage an einem sonnigen, warmen Ort stehen lassen. Die Blütenblätter abfiltern. Das Massage-Öl kühlt bei Fieber, pflegt die Haut und kräftigt sie.

Für ein Massageöl können verschieden duftende Rosenblütenblätter verwendet werden, je nachdem, was die Natur und der Garten bereithält.

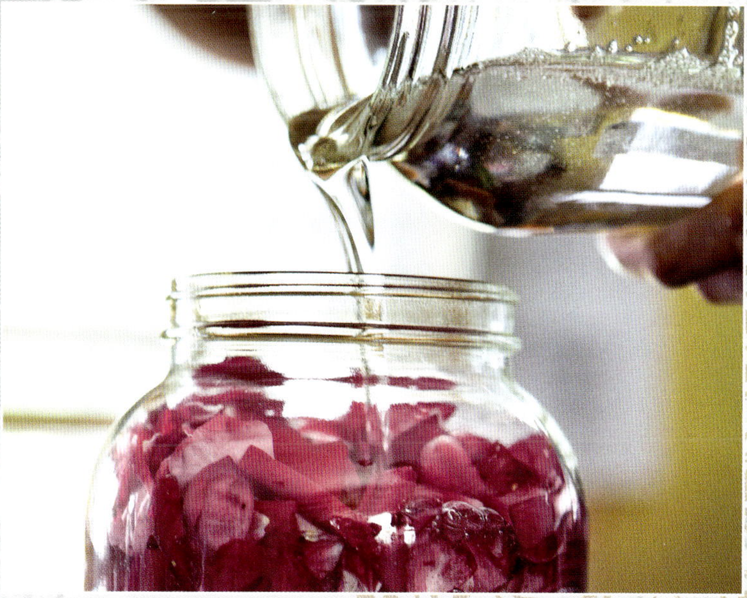

Oben Das sogenannte Auszugsöl zieht die Inhaltsstoffe aus den Blütenblättern heraus.

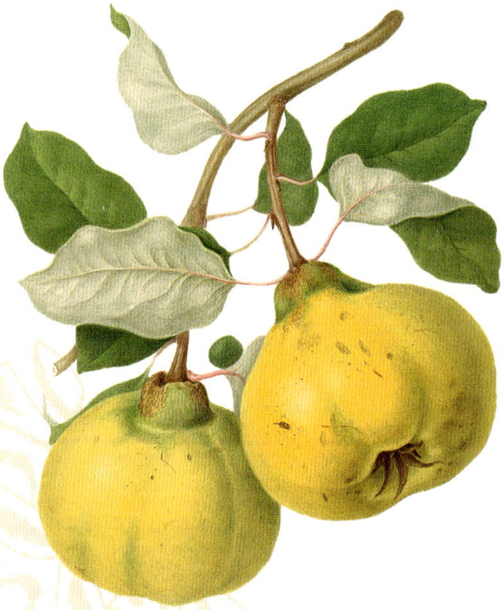

Quitte

Heute ist die Quitte (*Cydonia oblonga*) kaum noch bekannt und in unseren Gärten nur selten vertreten. In früheren Zeiten war das jedoch anders. Der mittelgroße Baum wurde häufig in Klostergärten angepflanzt, denn Früchte und Samen wurden in der Heilkunde eingesetzt. Das Erkennungszeichen des Baumes ist die filzige Behaarung sowohl der Blätter als auch der Früchte, die sehr aromatisch duften. Ursprünglich stammt die Quitte aus Südostasien und soll schon vor vielen tausend Jahren in Babylonien angebaut worden sein.

Magisches und Zauberhaftes

In der griechischen Mythologie spielen Quitten eine bedeutende Rolle. Heute wird angenommen, dass die Hesperiden-Äpfel eigentlich Quitten gewesen sind. Sie galten früher als Symbol für Liebe und Fruchtbarkeit, Glück und Beständigkeit.

ANWENDUNG UND BEDEUTUNG

Vor allem die Schleimstoffe in den Samen sind äußerst heilkräftig. Daneben sind auch noch Amygdalin, fette Öle und Gerbstoffe enthalten. Ein Umschlag aus zerstoßenen Samen kühlt beispielsweise bei Verletzungen. Salben auf Grundlage von Quittensamen helfen bei rissiger Haut und Verbrennungen. Quitten sind außerdem zum Verzehr geeignet, allerdings schmecken sie roh nicht. Gelee, Marmelade, Likör sind aber nur einige Möglichkeiten, um die Früchte zu verarbeiten. Auch bei Magen-Darm-Erkrankungen können Quitten helfen.

Eifeler Quittentrunk

30 Quitten ≈ 3 Vanilleschoten ≈ 10 Zimtstangen
1 Handvoll Sternanis ≈ 1 Handvoll Orangenminze
1–1,5 kg brauner Zucker, nach Belieben
Einige Liter guter Korn oder Rum zum Auffüllen

Die Quitten waschen, vierteln und ganz fein reiben. Zusammen mit Zucker, Vanilleschoten, Zimtstangen, Sternanis und Orangenminze in einen Zehnliter-Kanister geben. Anschließend mit Korn oder Rum aufgießen. Den Likör mindestens ein halbes Jahr an einem warmen Platz ziehen lassen, anschließend abseihen.

Verhexte Quitten

200 g Dinkelvollkornmehl ≈ 1 EL Orangenschale
2 EL Orangensaft ≈ 1 Prise Salz ≈ 1 Ei ≈ 100 g Butter
6 Quitten ≈ 4 Äpfel ≈ 2 EL Apfelwein ≈ je ½ TL Zimt, Ingwer, Vanille, Anis, Nelken ≈ 50 g Honig
1 EL frische, sehr klein geschnittene Minze

1 Mehl, Orangenschale und -saft, Salz, Ei und Butter zu einem Teig verarbeiten, ausrollen und eine Kuchenform damit auskleiden. Kühl stellen.
2 Quitten und Äpfel säubern und schälen, in sehr kleine Stücke schneiden und in etwas Butter in einem Topf erhitzen. Apfelwein, Gewürze und Honig zugeben und zu einem dicken Brei kochen. Abkühlen lassen, auf den Teigboden geben und bei 200 °C ca. 30 Minuten backen lassen. Den fertigen Kuchen mit Minze verzieren.

Wildfrucht-Gelee

200 g Quitten ≈ 1 Stängel frische klein geschnittene Black Spearmint Minze ≈ 1 Stängel frische klein geschnittene Orangenminze ≈ 1 Zimtstange ≈ 1 EL unbehandelte, sehr klein geschnittene Orangenschale ≈ 1 EL ayurvedischer Gewürztee ≈ ¼ l Weißwein ≈ 1 EL Wodka ≈ 400 g schwarze, gut gereifte Holunderbeeren ≈ Gelierzucker nach Mengenbedarf und Anweisung

1 Quitten sehr gut waschen und säubern, mit klein geschnittener Minze und Gewürzen in ein großes Schraubglas geben, mit Weißwein und Wodka gut bedecken und einige Tage ziehen lassen, gelegentlich schütteln.
2 Die Holunderbeeren verlesen, sehr gut säubern, waschen und mit dem Quittenansatz15 Minuten aufkochen lassen. Eine weitere halbe Stunde bei geschlossenem Deckel ziehen lassen, anschließend durch ein Sieb oder Baumwolltuch abseihen, sodass nur die Flüssigkeit übrig bleibt.
3 Diese mit der entsprechenden Menge Gelierzucker zubereiten, in vorbereitete sterilisierte Gläser abfüllen und sehr gut verschließen.
4 Das Wildfrucht-Gelee dient nicht nur als Brotaufstrich. Es macht sich auch sehr gut zu Jogurt oder Quark und kann zum Süßen von Nachspeisen genommen werden. Es passt außerdem gut zu kräftigem Camembert. Probieren Sie es aus!

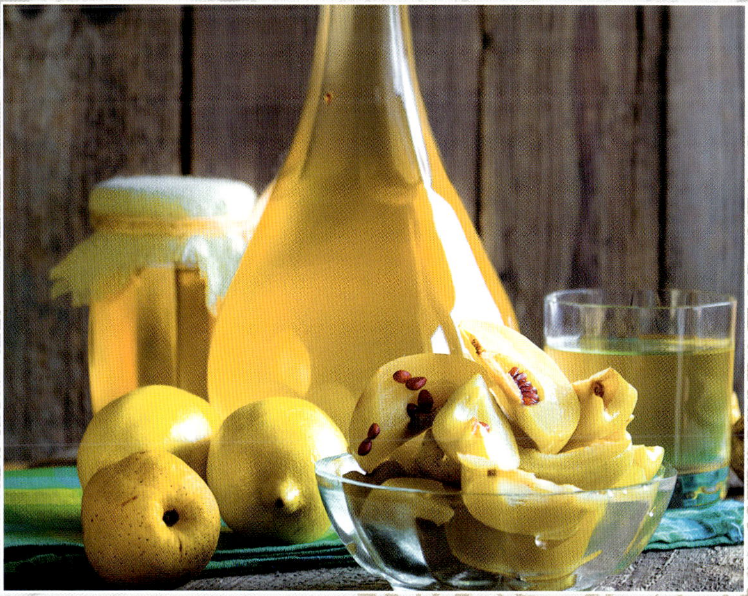

Oben Quittenfrüchte wirken hölzern und schmecken sauer. Erst nach dem Kochen sind sie ein Genuss.

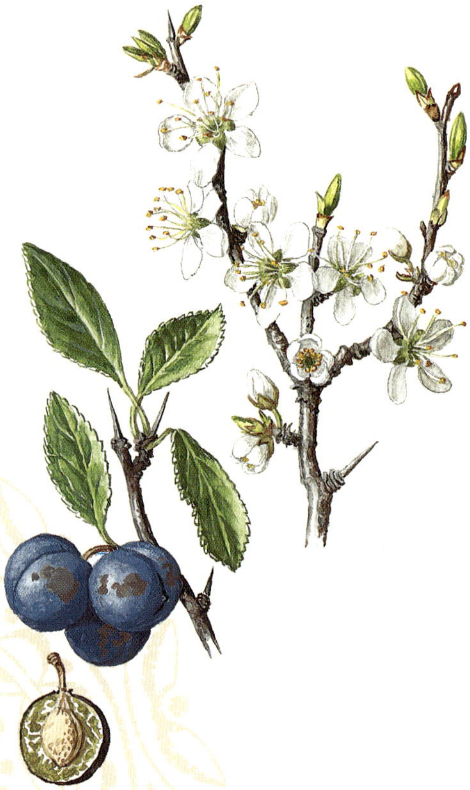

Gewöhnliche Schlehe – Schwarzdorn

Am bekanntesten ist die Schlehe (*Prunus spinosa*) wohl durch den köstlichen Likör, der aus den nachtblauen Früchten hergestellt wird. Allerdings müssen die Früchte einmal Frost abbekommen haben, bevor sie verwendet werden können. Im Frühjahr macht die Schlehe oder der Schwarzdorn mit seiner Blütenpracht von sich reden. Überreich sind die Sträucher mit Blüten bestückt, die im März noch vor den Blättern erscheinen. Die Zweige des sparrigen Strauchs sind mit spitzen Dornen besetzt und haben ihm seinen Ruf als Schutzpflanze eingebracht.

Magisches und Zauberhaftes

Ausgrabungen aus der Jungsteinzeit belegen: Schon vor Tausenden von Jahren haben unsere Vorfahren sich von Schlehen ernährt. Erste Erwähnungen finden sich aber erst im Mittelalter, als der Strauch, seine Blüten und Früchte in der Heilkunde eingesetzt wurden. In der Mythologie spielt der Schwarzdorn oder Schlehdorn aber seit jeher eine Rolle. Aus den Zweigen wurden Wünschelruten und Zauberstäbe gefertigt, er gilt als Schutzpflanze und es heißt, der Strauch soll Wesen aus der Anderswelt Unterschlupf bieten.

Schwarzdorn trugen die Menschen früher häufig bei sich oder hängten die Zweige über die Haustür, um sich vor Unheil, Krankheit, Blitzeinschlag, Feuer und Verhexung zu schützen. Vor allem als Wetterpflanze war der Schwarzdorn von Bedeutung. Die Tage zwischen dem ersten Erblühen der Pflanze und dem 24. April oder dem 1. Mai, also dem Fest Beltane, zeigten den Tag des Erntebeginns an.

Aus der Rinde wurde früher Tinte gewonnen, indem die Rinde von den Zweigen geklopft und in Wasser einlegt wurde. Nach drei Tagen wurde das Wasser abgegossen, aufgekocht und die Rinde wieder hinein gelegt. Dieser Vorgang wurde so oft wiederholt, bis alle Substanzen aus der Rinde gelöst waren. Zuletzt wurde die Flüssigkeit mit Alkohol eingekocht. Die Farbe eignet sich gut als Tinte, allerdings ist sie nicht lichtbeständig und geriet wahrscheinlich deswegen in Vergessenheit.

ANWENDUNG UND BEDEUTUNG

Vom Schlehdorn können Blüten und Früchte verwendet werden. Die Erntezeit der Blüten liegt zwischen März und April, die Früchte werden im Oktober geerntet, beziehungsweise nach dem ersten Frost. Wer die Früchte schon früher benötigt, kann sie auch für einige Tage ins Gefrierfach legen.

Ein Tee aus den Blüten wirkt harntreibend und leicht abführend, kann aber auch bei Magen-Darm-Beschwerden gute Dienste leisten. Eine Essenz aus den Früchten, die als Mundspülung verwendet werden kann, hilft bei Entzündungen im Mund- und Rachenraum. Allgemein gilt der Saft aus den Schlehenfrüchten als Stärkungsmittel, das die Abwehrkräfte mobilisiert. Gerbstoffe, Amygdalin, Vitamin C und andere Inhaltsstoffe sind dafür verantwortlich.

Schlehensträucher bieten auch vielen Tieren Schutz und Nahrung. Über 70 Schmetterlingsarten und 20 Wildbienenarten kommen zur Schlehe. Darüber gelten die Sträucher als hervorragendes Vogelschutzgehölz, das mehr als 20 Vogelarten nutzen, wie beispielsweise der seltene Neuntöter. Allein schon aus der Liebe zur Natur sollten Schlehen deshalb geschützt und geachtet werden.

Schlehengeister

600 g Schlehen ≈ 1 l Rotwein ≈ 1 Zimtstange ≈ 3 Nelken
3 Anissterne ≈ Saft ≈ 1 Zitrone ≈ 300 g Honig ≈ 0,7 l Wodka

Die Schlehen mit den Kernen im Mörser zerstampfen. In einen Kessel füllen und mit Rotwein, Gewürzen und dem Saft einer Zitrone aufgießen. Drei bis vier Tage kühl stehen lassen. Alles durch ein Sieb gießen und die Flüssigkeit kurz aufkochen lassen. Bevor der Honig eingerührt wird, muss der Schlehengeist leicht abgekühlt sein. Wenn die Flüssigkeit kalt ist, den Wodka dazugeben und in Flaschen abfüllen. Bei dunkler und kühler Lagerung hält sich der Schlehengeist über ein Jahr.

Hildegard von Bingen schreibt: »Und die Frucht des Schlehdorns, nämlich die Schlehen, süße mit Honig und iss sie oft auf diese Weise, dann wird die Gicht in dir weichen. Aber wer im Magen schwach ist, der brate Schlehen (...) oder er koche sie in Wasser und esse sie oft, dies führt den Unmut und den Schleim vom Magen ab. Und wenn er ihre Kerne mit isst, wird es ihm nicht schaden.«

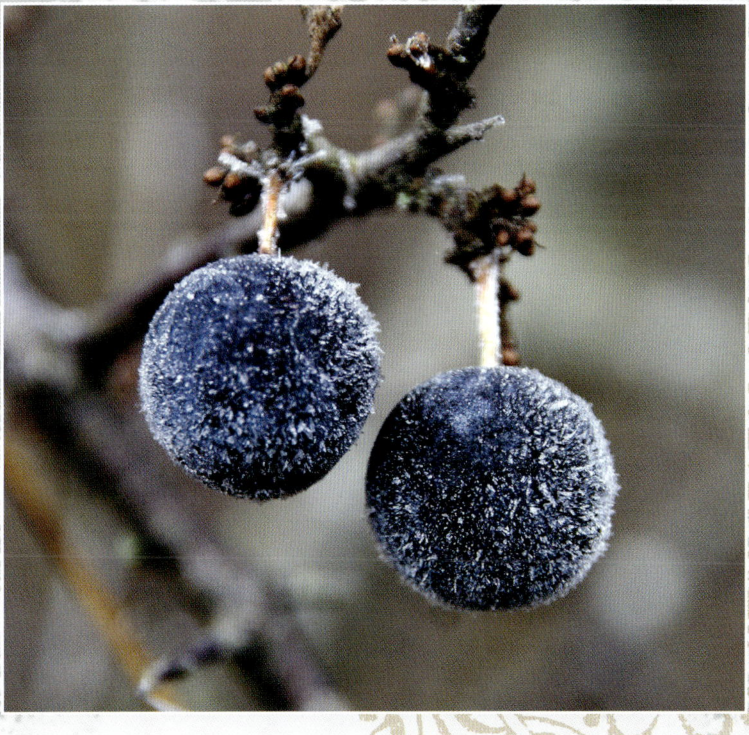

Oben Es bedarf schon tiefen Temperaturen, bis die Schlehe ihre wahren Werte freigibt.

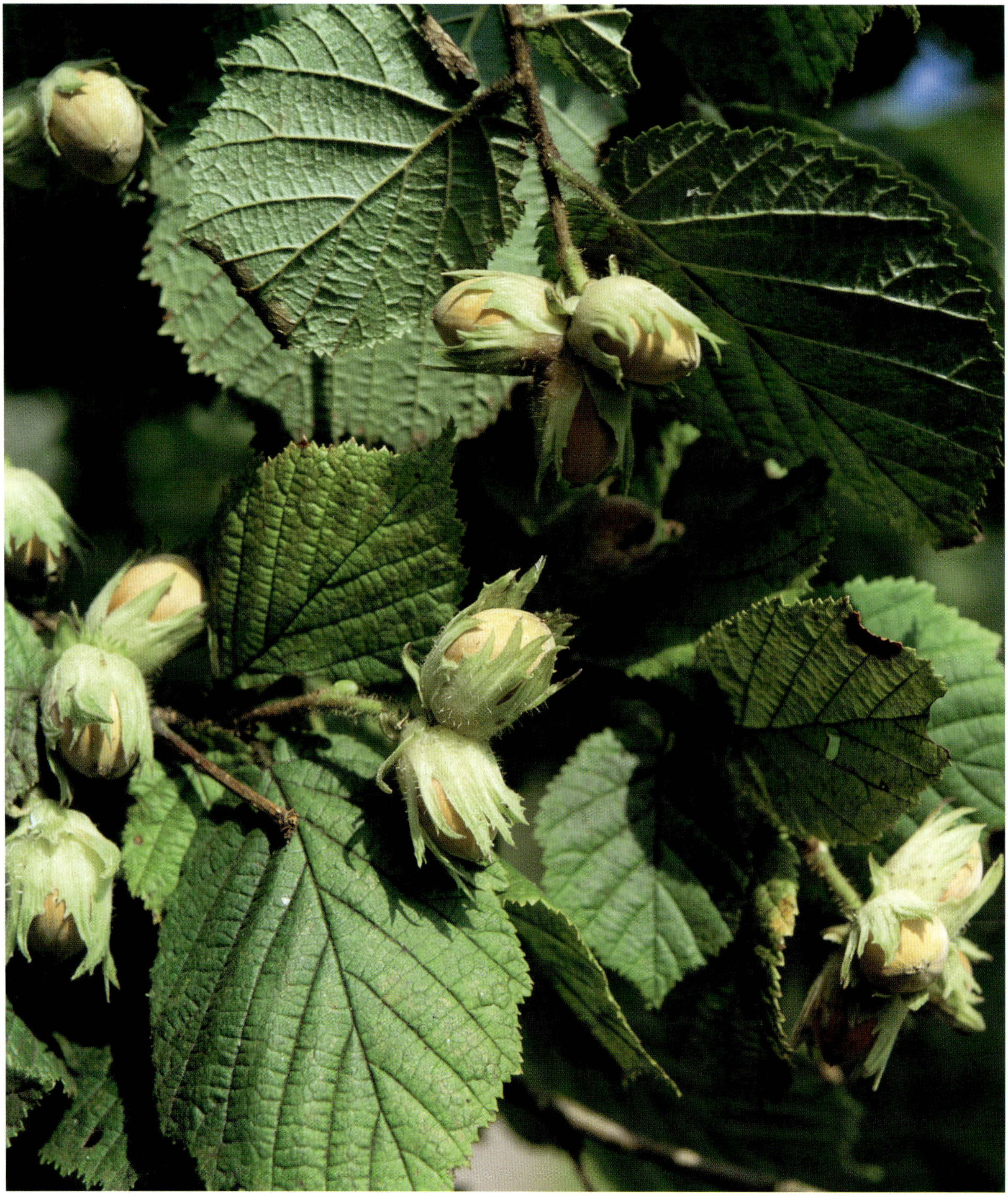

Rechts
Die Früchte schmecken gut und sind gesund. Magisch sind jedoch die Haselnussruten, aus denen früher Zauberstäbe gemacht wurden.

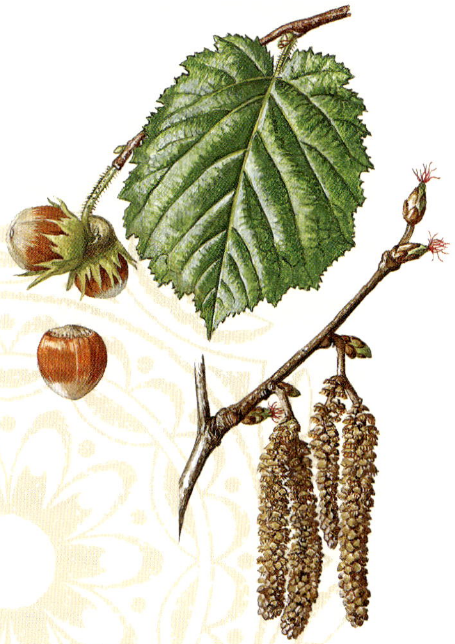

Haselnuss

Bei Jung und Alt ist der Haselnussstrauch *(Corylus avellana)* mit den köstlichen Nüssen bekannt und beliebt. Früher wurden Spazierstöcke aus den Ästen gefertigt und die Kinder nutzten die Sträucher für so manche abenteuerliche Behausung oder als Versteck.
Die Haselnuss ist in Europa, Kleinasien und bis in den Kaukasus hinein verbreitet und wächst vor allem auf nährstoffreichen Böden in Laubwäldern, an Waldrändern und in Hecken. Der Strauch kann bis zu sechs Meter hoch werden und verzweigt sich sehr stark. Vor allem die männlichen gelben Blütenkätzchen sind sehr auffällig. Sie erscheinen noch vor den Blättern und produzieren massenhaft Blütenstaub.

Magisches und Zauberhaftes

Bei vielen Völkern war die Haselnuss durch ihren so frühen Blütenreichtum ein Sinnbild für das neu erwachte Leben und zugleich ein Sexualsymbol. Uneheliche Kinder waren »aus einer Haselstaude entsprungen«, zwei verwachsene Nüsse galten als Zeichen von Eheglück.

Ähnlich wie der Holunder hatte auch der Haselnussstrauch bei den Kelten eine Seele und durfte nicht geschnitten werden – denn in ihm wohnte die Gott Thor geweihte Frau Haselin.

Haselruten sollten außerdem angeblich Energieströme von Ahnen aus dem Jenseits aufnehmen und kamen deshalb bei Bestattungen und im germanischen Totenkult zum Einsatz. Als Zauberpflanze konnte mit ihrer Hilfe Regen herbeigezaubert und Gewitter abgehalten werden. Nach der Christianisierung galt die Haselrute als Abwehrmittel gegen Hexen.

ANWENDUNG UND BEDEUTUNG

Haselnüsse enthalten etwa 60 Prozent Fett und haben eine blutstillende und gefäßverengende Wirkung.
Aus den Blättern kann Tee bereitet werden, der früher gegen Krampfadern und Venenentzündungen eingesetzt wurde.

Die beliebten Nüsse sind außerdem eine echte Nervennahrung: Das liegt am hohen Lezithingehalt, der sich positiv auf die Nervenfunktion und das Gedächtnis auswirkt. Besonders gut ist auch die hohe Vitamin-E-Konzentration, die die Zellen schützt und sie vor einer Schädigung durch freie Radikale bewahrt.

Das Neujahrsfest der Hexen

SAMHAIN GILT ALS EINES DER ÄLTESTEN FESTE DER MENSCHHEIT, WAHRSCHEINLICH IST ES ÄLTER ALS 3000 JAHRE. DAS AUGENMERK LIEGT JETZT AUF NEUBEGINN, ALTES WIRD VERABSCHIEDET. EINE MYSTISCHE ZEIT, VOR ALLEM FÜR PROPHEZEIUNGEN – WAS WIRD UNS DAS KOMMENDE JAHR BRINGEN?

In der Nacht vom 31. Oktober auf den 1. November, am Vorabend zum heutigen christlichen Allerheiligenfest, wird das Fest Samhain gefeiert. In dieser Zeit zeigt die Göttin ihren dunklen Aspekt, sie wird zur weisen Alten, zur Spinnerin, die den Faden von Leben und Tod webt. Wer sich in ihrem Netz verfängt, gilt als verloren. Diese Tage sind auch die Zeit des keltischen Totengottes Samhain und von Frau Holle, die im Holunderbusch lebt. Beide symbolisieren die Pforten zwischen Leben und Tod. Deshalb wurden an Samhain die Runen (Stäbe aus Buchholz) gelegt, um die Zukunft zu deuten und Räucherungen mit aromatischen Kräutern entzündet.

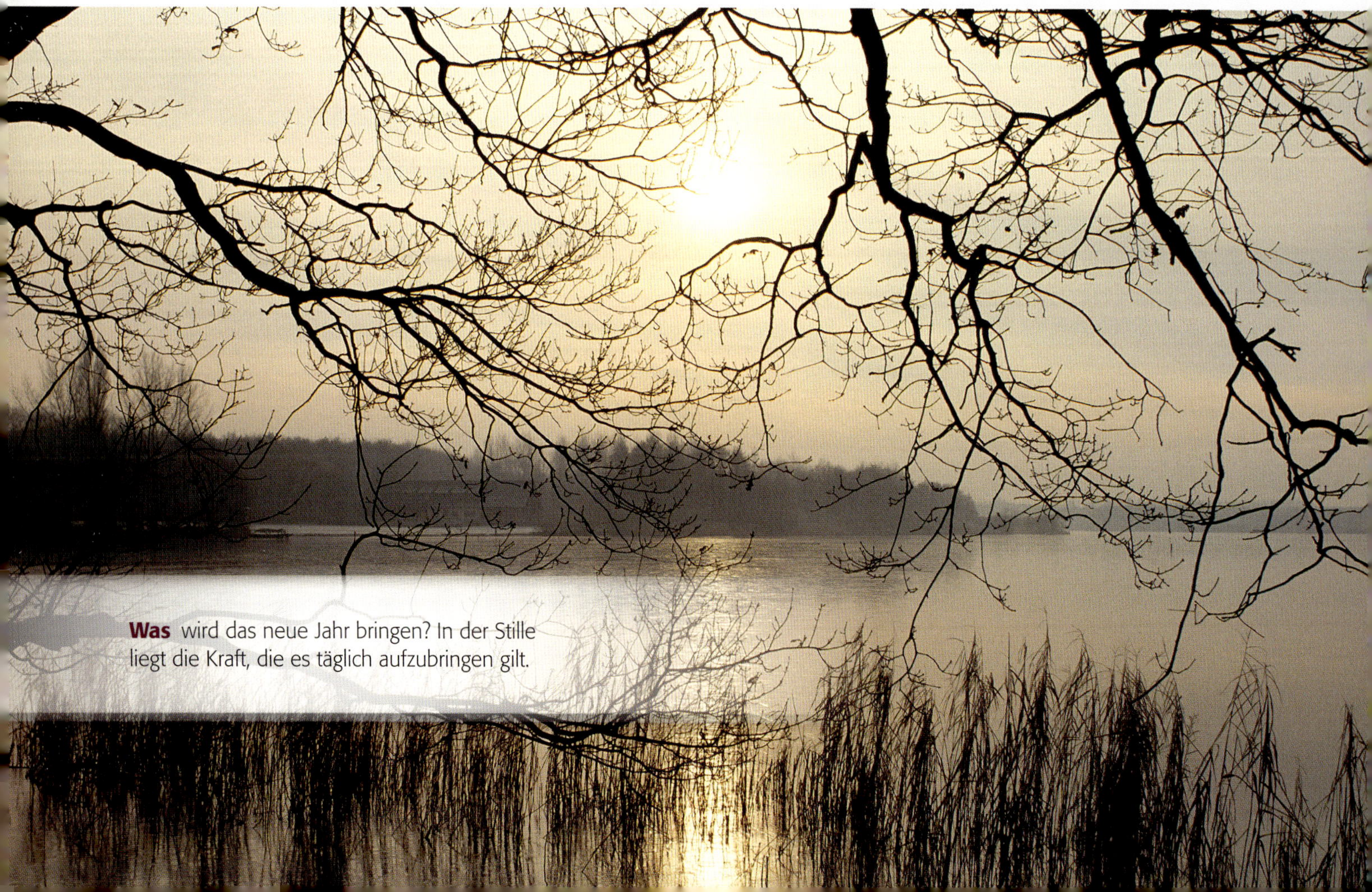

Was wird das neue Jahr bringen? In der Stille liegt die Kraft, die es täglich aufzubringen gilt.

Traditionsgemäß beginnen nun auch die Winternächte, die bis zum 6. Januar, dem Dreikönigstag, andauern. Sie stellen den dunkelsten und mystischsten Zeitraum des Jahreskreises dar. Mit Räucherungen und Orakeln versuchten die Leute früher dieser dunklen Zeit zu entrinnen und die göttlichen Kräfte gnädig zu stimmen.

Die Wilde Jagd

Der Erntekönig – die Sonne – ist in die Unterwelt gegangen, nun regieren die Mächte der Dunkelheit. An Samhain reitet der Totengott durch die Wälder, Felder und Dörfer. In seinem Gefolge befindet sich die »Wilde Jagd« – sein gefährliches, randalierendes Heer von wilden Reitern. In den Häusern wurden früher viele Lichter entzündet, um diesen Kräften keine Macht über die Bewohner zu geben. Weiße Speisen, meist Milchbreie, wurden von den Menschen nachts vor die Türen gestellt, um die Wilde Jagd gütig zu stimmen und Unschuld zu demonstrieren.

Die Nacht von All Hallows Eve, Halloween oder Allerheiligen ist der Abend der Heiligen, der Hologramme und der toten Seelen. Früher wurden aus Rüben und später aus Kürbissen Gruselgesichter geschnitzt, um das »Wilde Heer« abzulenken und ihm vorzugaukeln, dass man bereits dazugehörte. Ein Brauch, der sich bis heute gehalten hat.

Samhainräucherungen

Die Zeit der Orakel und Runen hat begonnen. Wird das Licht zu uns zurückkehren? In den Winternächten wird nach uralter Tradition geräuchert. So versucht man, den Pflanzengeist, den Deva, der Räucherpflanzen zu lösen und hofft vertrauensvoll auf seine gütige Hilfe in der dunklen Zeit. Samhainräucherungen wirken beruhigend.

Räucherpflanzen für diese Jahreszeit sind:

- Weihrauch (Gott)
- Myrrhe (Göttin)
- Holunder (Tod und Wiedergeburt)
- Fichten- und/oder Kieferharz (Klarheit und Reinigung)
- Rinden von Schwellenbäumen (Eberesche, Apfel, Quitte, Schlehe, Weißdorn …)
- Wacholder

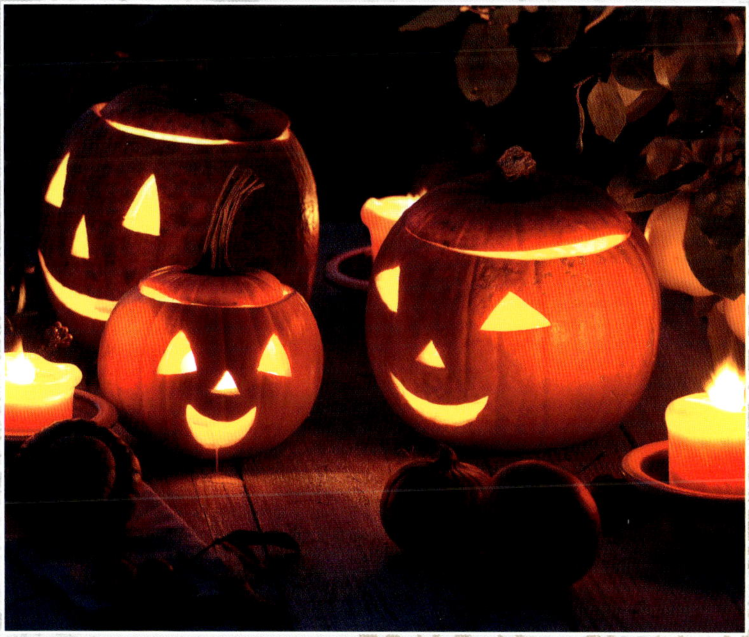

Oben Ein Hauch der »Wilden Jagd« ist noch zu spüren beim Anblick der Kürbisfratzen.

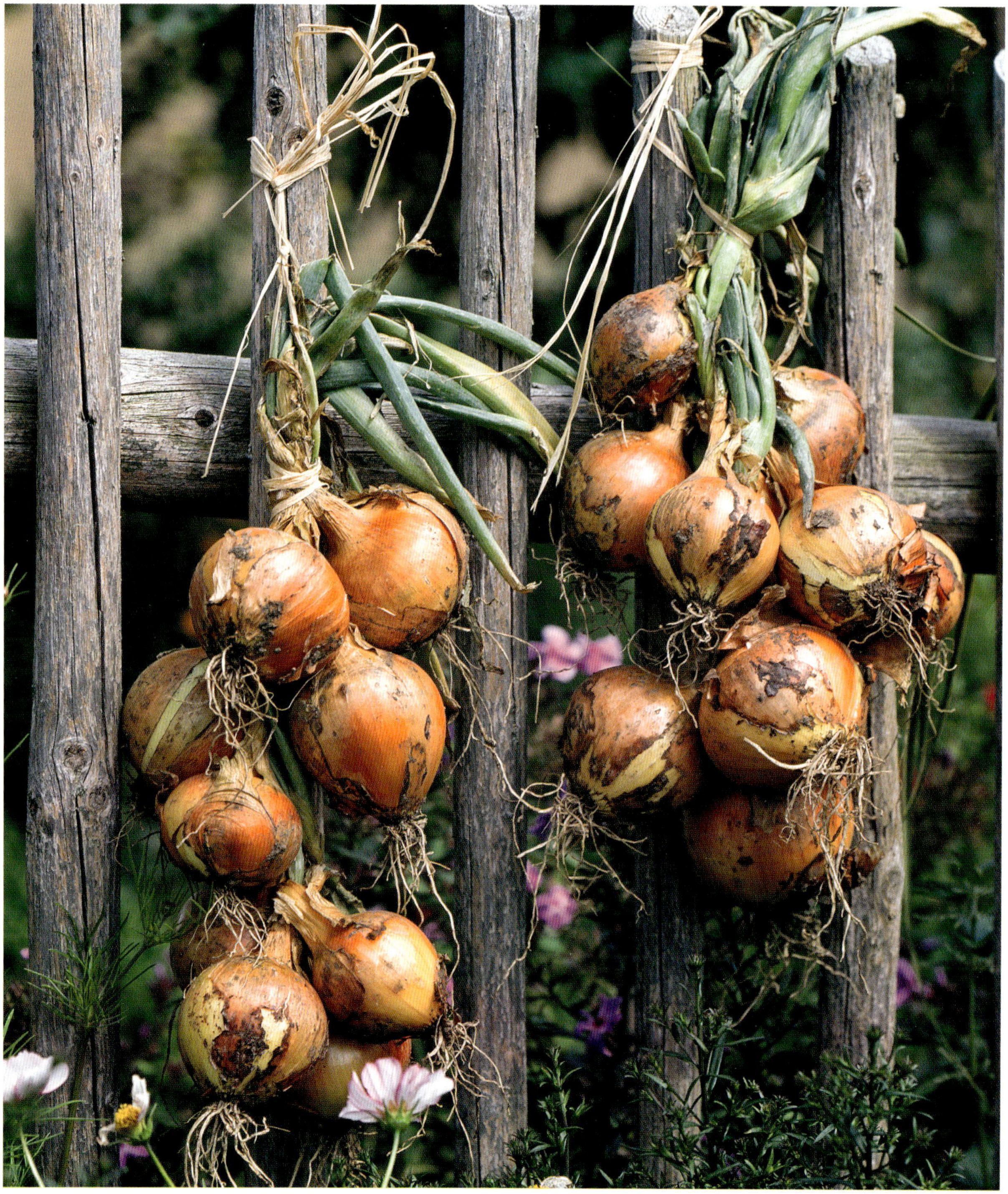

Rechts
Es ist eine alte Tradition, Zwiebeln zu Zöpfen zu binden und zum Trocknen aufzuhängen.

Es gibt verschiedene Rezepte, die zu Samhain und in den Winternächten zubereitet werden können.

Eifeler Mispelaufstrich

Weiche Mispeln, geerntet nach dem ersten Frost
Gelierzucker 2:1

Die Früchte waschen, Stiele und Kelchblätter sorgfältig entfernen. Die Früchte mit Wasser bedeckt unter ständigem Rühren aufkochen. Anschließend durch ein Sieb streichen. Die Fruchtmasse erkalten lassen, abwiegen und dann die entsprechende Menge Gelierzucker zufügen. Unter ständigem Rühren zum Kochen bringen, drei Minuten sprudelnd kochen lassen und heiß in saubere Gläser füllen. Der Mispelaufstrich schmeckt als Marmelade, Füllung für Pfannkuchen und für Kekse.

Scharfe Kürbissuppe

500 g Rinderhack ≈ 200 g Speckwürfel ≈ 1 EL Thymian
1 EL Rosmarin ≈ 1 TL Sambal Oelek ≈ 5 Knoblauchzehen
1 EL Erdnussöl ≈ 2 Hokkaido-Kürbisse ≈ 3 l Gemüsebrühe
600 g Sahne ≈ Petersilie

Rinderhack und Speckwürfel mit Thymian, Rosmarin, Sambal Oelek und Knoblauch in Erdnussöl knusprig anbraten. Entkernte und klein geschnittene Kürbisse in wenig Wasser weich kochen, im Mixer zerkleinern und mit Brühe aufgießen. Fleischmischung dazugeben, alles nochmals gut aufkochen lassen. Zum Schluss die Sahne dazugeben und mit der Petersilie garnieren.

Würzkakao

1 l Kakao ≈ 1 Prise gemahlener Chili ≈ 2 TL Zimt
1 Prise Nelke ≈ 1 Prise Vanille ≈ 1 TL Pfeffer ≈ 1 EL Honig
1 Prise Rosmarin

Den Kakao erwärmen und alle Zutaten zufügen. Alles kurz zum Sieden bringen, die Gewürze entnehmen und noch heiß servieren. An kalten Herbst- und Winterabenden schmeckt der Kakao besonders gut. Ob der Kakao auch Kindern schmeckt, müssen Sie ausprobieren. Die verschiedenen Gewürze mögen nicht alle Kinder gerne.

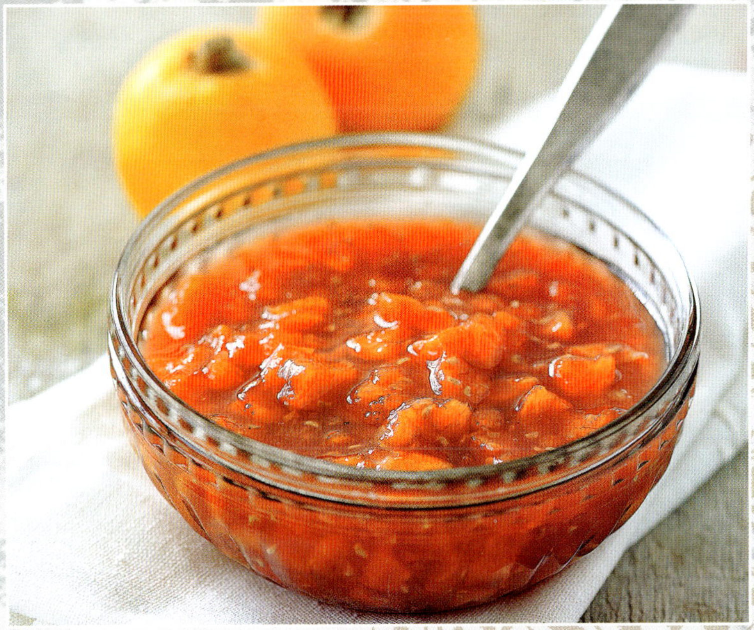

Oben Nicht nur für Hexen genau das Richtige: Mispelaufstrich.

Kraftbäume – göttliche Kraft

KRAFTORTE WERDEN IN VIELEN ALTEN GESCHICHTEN UND MÄRCHEN BESCHRIEBEN. NOCH HEUTE GIBT ES ORTE UND BAUMRIESEN, DIE EINE GANZ EIGENE MYSTISCHE AUSSTRAHLUNG BESITZEN. AN EINEM KRAFTPLATZ KANN SICH JEDER MIT DER NATUR VERBINDEN.

Schon immer haben Bäume die Menschheit fasziniert. Neben der wirtschaftlichen Nutzung, die schon vor vielen tausend Jahren begann, war es die Gestalt der alten Baumriesen, die die Menschen in ihren Bann zog. Mythologisch galten Bäume als Mittler zwischen der Unterwelt, der Menschenwelt auf der Erde und dem Himmel. Und noch heute sind Bäume ein Symbol für Stärke, Widerstandskraft, Beständigkeit und auch für Harmonie. Sicher spüren wir oft nur unbewusst, wie viel Ruhe und Kraft auf uns übergeht, wenn wir unter einem Baum sitzen, ihm im Stillen unsere Ängste, Wünsche und Träume anvertrauen. Ein Kraft- oder Energieort

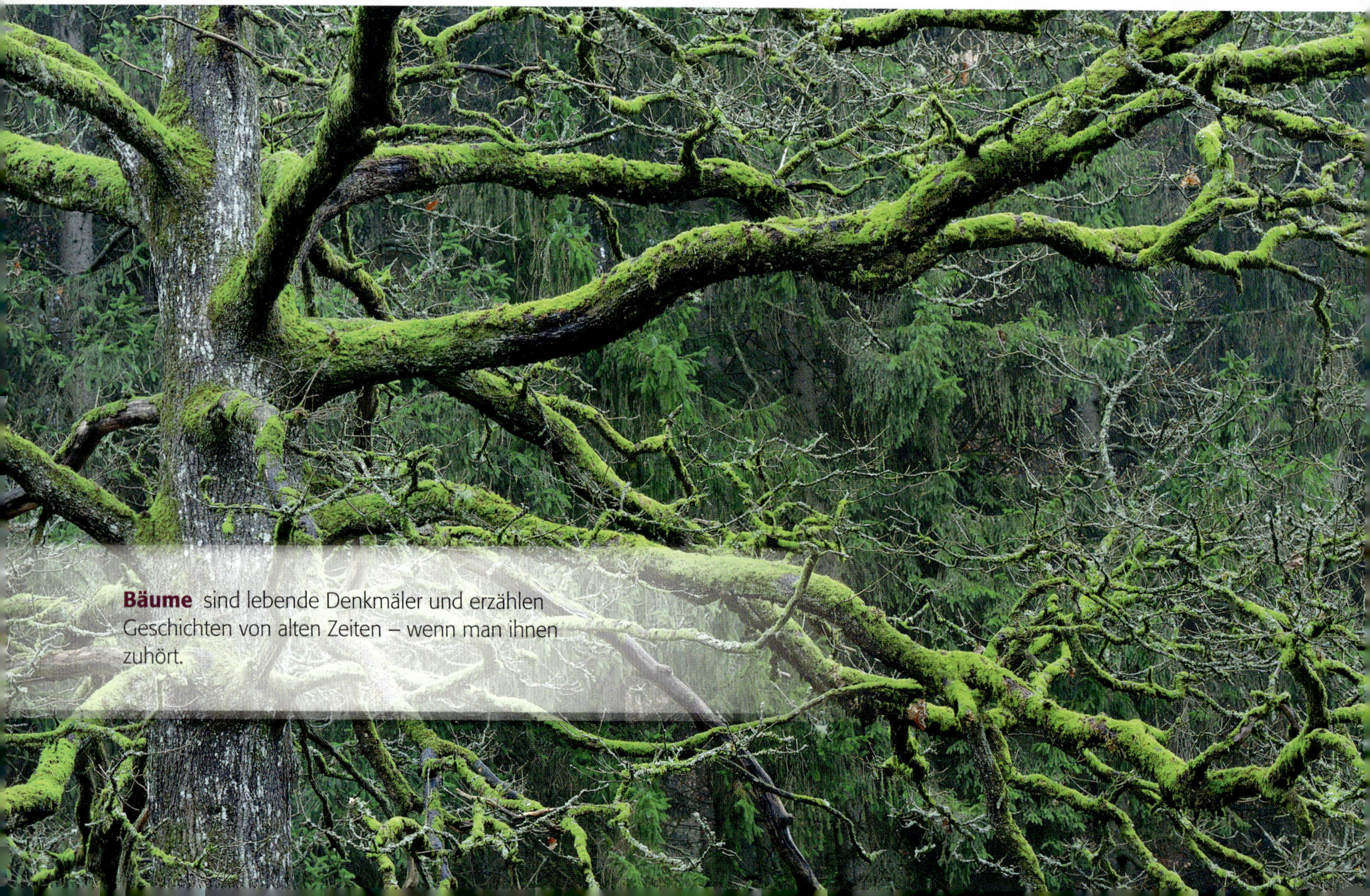

Bäume sind lebende Denkmäler und erzählen Geschichten von alten Zeiten – wenn man ihnen zuhört.

kann sich überall in der freien Natur befinden – auch im eigenen Garten. Oft befinden sich magische Orte an elementaren Schaltpunkten, wo sich Luft, Feuer, Wasser und Erde vereinigen. Das können Kreuzwege, Bäume, Wiesen oder Felsgruppen sein.

Heilige Bäume und Wälder

Fast alle alten Religionen hatten einen Baum, der als heilig angesehen wurde, bei den Germanen etwa war das die Esche Yggdrasil. Überhaupt spielten die Bäume bei dieser Volksgruppe eine große Rolle: Mit großer Wahrscheinlichkeit nutzen sie als Tempel ausschließlich Wälder und heilige Haine. Und so steht es auch im nordischen Schöpfungsmythos Edda zu lesen, dass die Bäume von den Göttern zu Beginn der Welt erschaffen wurden – aus den Haaren von Ymir, einem zugleich männlichen und weiblichen Urwesen. Die Geschichte der Kelten lässt sich bis ins 8. Jahrhundert vor Christus zurückverfolgen, doch wie auch bei den Germanen bleibt vieles ihrer Kultur im Dunkeln. Belegt ist aber, dass es keltische Stämme gab, die sich mit verschiedenen Bäumen identifizierten, die zur Namensgebung der jeweiligen Gruppe beitrugen.

Kraft und Stärke im Alltag

An einem Kraftort können die Naturenergien aufgenommen werden, damit sie im Alltag Kraft und Stärke vermitteln. Auch die eigenen Sorgen können hier übergeben und losgelassen werden. Um sich mit einem Kraftort oder -baum geistig zu verbinden, ist es auch möglich – falls es einmal nicht möglich ist, ihn aufzusuchen – zu Hause zu räuchern.

Kraftorträucherung

1 EL Eichenrinde – Kraft, die Wurzel geht tief in die Erde
1 EL Weihrauch – Gott, Heiligkeit wird angezogen
1 EL Myrrhe – Göttin, die weibliche Urkraft
1 TL Patschuli – Erde, die uns zum Elementaren zurück bringt
1 TL Johanniskraut – Feuer, Energie und Kraft
1 Prise Mistelkraut – Luft, Magie, Zauberkraft, Heilung
1 TL Minze – Wasser, Kühle, klares Denken

Alle Zutaten zerkleinern, mörsern und zu Ehren des Kraftorts in kleinsten Mengen auf einem Räuchersieb oder einer Räucherkohle verräuchern.

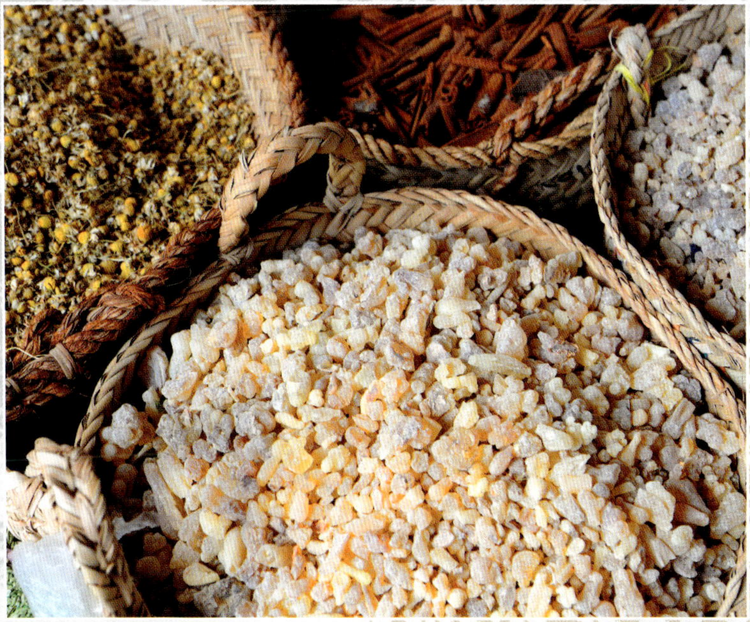

Oben Harze, Weihrauch und Myrrhe sind Symbole der Gottheiten.

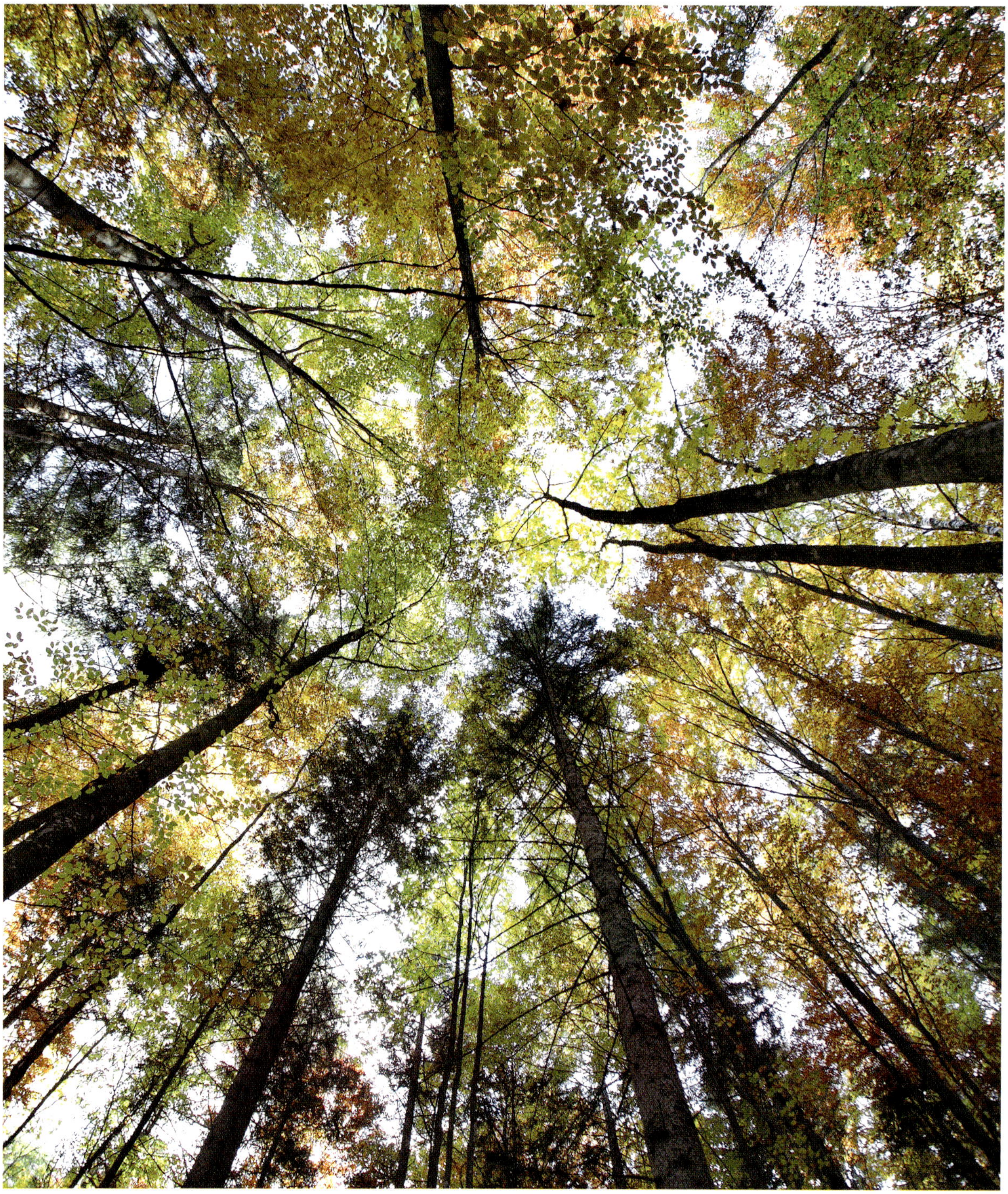

Rechts
Im Wald Ruhe finden, den Blick zum Himmel gewandt: Hier lassen sich Kraft und Stärke für den Alltag tanken.

Die magische Kraft der Bäume

Jeder Baum hat seine besondere Bedeutung und kann so für jeden zum persönlichen Kraftort werden.

An einem Kraftort – an einem Baum, aber auch einem Platz wie zum Beispiel Stonehenge – können Naturenergien wirken und aufgenommen werden, um im Alltag von ihrer Kraft und Stärke zu schöpfen. Sorgen und Kummer können zurückgelassen und an den Platz übergeben werden. Häufig finden sich solche magischen Orte an elementaren Schaltpunkten, wo sich Luft, Feuer, Wasser und Erde vereinigen – das können Kreuzwege oder andere natürliche Denkmäler sein, wie Bäume, Wiesen oder Felsen.

Eberesche (*Sorbus aucuparia*) – Die Eberesche gilt als heiliger Baum der Druiden und Hexen. Er ist ein Schwellenbaum. Rinde, Früchte und Blätter können für Räucherungen verwendet werden.

Holunder (*Sambucus nigra*) – Der Schwellenbaum wacht über Leben und Tod und ist Sitz der Göttin Holle. Krankheiten können an den Holunder übergeben werden, einst wurden Zauberstäbe aus seinem Holz gefertigt. Alles am Holunder ist heilkräftig und nutzbar – Blätter, Blüten, Früchte, Rinde –, aber es dürfen keine Wiegen und Möbel daraus hergestellt werden. In Übergangsräucherungen kann er zur Traumaregeneration und zur Heilung eingesetzt werden.

Schwarzdorn (*Prunus spinosa*) – Der Schwarzdorn oder die Schlehe gilt als Schutzstrauch vor Blitz und Donner, Feuer und Krankheiten. Nutzbar sind seine Blätter, Blüten, das Holz und die Beeren. Als Schwellenbaum kann er bei Übergangsriten und Jahreskreisfesten in Räucherungen eingesetzt werden, genauso wie bei Trancen und Meditationen.

Apfel (*Malus*) – Im Hexenkult ist der Apfel heilig. Wird er quer durchgeschnitten, kommt in der Mitte das Kerngehäuse als Druidenstern beziehungsweise Pentagramm zum Vorschein. Dieses Pentagramm ist ein uraltes Zeichen. Allein schon aus diesem Grund ist der Apfelbaum ein Ritualbaum. Nutzbar sind Blätter, Blüten, Holz und Beeren. Bei Übergangsritualen und Jahreskreisfesten kommt der Apfel bei Räucherungen zum Einsatz.

Weißdorn (*Crataegus*) – Als Schwellenbaum und Anderswelthecke ist der Weißdorn ein besonderer Kraftbaum. Räucherungen mit Weißdorn wirken kräftigend auf das Herz, erdend und steigern die Konzentration. Nutzbar sind Blätter, Blüten, Holz, Beeren.

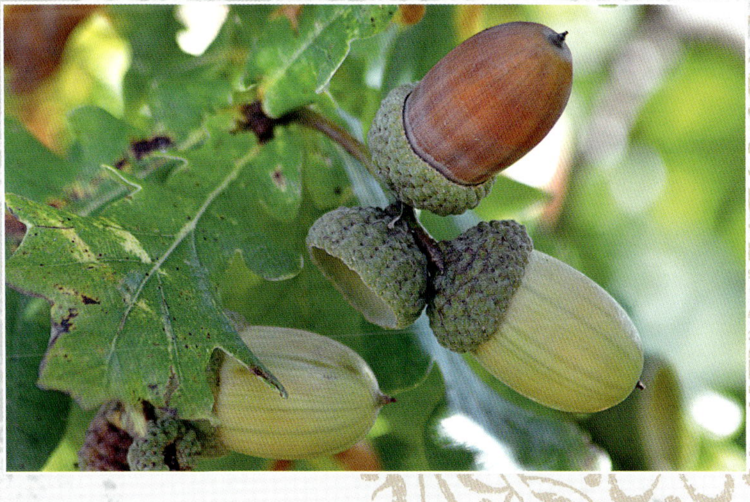

Oben In der germanischen Mythologie spielt die Eiche seit jeher eine große Rolle.

Rechts
Vielleicht lässt sich ein Blick auf sie erhaschen – auf die Elfen und alle anderen Wesen der Anderswelt, die sich hier aufhalten und die Bäume als Tore in ihre Welt nutzen.

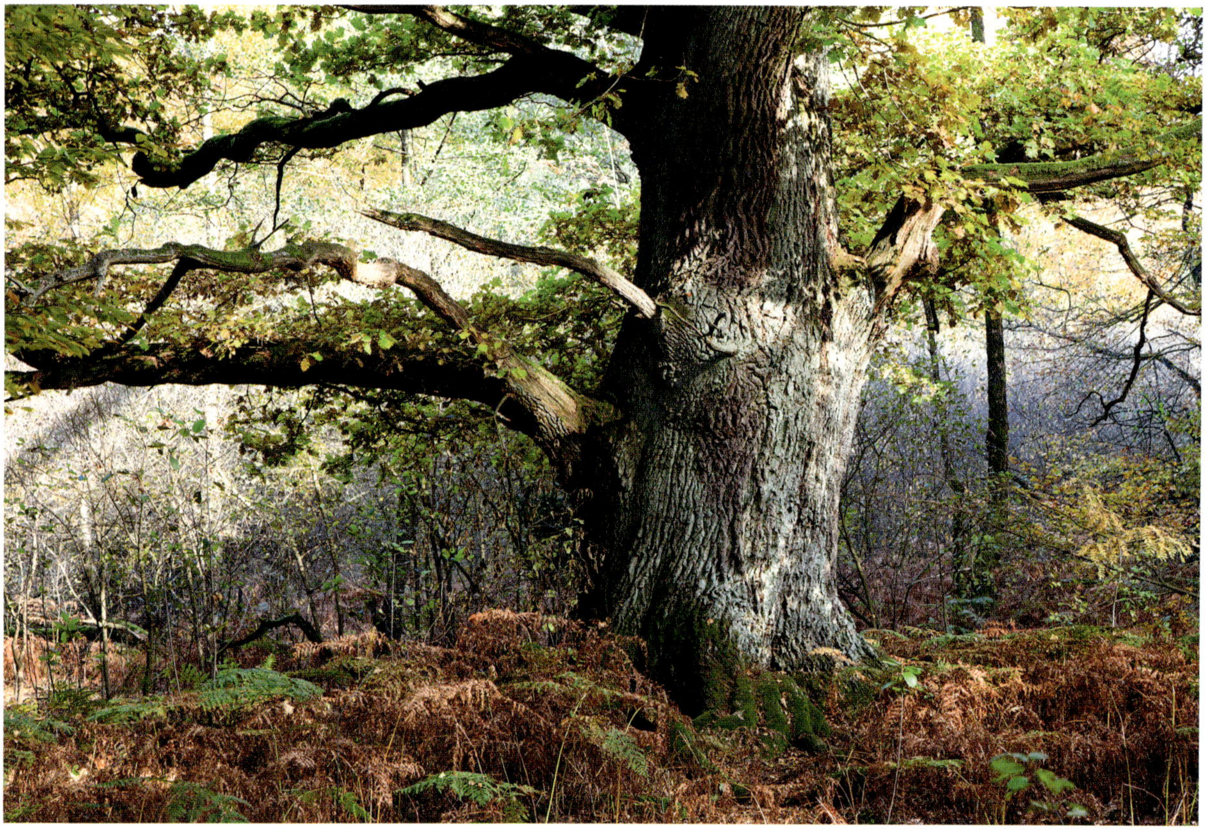

Eiche (*Quercus*) –Stärke, Durchsetzungsvermögen und Kraft – das alles symbolisiert die Eiche. Als heiliger Baum hat sie Bedeutung in vielen Lebensbereichen. Wer die Eiche als Kraftbaum auserwählt, kann Schaffenskraft, Stärke und die Fähigkeit, klare Entscheidungen zu treffen, bei ihr finden. Räucherungen mit Eiche dienen für Übergangsrituale, Jahreskreisfeste, zum Erhalten der Kraft, für Neun-Hölzer-Räucherungen und Kraftbaumräucherungen. Nutzbar sind Blätter, Rinde und Früchte. Als Bachblüten stärkt die Eiche Zähigkeit und Ausdauer.

Kiefer (*Pinus sylvestris*) – Die Kiefer oder Föhre ist ein Kraftbaum, der das Selbstbewusstsein stärkt und dazu verhilft, das eigene Wohlbefinden zu fördern. Das Harz kann für Räucherungen, Erkältungssalben und Inhalationen verwendet werden. Nutzbar sind außerdem Nadeln und Rinde. Bei Räucherungen dient die Kiefer zum Schutz, zur Reinigung, Klärung und als Entscheidungshilfe. Sie klärt die Gedanken und stärkt das Immunsystem.

Birke (*Betula pendula*) – Als Baum der »großen Göttin« steht die Birke für das Wiedererwachen der Natur, den Frühling, die Lebenskraft, aber auch die Ruhe. Blätter, Saft und Rinde sind nutzbar. Bei Räucherungen wird die weibliche Kraft gestärkt, sie dienen der Reinigung und werden bei Jahreskreisfesten und Ritualräucherungen eingesetzt. Die Birke ist Bestandteil der Neun-Hölzer-Räucherung. Die entwässernde Wirkung der Birke bei einer Frühjahrs-Entgiftungskur in Form von Teezubereitungen oder Säften wurde schon oft beschrieben. Auch für das Haarwachstum sind die Inhaltsstoffe der Birke hilfreich. Die Birke als Maibaum steht für die neu erwachte Kraft und stellt die liebevolle Verbindung von Mann und Frau dar. Hier findet sich die Vereinigung der weiblichen Göttlichkeit – des fruchtbaren, roten Aspekts der großen Göttin – mit der männlichen Gottheit.

Eibe (*Taxus baccata*) – Ähnlich dem Holunderstrauch fungiert die Eibe als Hüterin der Schwelle zum Tod. Sie ist der Baum des Todes schlechthin und in England ein heiliger Baum. Aber Vorsicht, die Eibe ist giftig. Geübte können Eibe bei Übergangsräucherungen sehr vorsichtig verwenden.

Wacholder (*Juniperus communis*) – Ein Wacholder kann als Kraft- und Schutzbaum vor das Haus gepflanzt werden, um sich vor unerwünschten Einflüssen zu schützen. Vermutlich ist die Pflanze das älteste bekannte Räucherkraut der Welt. Nadeln und Beeren werden zum Schutz, zur Reinigung, für Rituale, im Jahreskreis und bei Einweihungen eingesetzt. Wacholder bringt die Dinge auf den Punkt, schafft geistige Klarheit und gibt Hilfe, worauf es ankommt.

Walnussbaum (*Juglans regia*) – In der Anderswelt beschert dieser Baum die Träume, deshalb sollte nicht allzu oft unter einem Walnussbaum geschlafen werden. Beim Räuchern sorgt Walnuss für starken Duft, er desinfiziert Krankenzimmer, wirkt leicht betäubend und damit beruhigend. In Meditations- und Tranceräucherungen kann er als Entscheidungshilfe weiterhelfen.

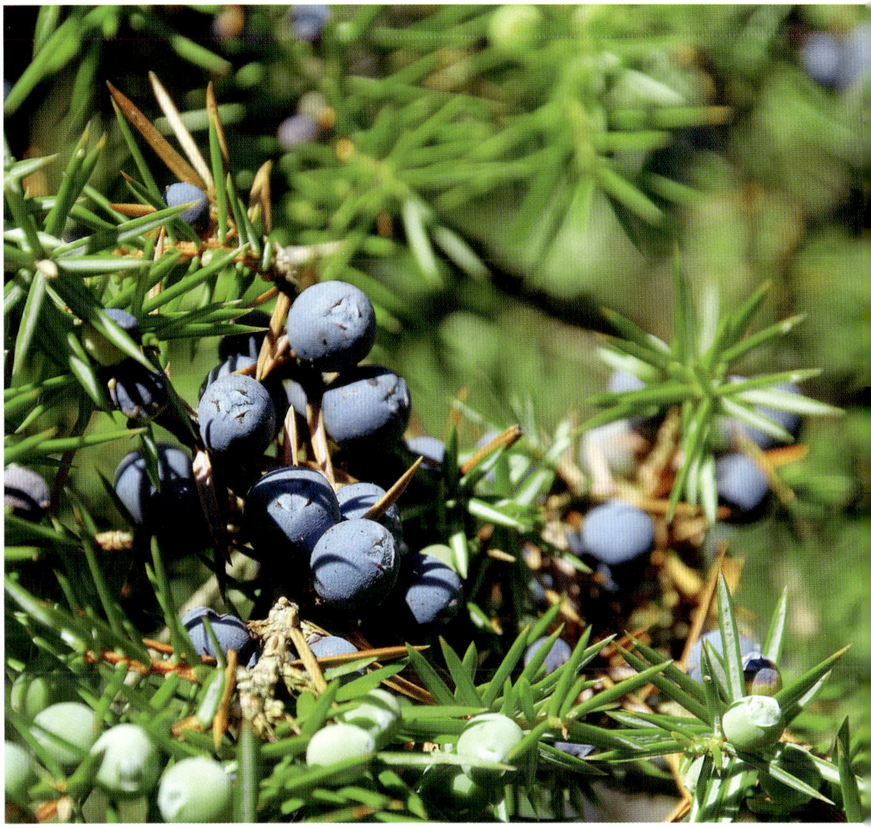

Oben
Um sich vor Hexen, Pest und dem Teufel zu schützen, wurde Wacholder einst verbrannt.

Kraftorträucherung

1 EL Eichenrinde – Kraft, die Wurzel geht tief in die Erde
1 EL Weihrauch – Gott, Heiligkeit wird angezogen
1 EL Myrrhe – Göttin, die weibliche Urkraft
1 TL Patchouli – Erde, bringt uns zum Elementaren zurück
1TL Johanniskraut – Feuer, Energie und Kraft
1 Prise Mistelkraut – Luft, Magie, Zauberkraft, Heilung
1TL Minze – Wasser, Kühle, klares Denken

Alles fein zerkleinern, dann mörsern und zu Ehren oder zum Erhalten der Kraft und des Kraftortes in allerkleinsten Mengen auf einem Räuchersieb oder einer Räucherkohle verräuchern.

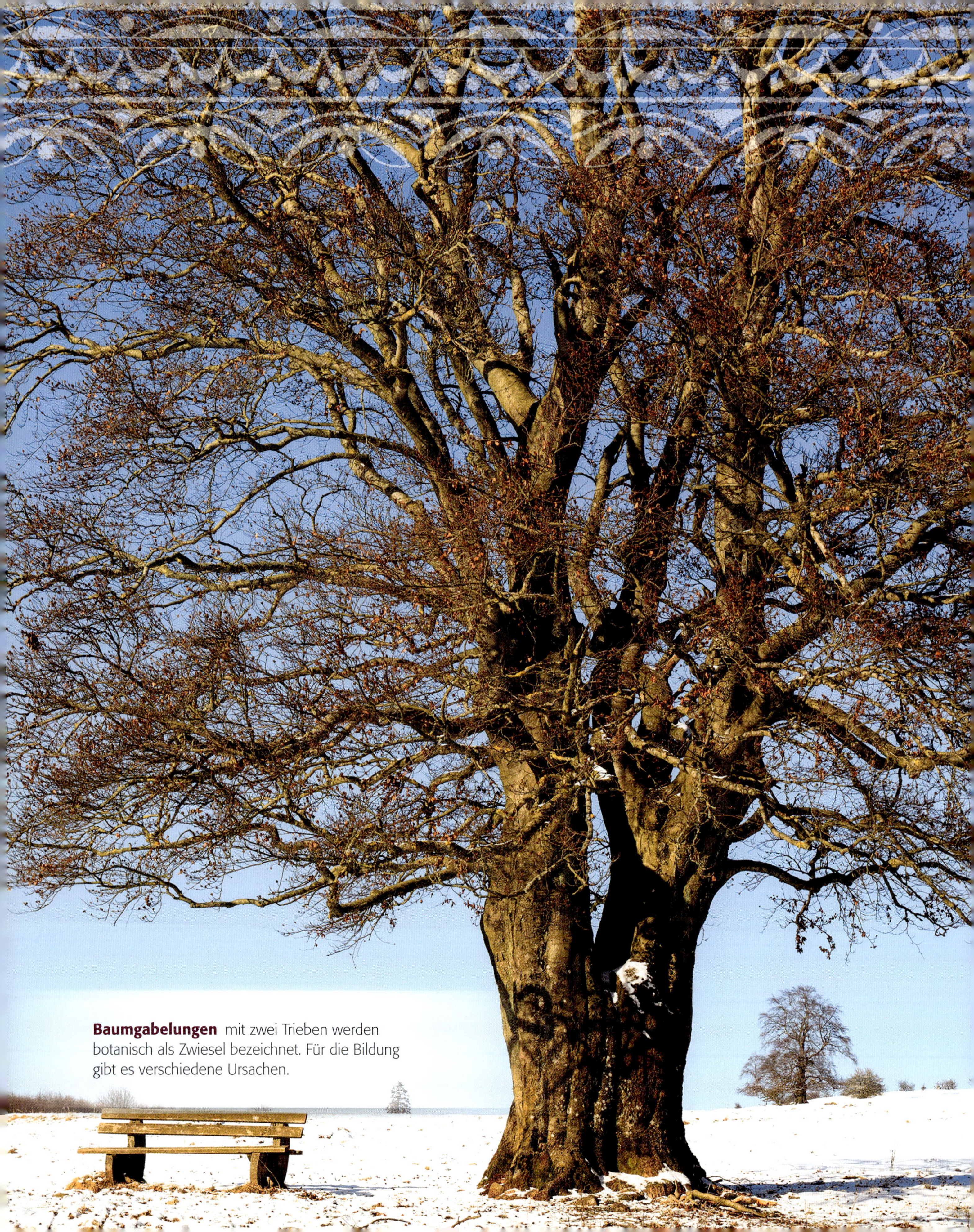

Baumgabelungen mit zwei Trieben werden botanisch als Zwiesel bezeichnet. Für die Bildung gibt es verschiedene Ursachen.

Schwellen- und Zwieselbäume

IN URALTEN ZEITEN STELLTE DIE HEXE DIE HÜTERIN DER HECKE ZUR ANDERSWELT DAR. SIE WAR ES AUCH, DIE DIE SCHWELLE ZWISCHEN DEN WELTEN ÜBERTRETEN DURFTE. AUCH DIE ZWIESELBÄUMEN VERFÜGEN ÜBER BESONDERE KRÄFTE: SIE SOLLEN KRANKHEITEN AUFNEHMEN KÖNNEN.

Schwellenbäume gelten als Bäume zwischen den Welten, als Tor in eine andere Realität. Und zwar zwischen unserer bewussten Welt und der Welt der geistigen Kraft, der Rituale und der Mythologie. Große Heil- und Zauberkräfte wurden diesen Bäumen und Sträuchern früher zugeschrieben. Ein Schwellenbaum oder -strauch stellte auch immer zugleich Leben und Tod dar und wurde als Übergang angesehen. Häufig gelten Schwellenbäume auch als sehr wild und heilkräftig. Sie sind robust und widerstandsfähig und sind häufig mit Dornen versehen. Viele Schutzbäume sind zugleich auch Schwellenbäume. Auch wurden ihnen Zauberkräfte nachgesagt. So wurden sie in Ritualen oder für magische Werkstücke wie Zauberstäbe, Amulette, Figuren oder Besen zur rituellen Gestaltung verwendet. Zu den Schwellenbäumen zählen beispielsweise die Eberesche, der Holunder, die Schlehe, der Weißdorn, der Sanddorn, der Ilex und der Haselstrauch.

Zwieselbäume

Schon allein ihr Anblick lässt etwas Magisches in uns auflodern. Zwieselbäume sind Bäume, die eine innere Öffnung, einen Durchgang im Baum oder der Wurzel haben, die vielleicht durch Natureinflüsse, Gewitter oder Ähnliches entstanden sind, vielleicht aber auch durch Magie. War ein Mensch erkrankt, musste er durch diese Öffnung im Baum kriechen, oft mit Hilfe seiner Angehörigen, um dem damit seine Krankheit zu übergeben. Natürlich bedankte man sich dann später bei dem Baum für seine Hilfe und Kraft. Hier wurden dann kleine und liebevolle Gaben mitgebracht.

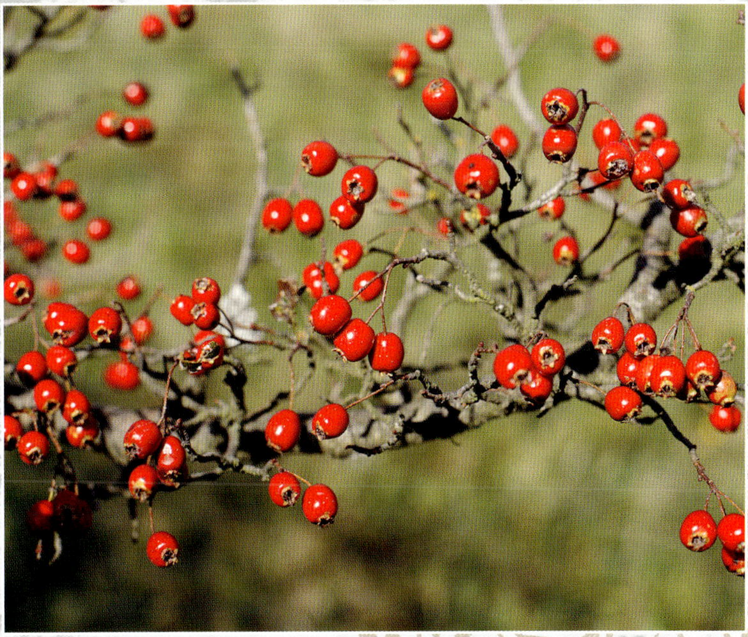

Oben Kahl, ohne Blätter und doch voller Früchte – der Weißdorn vereint Leben und Tod.

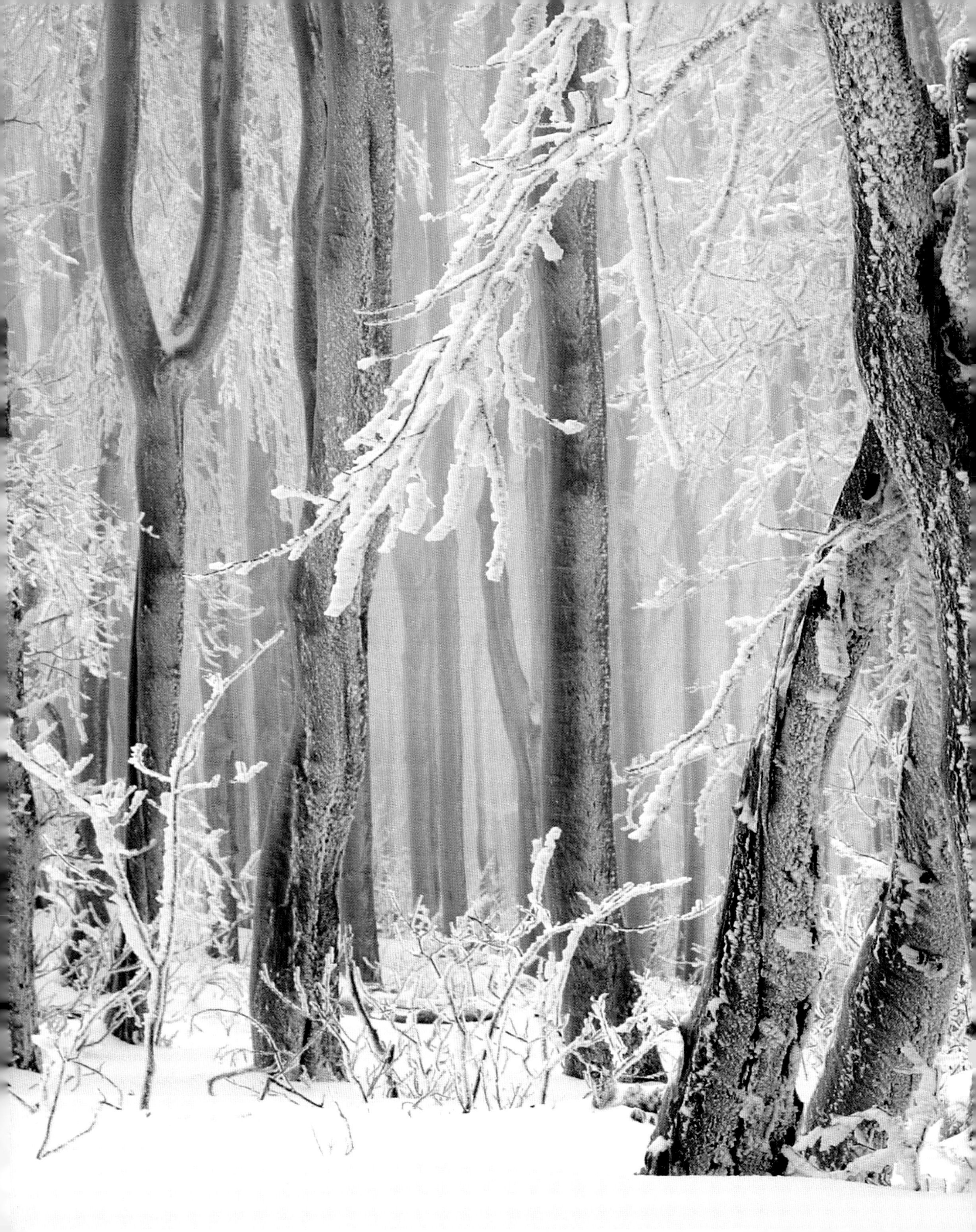

Mystische Winterzeit

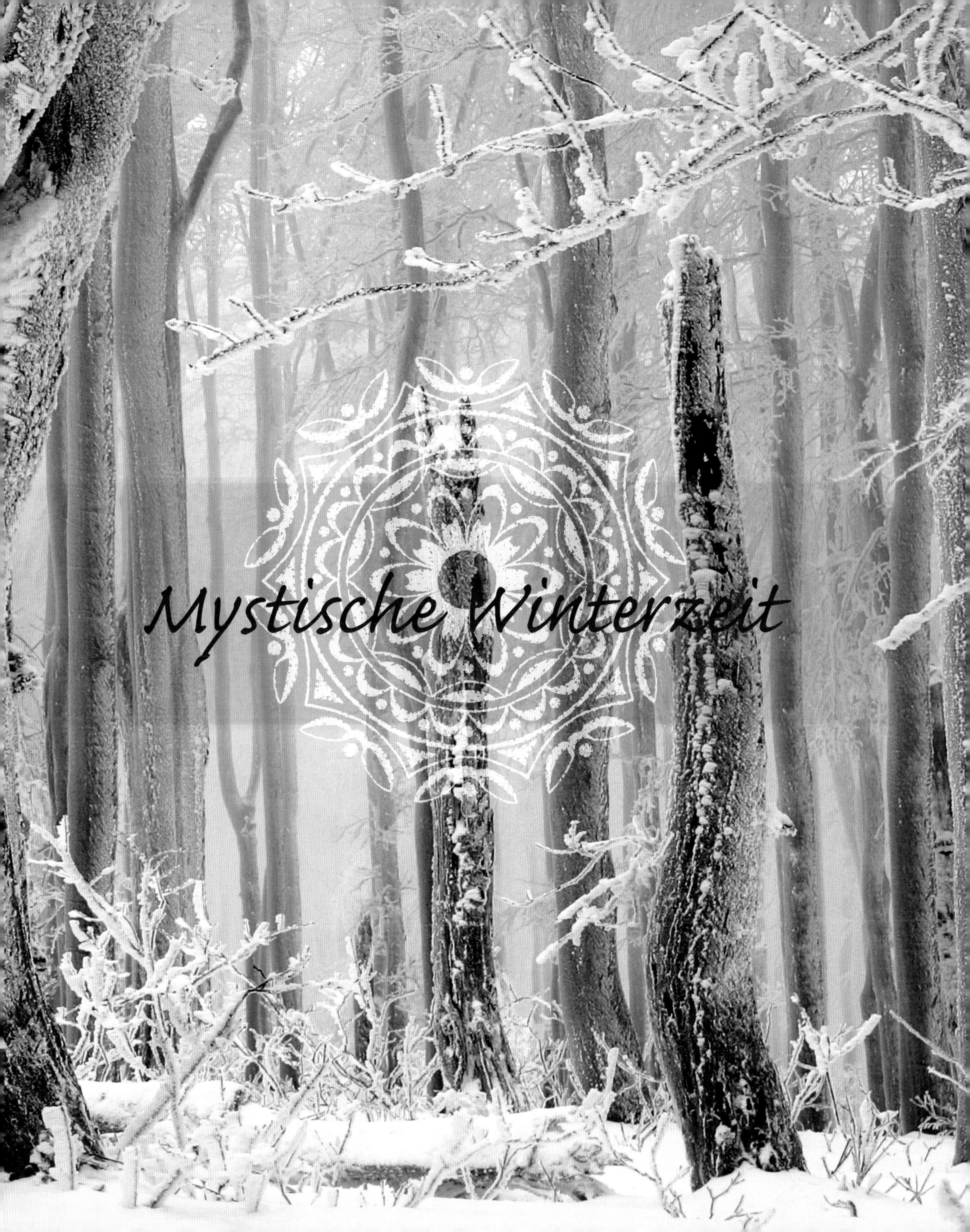

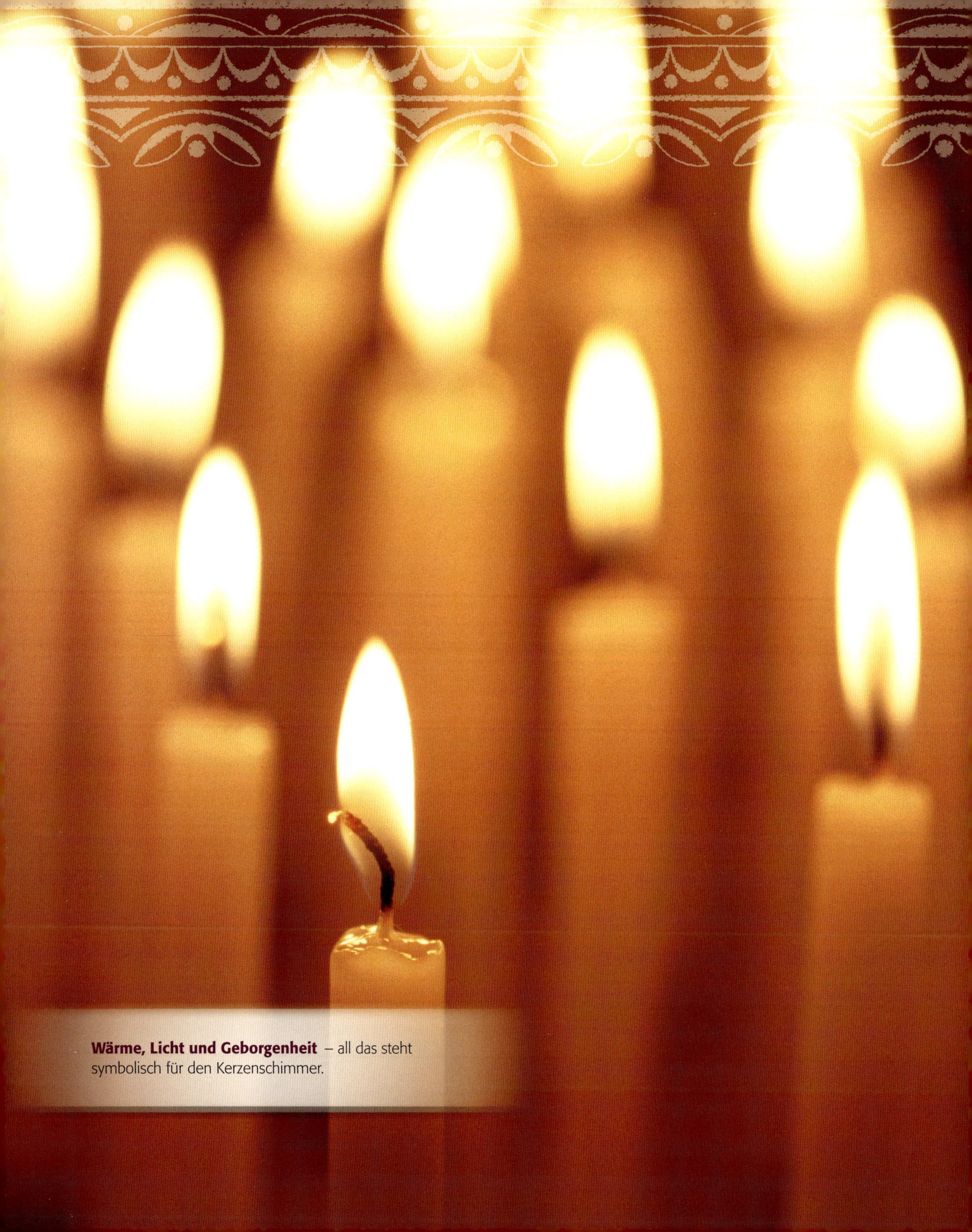

Wärme, Licht und Geborgenheit – all das steht symbolisch für den Kerzenschimmer.

Rituale und Bräuche

KAUM EINE ZEIT IST SO ERFÜLLT VON ALTEN TRADITIONEN UND BRÄUCHEN WIE DIE TAGE UM WEIHNACHTEN BIS HIN ZU MARIÄ LICHTMESS. DIE ZWÖLF RAUNÄCHTE, MEDITATIONSRÄUCHERUNGEN UND HEXENPFLANZEN SPIELEN JETZT EINE GROSSE ROLLE, DAS SONNENFEST JULE UND DAS MONDFEST IMBOLC WERDEN GEFEIERT.

Vielleicht liegt es an der dunklen Zeit, daran, dass es kalt draußen ist, manchmal Schatten aus dem Nichts auftauchen und die Menschen sich seit jeher fürchten – nach Allerheiligen und mit Beginn der Winterzeit sind viele Bräuche und Rituale aus längst vergangenen Zeiten erhalten geblieben oder leben wieder auf. Vor allem mit den Raunächten ist das der Fall, aber auch mit dem Sonnenfest Jul, das fast zeitgleich mit Weihnachten am 21. Dezember gefeiert wird und gleichzeitig die Wintersonnenwende darstellt.

Im Winter sind vor allem immergrüne Pflanzen wie Efeu und Ilex wichtig und bedeutsam, mit Harzen von Fichten, Tannen und Kiefern wird geräuchert und Schutz- und Meditationspflanzen sind genau wie im Herbst unerlässlich. Das Element Erde bestimmt den Winter. Mehr noch als im Herbst kann die stille Zeit im Winter zur Einkehr genutzt werden. Die vielen verschiedenen Räucherrituale, die für diese Jahreszeit zur Verfügung stehen, zeugen davon.

Symbolträchtige Zweige

Doch auch die Hoffnung ist im Winter von Bedeutung und lebt am Barbaratag auf. Dieser Brauch ist aus dem 3. Jahrhundert nach Christus überliefert und hat sich bis heute erhalten. Am Namenstag der Heiligen Barbara, dem 4. Dezember, werden noch heute Zweige von Obstbäumen, Birken oder anderen Bäumen und Sträuchern wie Haselnuss oder Forsythien geschnitten. Sie sollen am 24. Dezember blühen und verheißen Lebensfreude und den kommenden Frühling.

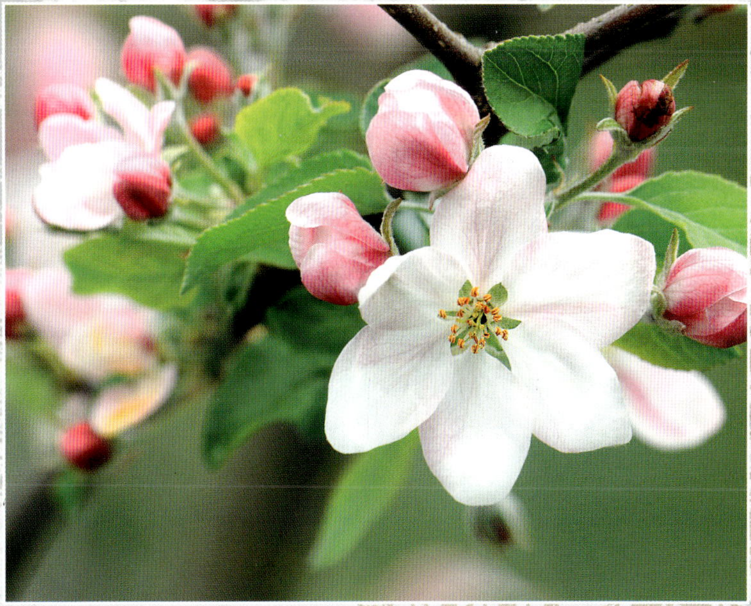

Oben Mitten im Tod und der Vergänglichkeit bringen uns blühende Zweige die Hoffnung zurück.

Die Wiederkehr der Sonne

DER GEBURT DER SONNE SEHEN WIR MIT FREUDIGER ERWARTUNG ENTGEGEN. WIR ERHALTEN DAMIT HOFFNUNG AUF DAS LICHT UND AUF DIE WIEDERKEHR DER FRUCHTBARKEIT, OBWOHL DER EISIGE WINTER JETZT ERST NOCH ZU ERWARTEN IST. DAS SONNENFEST JUL WIRD AM 21. DEZEMBER GEFEIERT.

Der 21. Dezember ist die Wiederkehr der Sonne. In der Mythologie wird an diesem Tag das Sonnenkind von der sich verjüngenden »Mutter der Erde«, der großen Göttin, geboren. Danach wird auch sie wieder zur weißen Göttin – das ist ihr neugeborener und kindlicher Aspekt. Beide werden wachsen, wie auch die Fruchtbarkeit der Natur wachsen wird. Doch das wird dauern, jetzt kommt erst noch die kälteste Jahreszeit – der Winter. Ilex und Efeu stehen als Pflanzen für Gott und Göttin.

Der kürzeste Tag im Jahresverlauf ist erreicht. In beinahe allen alten Kulturen wurde dieses Fest gefeiert, denn

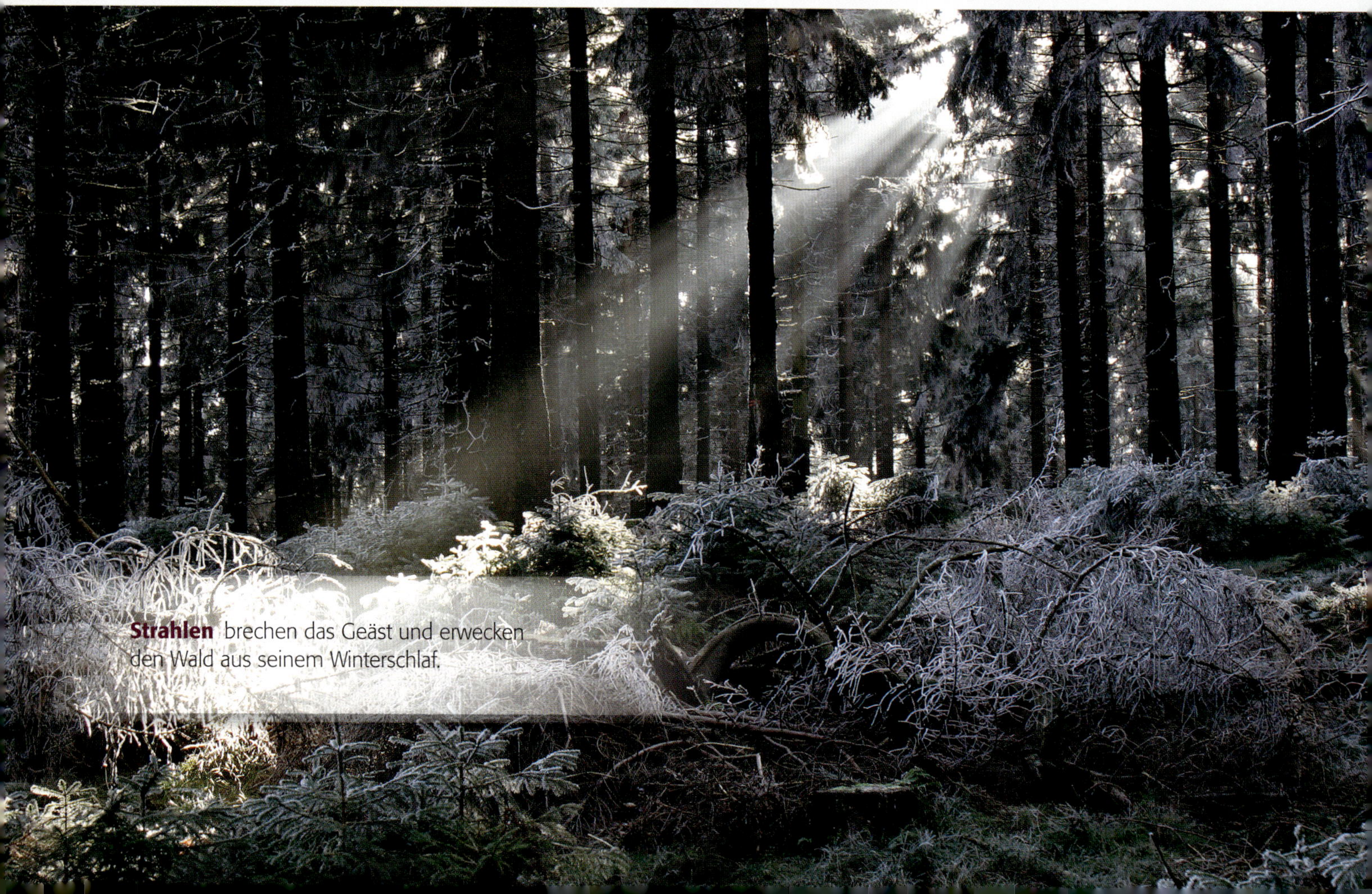

Strahlen brechen das Geäst und erwecken den Wald aus seinem Winterschlaf.

nun ist eine Umkehr erreicht, die Tage werden wieder länger, das Licht und das Leben gewinnen die Oberhand. Aus dem Julfest hat sich wohl später im Lauf der Christianisierung das Weihnachtsfest entwickelt, das wir noch heute mit vielen heidnischen Symbolen feiern. Der immergrüne Baum wird mit Süßigkeiten, Kugeln, Tannenzapfen und Kerzen geschmückt. Die Farben dieser Jahreszeit sind silber als Synonym für die Göttin, gold für das Sonnenkind, grün für ewiges Leben, Zuwachs der Fruchtbarkeit und rot für die Verwandlung und die Erneuerung. Aus Freude über diesen Tag und dieses Fest beschenken wir unsere Lieben mit nützlichen Gaben. Wir trinken heißen Met und halten besinnlich inne. Zeit, um Tarotkarten oder Runen zu legen, die uns beantworten, was das nächste Jahr bringt. Dazu kann mit würzigen Materialien geräuchert werden.

Räucherpflanzen am Jul-Fest

Für den Winter sind verschiedene Räucherpflanzen passend:

- Weihrauch (Gott)
- Myrrhe (Göttin)
- Holunder (Tod und Wiedergeburt)
- Palo Santo (Heiligkeit)
- Fichten- und Kiefernharz (Klarheit und Reinigung)
- Herba Santo (Heiligkeit)
- Copal (göttliche Kraft)
- Rinde von Schwellenbäumen (z. B. Eberesche, Apfel, Quitte, Schlehe, Weißdorn)
- Gewürze (z. B. Zimt, Koriander, Nelke)
- Orangenschalen (ungespritzt)
- Wacholder
- Sumpfporst
- Mistel (meditative Erinnerungen)

Weihnachtsräucherung

½ TL Benzoe ≈ 5 TL Yogi-Tee ≈ 1 TL Veilchen ≈ 1 TL Myrrhe
Je 1 Messerspitze Sandelholz, Eichenmoos, Patchouli
1 TL Damiana ≈ 4 Stück Alant ≈ 1 TL Orangenweihrauch
5 TL Weihrauch (Oman) ≈ Je 1 Prise Katzenminze, Johanniskraut, Schafgarbe, Salbei, Mariengras, Lavendel
2 TL Rose ≈ 1 TL Styrax ≈ 1 TL Mistel

Alle Zutaten mörsern. So entsteht eine milde, süßlich-herbe Mischung, die Göttlichkeit erweckt, Harmonie schafft und Einklang von Geist und Seele bewirkt.

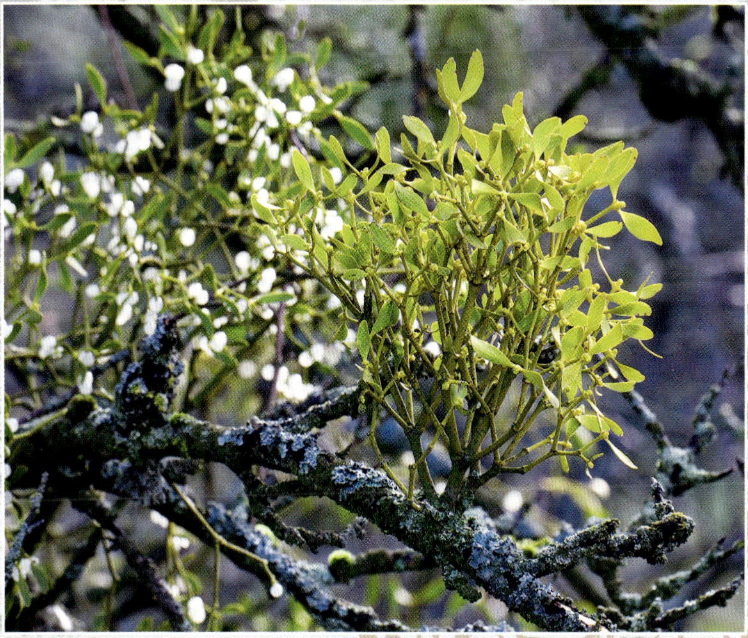

Oben So viele magische Kräfte wie die Mistel besitzt kaum eine andere Pflanze.

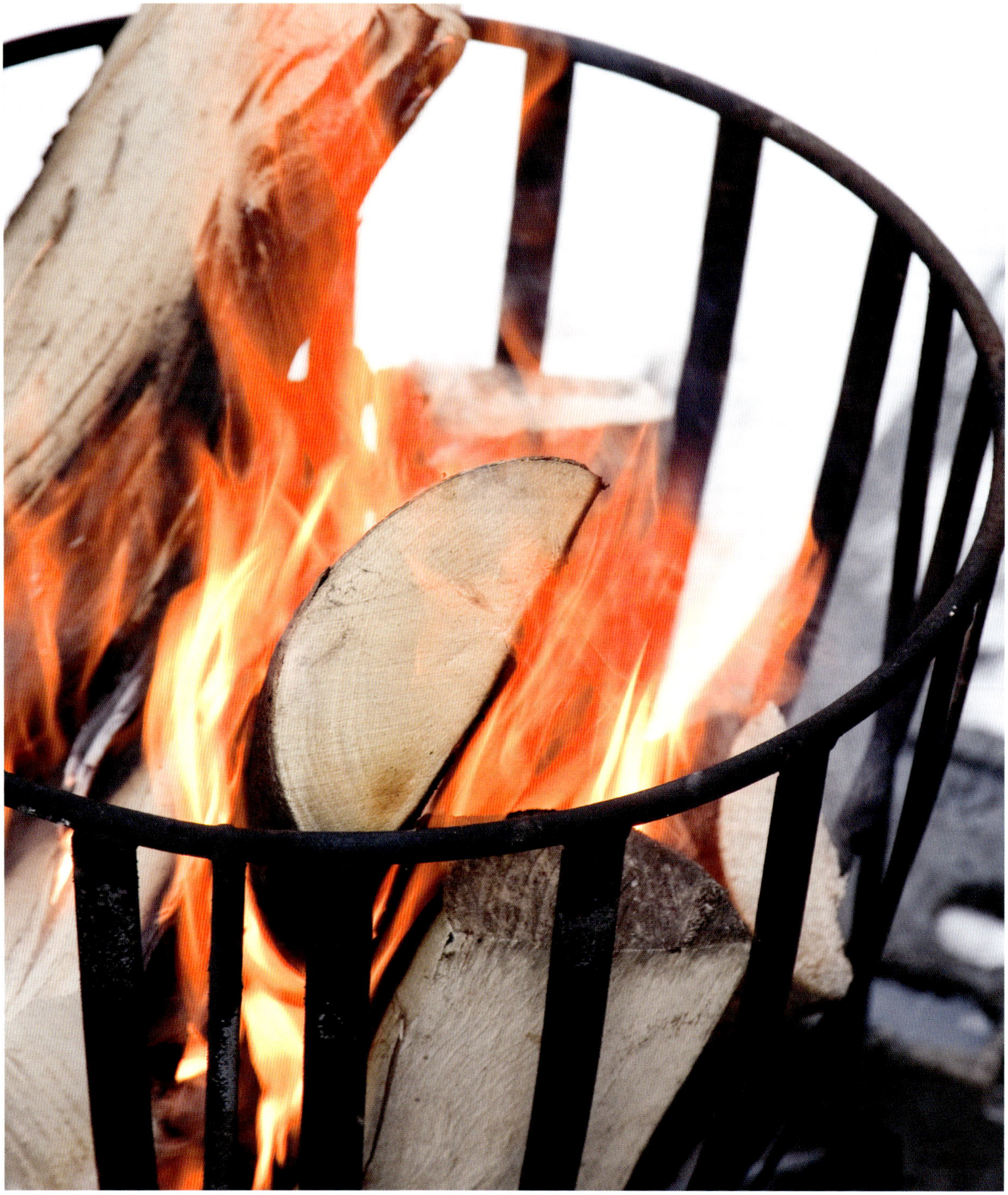

Rechts
Seit Urzeiten fasziniert den Menschen das Feuer. Werden unsere ältesten Instinkte geweckt beim Blick in die lodernden Flammen?

Als Pflanzen oder Pflanzenbestandteile für Meditationen kommen vor allem Mistel, Fichten- und Kiefernharz sowie Wacholderholz in Frage. Räucherpflanzen für Meditationen und Trancereisen sind zum Beispiel Sumpfporst, Rauchbeere, Harze, Fliegenpilz, Wermut, Weihrauch, Myrrhe, Zimt, Nelken, Orangen, Gummi arabicum, Holunder, Eberesche, Schwarzdorn oder aber die Kräuterbuschen. Für die Jul-Nacht gibt es verschiedene Rezepte, die am Tag der Wintersonnenwende zubereitet und gegessen werden können.

Kranz der Wiederkehr

Für den Teig:
500 g Dinkelvollkornmehl ≈ 1 Prise Salz ≈ 25 g Hefe
2 Eier ≈ 1/8 l Milch ≈ 1 Prise Zucker ≈ 100 g Pflanzenöl

Für die Füllung:
1 TL Zimt ≈ 1 TL Nelken ≈ 1 TL Anis ≈ 1 TL Rosmarin
3 EL geriebene Orangenschale
100 g gehackte Nüsse oder Mandeln ≈ 3 EL Schlehenfeuer
150 g Preiselbeeren ≈ 5 EL grober brauner Zucker
100 g zerkleinerte getrocknete Äpfel

1 Aus den Grundzutaten einen Hefeteig herstellen und gehen lassen. Anschließend so lang und breit ausrollen, dass die Füllmasse später hineinpasst und der Teigkranz zum Ring geschlossen werden kann.
2 Die Zutaten für die Füllung zerkleinern und mischen, bis eine dicke Paste entsteht. Auf den Hefeteig geben, einrollen und ringförmig schließen. Mit Eigelb bestreichen und mit gehackten Früchten und Nüssen dekorieren. Bei 180 °C ca. 45 Minuten backen, bis der Kranz leicht angebräunt ist.

Nordischer Jul-Glögg

1 l Weißwein ≈ 100 ml Orangenlikör ≈ 4 EL Orangensaft
1 EL getrocknete Orangenschalen ≈ 2 EL gehackte Mandeln
1 Zimtstange ≈ 1 TL Nelken ≈ 2 EL Rosinen
1 Messerspitze Rosmarin und Minze (fein gehackt)

Alle Zutaten erhitzen, aber nicht kochen lassen. Mit den ungespritzten Orangenschalen garnieren und genießen. Dazu schmecken Bratäpfel gefüllt mit Haselnussmus oder Stockbrot, wenn das Getränk am Lagerfeuer getrunken wird.

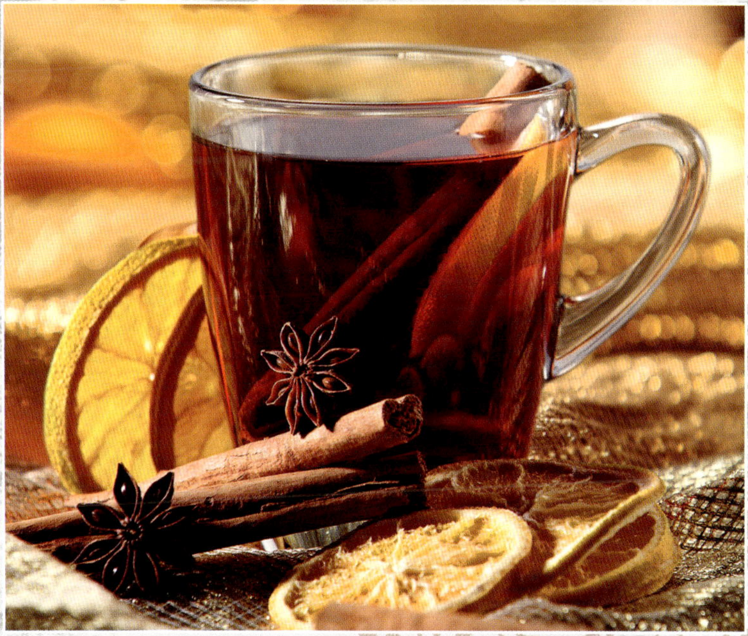

Oben Viele Gewürze sind dem Element Feuer zugeordnet und haben eine wärmende Wirkung.

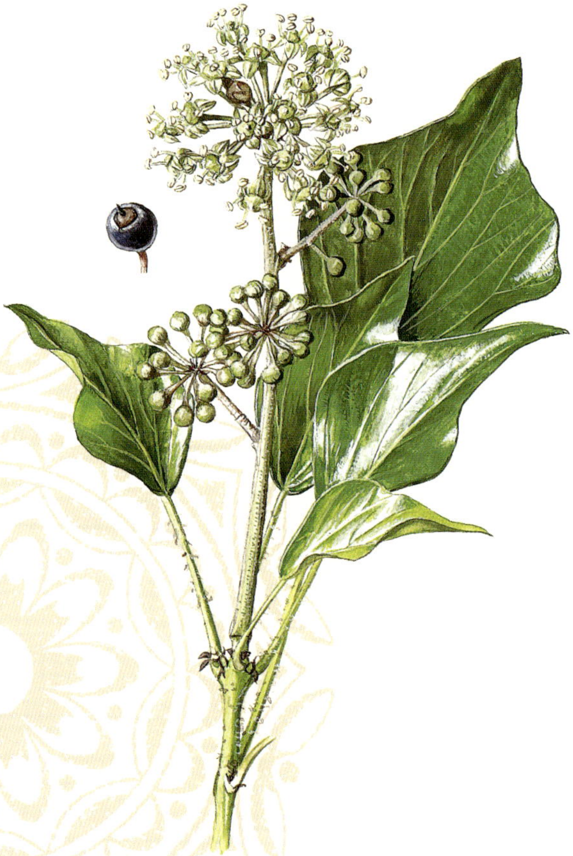

Efeu – Symbol des Werdens und Vergehens

In vielerlei Hinsicht ist der Efeu (*Hedera helix*) ein ungewöhnliches Gewächs. In unseren Breiten ist er der einzige immergrüne Kletterstrauch, der mit seinen Wurzeln klettert. Er blüht sehr spät und die unreifen Früchte überwintern am Strauch – auch das ist ungewöhnlich.

In der heutigen Zeit ist Efeu zu einer kaum mehr wegzudenkenden Kulturpflanze geworden. In Töpfen für drinnen und draußen, im Garten und auf dem Friedhof ist er mit unzähligen Arten und Sorten zu finden. Er wächst aber auch wild, in Hecken, klettert alte Bäume hinauf oder verkleidet Kirchenmauern und andere Gebäude.

Magisches und Zauberhaftes

Als immergrüne Pflanze, die im Lauf ihres Lebens sogar die Blattform verändert, galt der Efeu seit jeher als mystische Zauberpflanze. Ihm haftet die Unsterblichkeit an, denn Efeupflanzen können viele hundert Jahre alt werden, symbolisch steht er aber auch für Treue. Als Zeichen ewiger Liebe und Treue bekamen Hochzeitspaare früher von griechischen Priestern eine Efeuranke überreicht.

Bereits in der Antike galt er als heilige Pflanze. Die alten Ägypter weihten mit Efeu ihren Osiris, die alten Griechen taten dies bei Bacchus, Demeter und Pan. Römische Priester durften Efeu nicht berühren, da die Gefahr bestand, dass die Pflanze sie gefangen halten könnte. Efeu als Zauberpflanze wurde verschiedentlich eingesetzt. Er musste allerdings, damit sich die magischen Kräfte entfalten konnten, eine Stunde vor Sonnenaufgang mit nach Osten gewendetem Gesicht geschnitten werden. Wurde dieser Ritus eingehalten, diente Efeu beispielsweise als Liebespflanze. Er wurde allerdings auch als Verhütungs- und Abtreibungsmittel verwendet. Die Kelten assoziierten mit Efeu die Winter- und Eulengöttin und opferten ihr Efeukränze. Efeu galt als Symbol des Sterbens und des Lebens über den Tod hinaus. Nach deutschem Volksglauben dagegen durfte Efeu früher nicht ins Haus geholt werden. Es hieß, die Pflanze bringe Unglück, zerstöre den ehelichen Frieden oder könne sogar den Tod eines Angehörigen verantworten. Dieser Aberglaube rührte wohl daher, dass Efeu sich gerne auf Gräbern und Ruinen ausbreitet.

ANWENDUNG UND BEDEUTUNG

Im Mittelalter waren sich die Ärzte über die Heilwirkung von Efeu nicht ganz einig. Er wurde vor allem bei Kopf- und Zahnschmerzen, chronischen Katarrhen, Durchfall, Geschwüren, Entzündungen und Brandwunden eingesetzt, galt aber auch als Verhütungsmittel, allerdings mit abortiver Wirkung. Zudem galt die Pflanze als Kraut des Mondes und wurde auch gegen die Pest verschrieben. Genauso sollten Zubereitungen mit Efeu bei Hühneraugen und Geschwüren Abhilfe leisten.

Weitere Einsatzgebiete von Efeu kamen nach wissenschaftlichen Erkenntnissen über seine Inhaltsstoffe hinzu, neben der Behandlung von Gicht und Rheuma werden heute mit Efeumitteln auch Erkrankungen der Atemwege behandelt. Die Inhaltsstoffe aus Efeublättern haben krampflösende und immunstärkende Wirkungen, doch ist Efeu an sich in höheren Konzentrationen giftig. Das gilt vor allem auch für Blüten und Früchte. Von einer innerlichen Anwendung ist deshalb unbedingt abzuraten.

Kranz des Lebens

Efeu lässt sich gut trocknen und kann symbolisch als Tisch- oder Türkranz verarbeitet werden. Wer es ganz natürlich mag, kann einige Weiden- oder Haselnussruten verwenden, die zu einem Kranz gewunden und gebogen und dann mit Bast zusammengebunden werden. Für das Wickeln werden frische Blätter verwendet, die mit längeren Stielen abgeschnitten werden. Sie können dann mit Draht befestigt oder einfach zwischen die Ruten gesteckt werden. Zusammen mit Hagebutten entsteht ein symbolischer »Kranz der Ewigkeit«, der als Türkranz jeden Gast willkommen heißt.

Bei der Kombination von Efeu mit anderen Zauberpflanzen sind der Fantasie keine Grenzen gesetzt. Übrigens kann auch mit Ilex ein Kranz gebunden werden, der über die Weihnachtszeit hinaus für das ewige Leben steht.

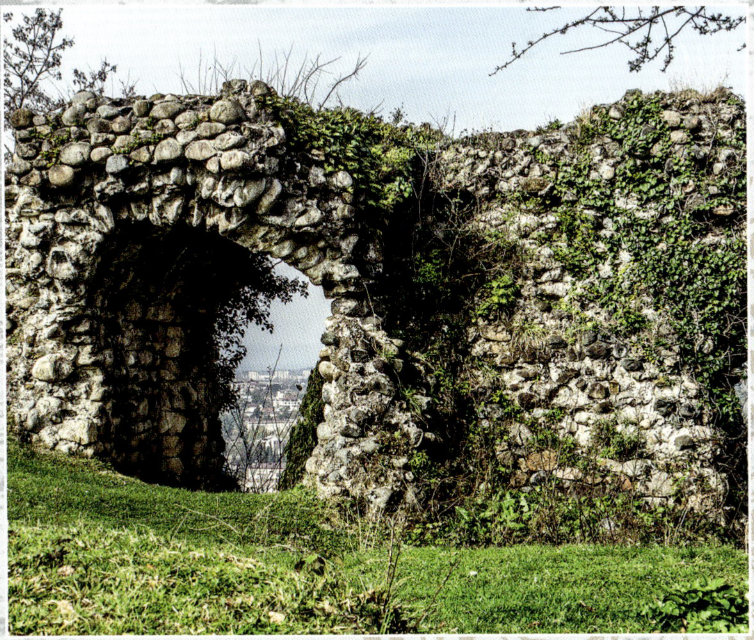

Oben Eine mit Efeu bewachsene Mauer scheint mitunter die Grenze zu einer anderen Welt zu markieren.

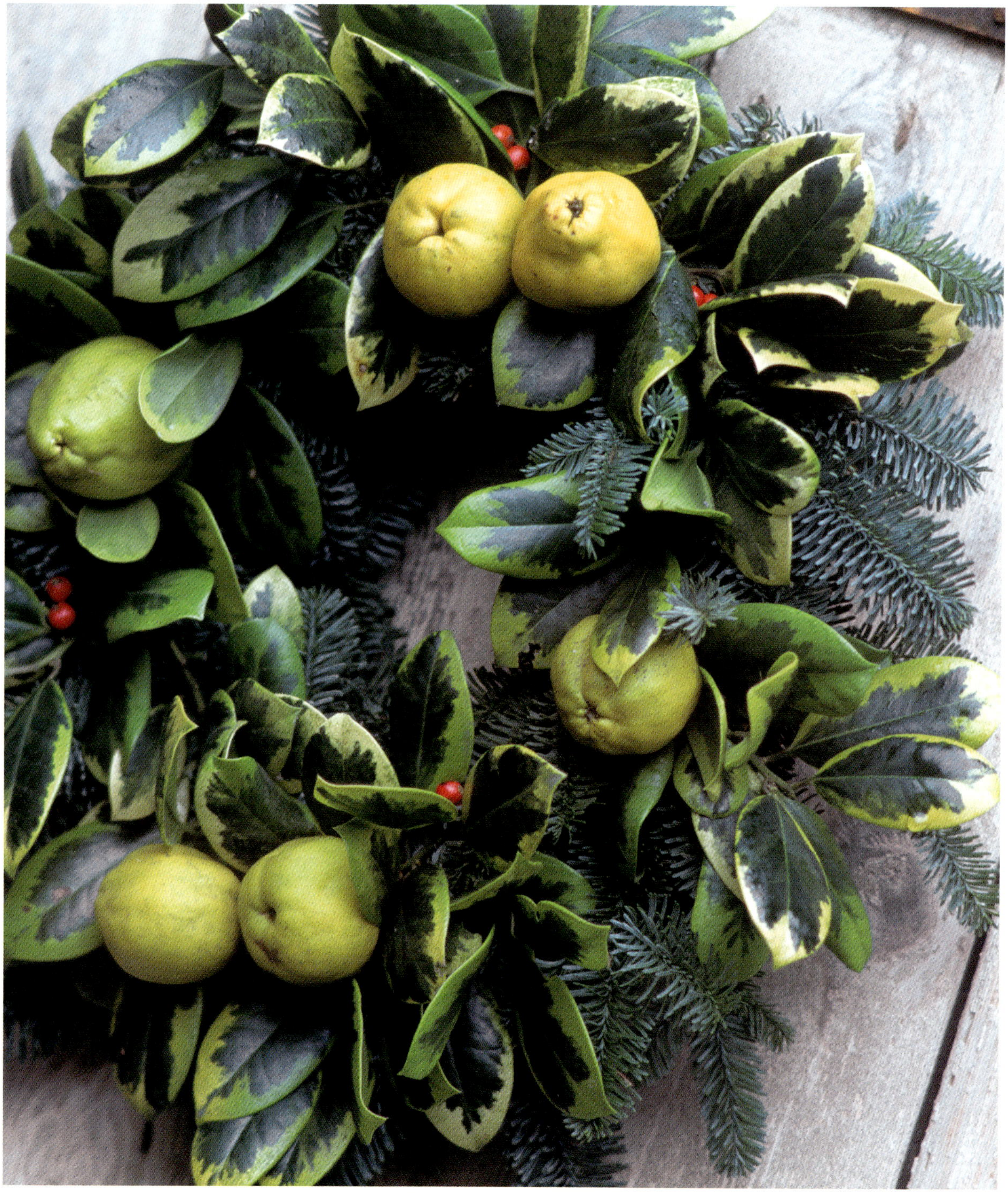

Rechts
Es hat eine lange Tradition, aus Ilex Kränze zu wickeln, die als Symbol der Unsterblichkeit angesehen werden.

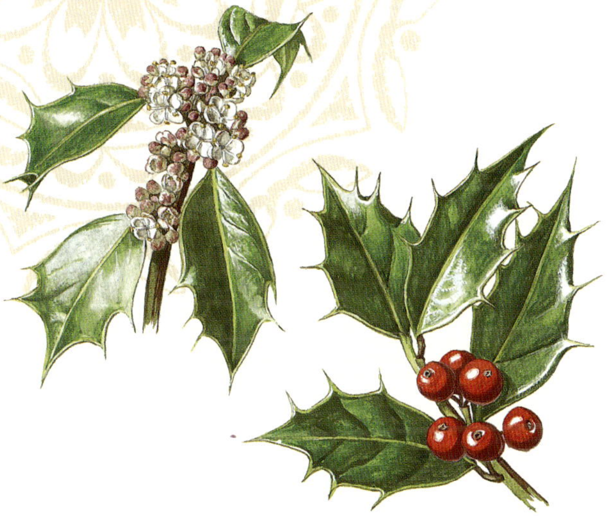

Ilex – Christdorn

Neben dem Weihnachtsbaum ist die Stechpalme oder Ilex (*Ilex aquifolium*) die wohl bekannteste Pflanze der Weihnachtszeit. Wie der Efeu ist Ilex immergrün und somit ein Symbol des ewigen Lebens, der mit seinen scharf gezackten Blättern auch als Schutzpflanze gilt. In unseren Breiten wächst Ilex vornehmlich als Strauch. Unter günstigen Bedingungen kann er sich aber auch zum Baum entwickeln, der bis zu zehn Meter hoch werden kann. Die immergrünen Blätter glänzen auffällig und sind dornig gezähnt.

Magisches und Zauberhaftes

Ilex galt in früheren Zeiten als starkes Schutzkraut gegen böse Geister. Diese sollten an den dornenbesetzten Blättern hängen bleiben. Einem anderen Glauben zufolge wurden jedoch Ilexzweige an Haus- und Stalltüren gehängt, in der Annahme, dass gute Waldgeister darin wohnten. Diese sollten Haus und Hof mitsamt den Tieren beschützen. Für die Kelten und Germanen war der Ilex seit jeher ein Inbegriff für das ewige Leben, die roten Beeren standen für Liebe und Hoffnung. Im späteren Christentum wandelte sich die Bedeutung des Strauches. Die dornenbesetzten Blätter galten als Symbol für die Dornenkrone und die schönen roten Beeren, die sich ebenfalls im Winter entwickelten, für Jesu Blut, und so vereint noch heute der Ilex Hoffnung und Liebe an Weihnachten in sich. Der Name Stechpalme sagt aber auch noch etwas anderes aus: Ilex soll anstelle von Palmenzweigen beim Einzug Jesu in Jerusalem verwendet worden sein.

ANWENDUNG UND BEDEUTUNG

Früher wurde er als harntreibendes Mittel eingesetzt und um Gicht, Rheumatismus, Durchfall, Fieber, Grippe, Bronchitis, Epilepsie und Knochenbrüche zu heilen. Wegen seiner Giftigkeit wird Ilex heute nicht mehr verwendet. Für Kränze und Gestecke ist Ilex allerdings wieder in Mode gekommen, doch ein Blick in die Vergangenheit zeigt, dass schon die Druiden und die Germanen ihre Wohnstätten mit den Zweigen schmückten.

Vielmehr als in Deutschland und Österreich ist Ilex in England beliebt. Dort heißt er »holly wood« – ein Baum der Frau Holle. Noch heute kommt in England ein Ilexblatt als Dekoration auf den Weihnachtspudding.

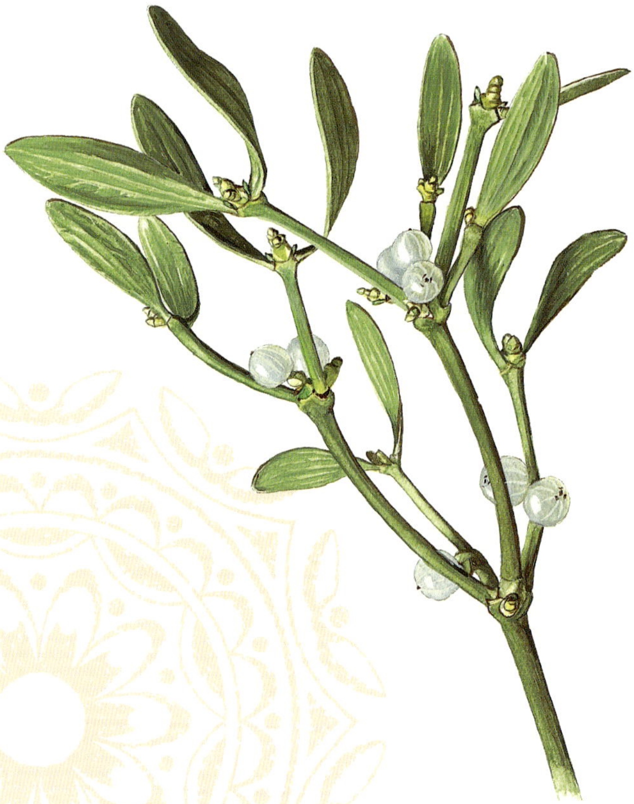

Mistel – Hexenbesen

An magischen Namen mangelt es der Mistel (*Viscum album*) nicht. Teufelsbesen, Hexenbesen, Hexentrunk, Druidenfuß und Donnerbesen sind nur einige davon. Und tatsächlich mutet sie sehr mystisch an und fasziniert, wenn sie ohne ersichtliche Wurzeln in Bäumen hängt und prächtig gedeiht. Misteln sind ein Halbschmarotzer, der auf verschiedenen Gehölzen wächst. Eine Unterart lässt sich beispielsweise auf Pappeln, Apfelbäumen oder Weiden nieder, eine andere auf Tannen und Kiefern.

Misteln sind weithin sichtbar, wenn sie wie Kugeln in den Bäumen hängen. Immerhin können Misteln bis zu einem Meter breit und 70 Jahre alt werden. Während die Blüten, die von März bis Mai erscheinen, sehr unscheinbar sind, fallen die weißen klebrigen Beeren schon eher auf.

Magisches und Zauberhaftes

Um die Mistel ranken sich wie um kaum eine andere Pflanze viele Legenden und Mythen. Schon die griechische Göttin Persephone soll mit ihrer Hilfe die Tür zur Unterwelt geöffnet haben. Und auch in der nordischen Mythologie ist die Mistel eine bedeutende Pflanze, der viele gute Eigenschaften zugesprochen wurden. Die Druiden stellten Zaubertrunk aus der Mistel her und sahen dabei den klebrigen Saft aus den Beeren als Sperma Gottes an. Außerdem hieß es, dass der Baum, auf dem die Mistel wuchs, vor Blitzschlag geschützt war. Im Mittelalter war die Mistel ein Allheilmittel und sollte alle Krankheiten und alles Böse vertreiben können. Während der Hexenverfolgungen wurde ihr zudem die Fähigkeit zugesprochen, Schadzauber abzuhalten und Gifte unwirksam zu machen. Bis heute haben sich verschiedene Traditionen mit Misteln aus der keltischen Zeit gehalten. Zum Beispiel werden nach altem Brauch immer noch Mistelzweige über die Tür gehängt, um sich darunter zu küssen.

Sehr selten und zudem eine ganz andere Gattung ist die Eichenmistel (*Loranthus europaeus*), die in alten Zaubertränken zur Anwendung kam und auch als heilig galt. Diese Misteln wurden bei den keltischen Druiden mit einer goldenen Sichel geerntet. Sie durften auf keinen Fall die Erde berühren. Es hieß, dass Misteln die Tore zur Unterwelt öffnen können.

ANWENDUNG UND BEDEUTUNG

Es gibt heute eine Reihe von Mistelpräparaten, die blutdrucksenkend und gefäßerweiternd sein sollen. Doch ist die eigene Herstellung und Anwendung aufgrund ihrer Giftigkeit nicht ratsam. In der Volksmedizin wurden Mistelzubereitungen gegen Arteriosklerose und zur Senkung des Blutdrucks eingesetzt. Wie einer ihrer vielen Namen verrät, soll die Mistel auch in Hexenbesen eingearbeitet worden sein.

Für Schutz und Kraft

In der Mythologie der Hexen stellte der Besen ein vielschichtiges und überaus magisches Werkstück dar. Er gehörte nur zu einer einzigen, bestimmten Hexe und diente unter anderem als Verlängerung der magischen Kraft. Zeremoniell wurde er genutzt, um vor einem magischen Geschehen den vorgesehenen rituellen Kreis zu reinigen. So sollte sichergestellt werden, dass keine Fremdenergien mehr in diesem Bereich zugegen waren.

Mystischer Hexenbesen

1 geschwärzter Besenstiel ≈ einige Zweige vom Weißdorn, Birkenreiser, getrocknete Wermutstängel ≈ Schnur Steine, Muscheln, Federn

1 Das Unterteil wird im Inneren aus Weißdorn, in der Mitte aus Birkenreisern und außen aus Wermut gebunden. Mit Schnur umwickeln und mit Steinen, Muscheln, Horn, Federn verzieren.

2 Die Hexen des Mittelalters bedienten sich häufig halluzinogener Pflanzen bei ihren Feiern und Ritualen, die ihnen zu ihren geistigen Reisen und Visionen verhalfen. Hier diente der Besen als imaginäres Reisemittel zum Blocksberg oder Brocken.

3 Flugsalben, die aus magischen Pflanzen, Fett und anderen Zutaten bestanden, wurden auf die Besen gestrichen, Genitalien, Stirn und Achselhöhlen rieben sich die Hexen mit der Salbe ein, und konnten so zu den Treffen mit dem Teufel fliegen. Doch es waren die halluzinogenen Wirkungen der Pflanzen, allen voran Alraune und Bilsenkraut, die den Frauen diese »Reisen« bescherten.

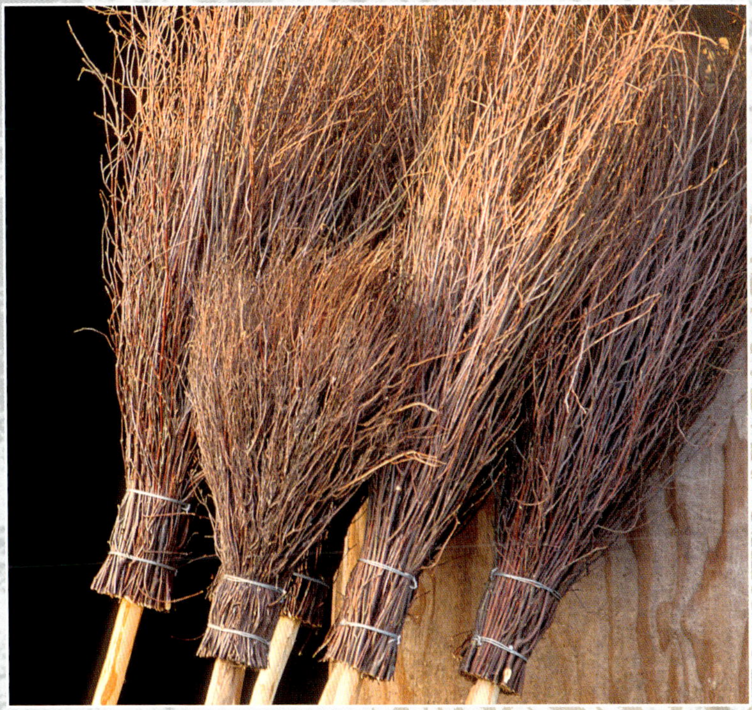

Oben Was macht einen Besen zu einem Hexenbesen?

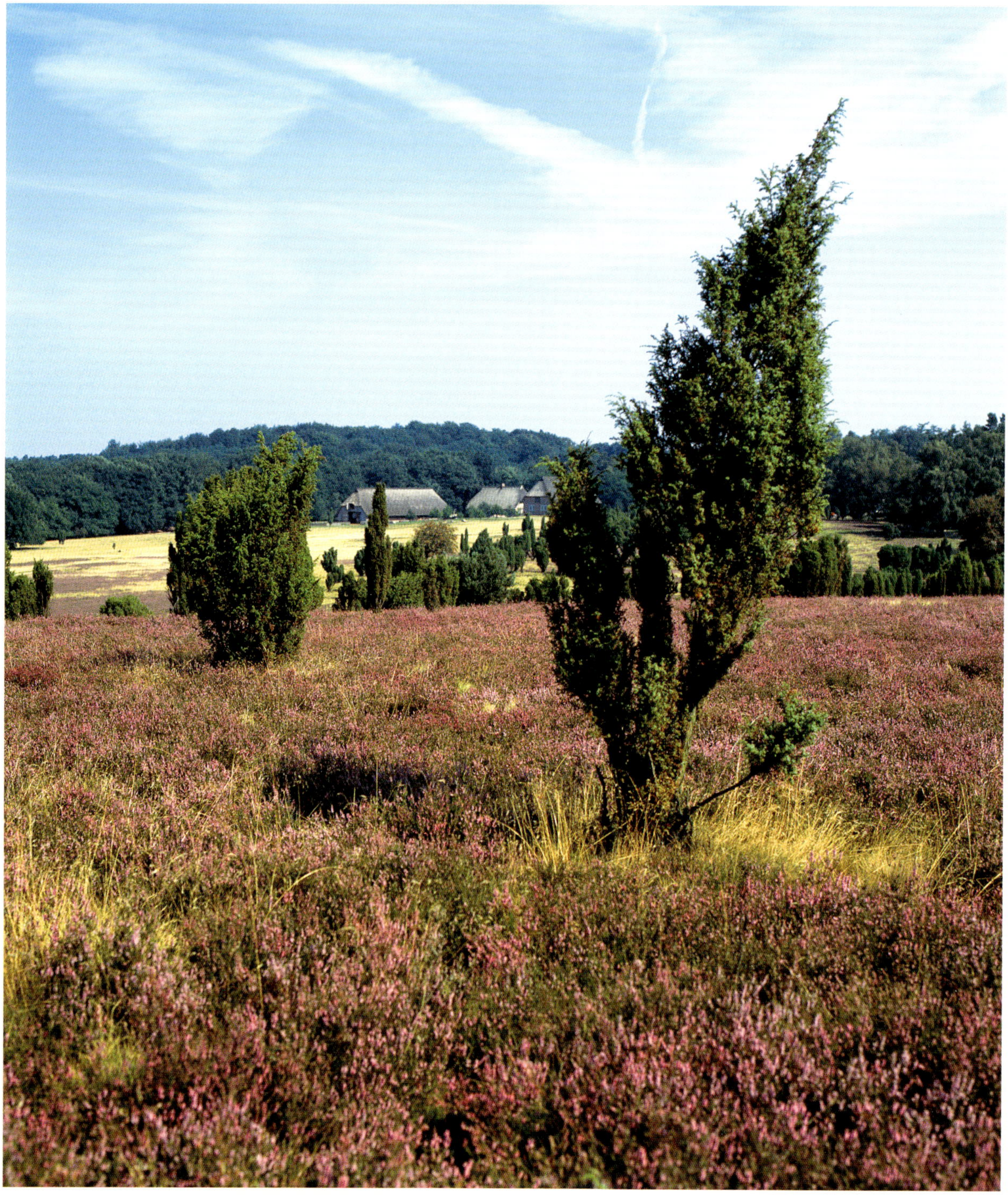

Rechts
Todesbaum?
Lebensbaum?
Was sehen wir
im Wacholder?

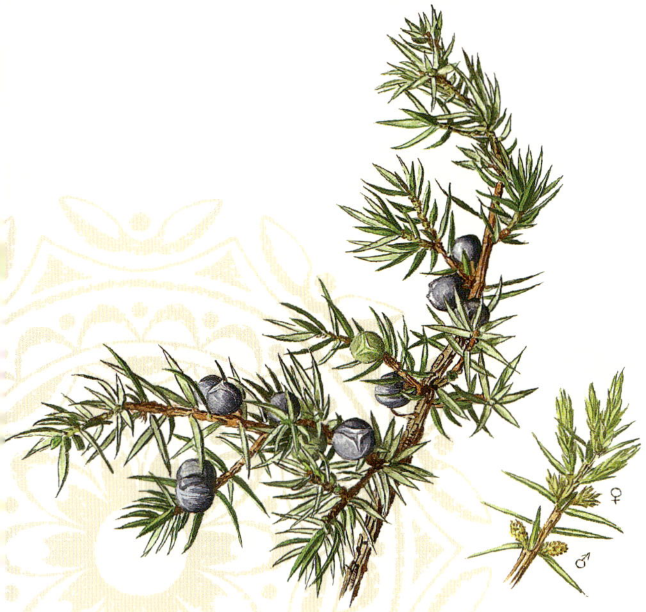

Wacholder – Zauberholz

Es mag ein Widerspruch darin liegen, im Wacholder (*Juniperus communis*) sowohl einen Todes- als auch einen Hoffnungsbaum zu sehen – und dennoch passt beides zusammen. Die aufrechte, fast menschliche Gestalt des Baumes zieht jeden Betrachter in ihren Bann. Es scheint beinahe, als wäre der Baum durch einen Zauberspruch verwandelt worden. Aus seinem Namen, Wacholder, kann zudem heraus gelesen werden, dass er ein Wachhalter ist, der vor dem Tod bewahren kann – so glaubten die Menschen jedenfalls in vorchristlichen Zeiten.

Magisches und Zauberhaftes

Als Todesbaum gehört der Wacholder zu unseren Gräbern und auf die Friedhöfe. Aber nicht nur, weil er für das Vergehen an sich steht. Früher nahmen die Menschen an, dass sich die Seele eines Verstorbenen in den Zweigen des Baumes verbergen konnte. Aber auch als Zauberholz wurde der Wacholder geschätzt, mit dem böse Geister vertrieben wurden. Auch die Zweige machen deutlich, dass der Wacholder eine Schutzpflanze, aber auch ein Schwellenbaum ist. Mit seinen starren, stechenden Nadeln soll er Teufel, Hexen und andere böse Geister abwehren. Zudem befindet sich, so wird erzählt, unter seinem weit verzweigten Geäst ein Eingang für Wesen aus der Anderswelt. Es soll eine Erdgottheit im Wacholder wohnen, die es gut meint mit den Menschen. Als eine der ältesten Räucherpflanzen überhaupt wurde schon sehr früh die desinfizierende und keimtötende Wirkung des Wacholderrauches genutzt. Auch wurde er eingesetzt, um mit den Toten in Verbindung zu treten – denn Wacholder wurde nachgesagt, in direkter Verbindung mit dem Tod zu stehen.

ANWENDUNG UND BEDEUTUNG

»Vor dem Holunder soll man den Hut abnehmen, vor einem Wacholder aber muss man in die Knie gehen«. Das ist ein sehr alter Spruch, der den Wacholder, ähnlich wie den Holunder, als Hausapotheke verehrt. So verwundert es nicht, dass Krankenstuben schon lange mit Wacholder ausgeräuchert werden. Sogar zu Pestzeiten schon wurde diese alte Tradition gepflegt. Heute ist die stark desinfizierende Wirkung des Strauches sogar wissenschaftlich belegt. Schon die Schamanen räucherten Wacholderbeeren, die einen Schutz bewirken sollten.

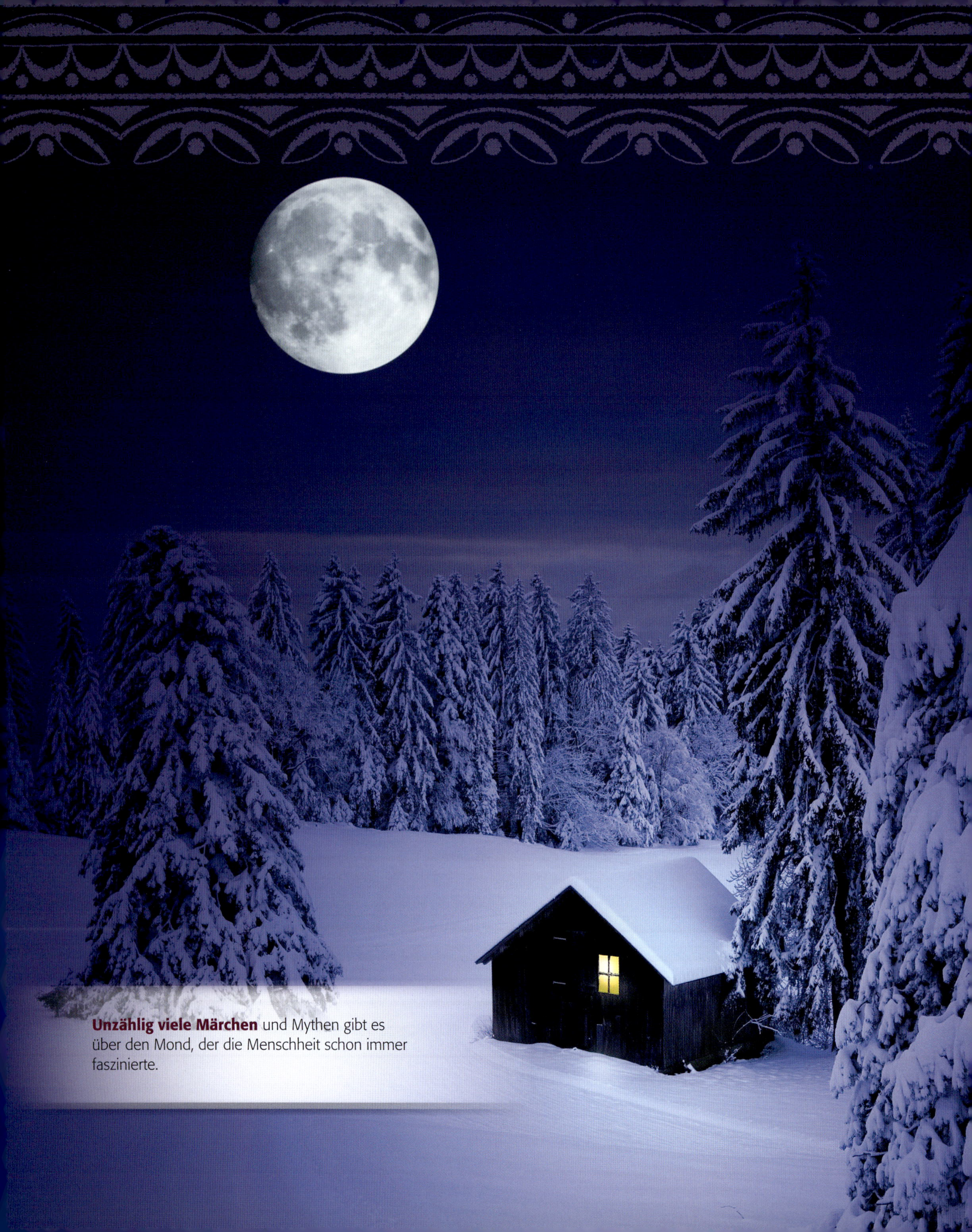

Unzählig viele Märchen und Mythen gibt es über den Mond, der die Menschheit schon immer faszinierte.

Die zwölf Raunächte

DIE TAGE ZWISCHEN DER WINTERSONNENWENDE UND DEM DREIKÖNIGSTAG WERDEN ALS RAUNÄCHTE BEZEICHNET. ETWAS MYSTISCHES UND UNHEIMLICHES HAFTET IHNEN SEIT JEHER AN. VIELE ALTE BRÄUCHE SIND DESHALB BIS IN DIE HEUTIGE ZEIT ERHALTEN GEBLIEBEN.

Es sind genau zwölf Nächte und jede Nacht beziehungsweise jeder Tag steht für einen Monat. Für jeden dieser Monate kann ein Orakel befragt werden, was das zukünftige Jahr wohl bringen wird. Der Beginn der Raunächte wird etwas unterschiedlich interpretiert. Sie beginnen entweder am 21. oder am 25. Dezember und schließen mit dem Dreikönigstag ab.

Die zwölf Raunächte symbolisieren die dunkelste und geheimnisvollste Zeit im Jahreskreis und kennzeichnen einen entscheidenden Höhepunkt im Jahr. Jetzt sind die Schleier zwischen den Welten offen. Die »Wilde Jagd« soll vielen alten Überlieferungen zufolge um die Häuser reiten. In anderen Legenden heißt es, Frau Holle, die Hollerfrau aus dem Holunderbusch, der Leben und Tod bringt, geht um. Die Leute rückten dicht zusammen und warteten auf das Hellerwerden der Tage. Angst und Beklemmung lastete auf den Seelen unserer Vorfahren. Die Raunächte galten als die Zeit der Wiederkehr der Seelen und des Erscheinens von Geistern. Weiße Speisen wurden vor die Haustür gestellt, um Frieden, Hoffnung und Gnade zu erbitten. Orakel erlaubten den Blick in die Zukunft und zauberisches Wirken sollte jetzt besonders machtvoll sein. Traditionsgemäß wurde geräuchert, um den Segen des Göttlichen anzuziehen. Noch heute haben die »Tage zwischen den Jahren« eine ganz besondere Atmosphäre und erscheinen uns manchmal beinahe mystisch.

Räucherpflanzen für diese Jahreszeit können sein:

- Weihrauch (Gott)
- Myrrhe (Göttin)
- Holunder (Tod und Wiedergeburt)
- Fichten- und Kiefernharz (Klarheit und Reinigung)

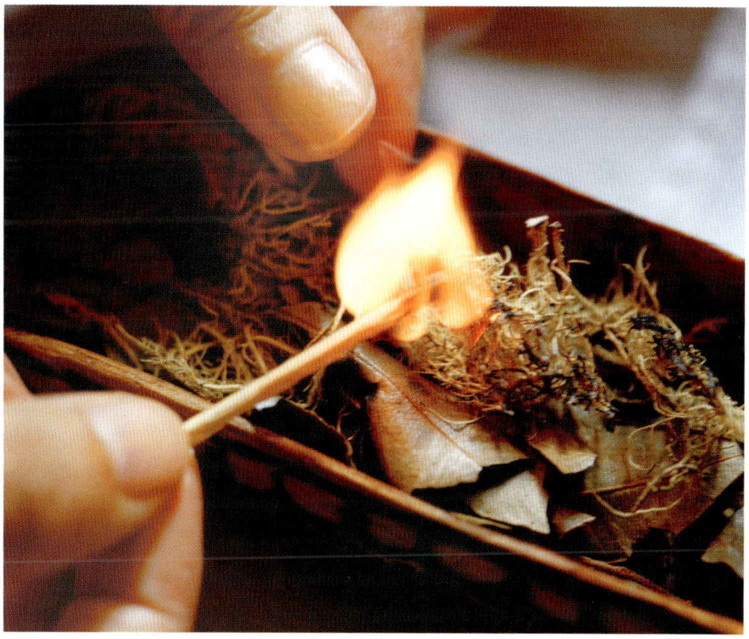

Oben In den Raunächten sollen Räucherungen böse Geister und Dämonen vertreiben.

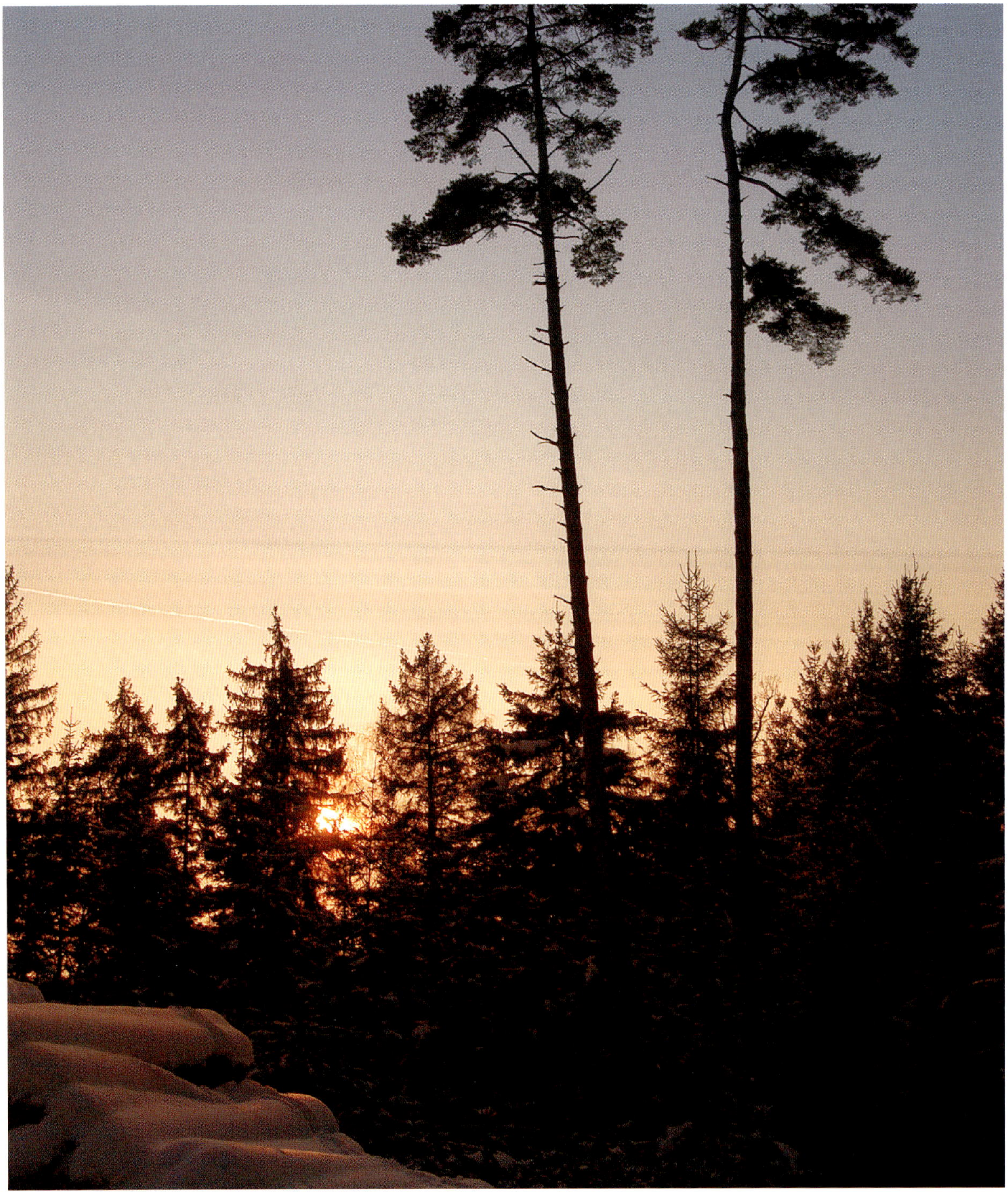

Rechts
Kurze Tage und lange Nächte setzen dem Geist zu. Ängste und Sorgen kennzeichneten in früheren Zeiten den Winter.

Raunachtsräucherung

1 TL Eisenkraut – das heilige Kraut der Druiden und Hexen
1 TL Patschuli – für die Erdung
1 TL Holunderholz – für den Übergang und die Göttin Holle
1 TL Ebereschenbeeren – heiliger Baum der Druiden und Hexen
1 TL Angelika – liebevolle und sanfte Führung ins Totenreich
1 TL Weihrauchzeder – liebevoller Schutz
1 TL Wacholder – Schutz- und Hoffnung
1 EL Rosmarin – liebevolle Kraft
4 EL Gewürztee –Einstimmung auf die dunkle Zeit
1 Prise Thymian – Schutz und Kraft
1 EL Salbei – Reinigung und Schutz
1 EL Quittenholz – heilige Fruchtbarkeit
3 EL Myrrhe – für die große Mutter
3 EL Weihrauch – für den grünen Jäger, den Gott, den Sommerhirsch
3 EL Fichtenharz (Burgunderharz) – für unsere Natur, zur Reinigung und zum Schutz
1 EL Gummi arabicum – für die geistige Führung
1 TL Mistelkraut – für die geistige, luftige Führung und die Anderswelt
3 TL Alant – zur Kraftverstärkung

Alle Zutaten im Mörser sehr klein zerstoßen. Während der Raunächte in kleinsten Mengen zur Weissagung verräuchern. In unserer heutigen Zeit kann das Räuchern auch bei einem gemeinsamen Ritual mit Freunden durchgeführt werden, zum Beispiel im Schnee bei einem Lagerfeuer. Die Räucherung kann auf einen heißen Stein oder an den Rand des Feuers gelegt werden und so langsam seine Düfte und Aromen verströmen. Der Duft öffnet den Geist und lässt viele Gedanken zu.

Winterabendtee

1 TL Holunderbeeren ≈ 1 TL Weißdornbeeren
1 TL Ebereschenbeeren ≈ 1 TL getrocknete Hagebuttenschalen
1 TL getrocknete, ungespritzte Orangenschalen
1 TL Schlehen ≈ 1 TL getrocknete Quittenstückchen
1 TL zerkleinerte Zimtstange

Die Pflanzenteile gut mischen und einen Teelöffel der Pflanzenmischung mit 250 Milliliter kochendem Wasser übergießen, zehn Minuten zugedeckt ziehen lassen und langsam trinken.

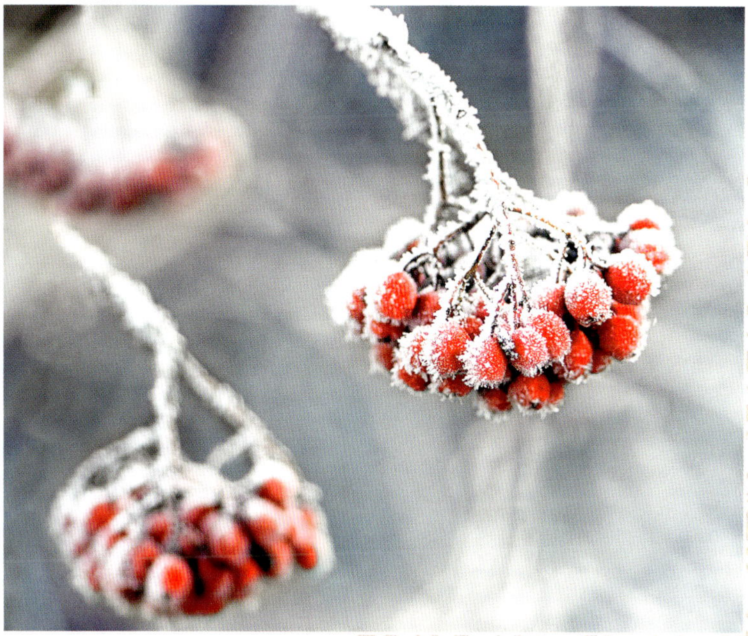

Oben Wenn sie nicht im Herbst verzehrt werden, können gefrorene Vogelbeeren Farbkleckse in die Landschaft zaubern.

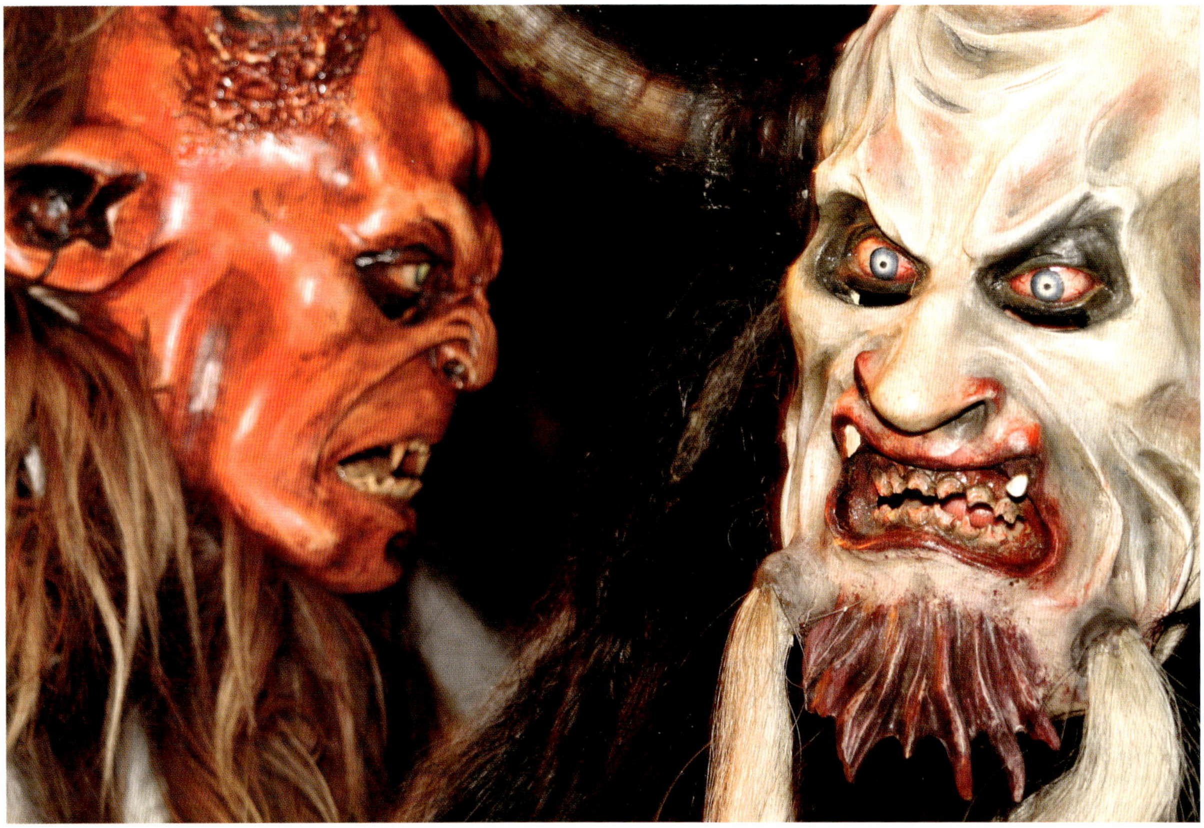

Rechts
Seit Urzeiten schon haben Dämonen die schrecklichsten Fratzen. Sie sind furchterregend und müssen vertrieben werden.

Worauf sich der Begriff Raunächte zurückführen lässt, ist nicht geklärt. Möglicherweise besteht eine inhaltliche Verbindung zu Tierfellen oder Pelzen, die bis heute als Rauware oder Rauchware bezeichnet werden. Unsere Vorfahren hatten in den Raunächten zudem besondere Angst vor behaarten oder mit Fellen verkleideten Dämonen. Vielleicht geht der Begriff aber auch auf das Räuchern zurück. Vor allem in der Alpenregion gingen die Leute früher während der Raunächte mit angezündetem Weihrauch durch Haus und Stall, um böse Geister zu vertreiben. In vielen Gegenden Bayerns und Österreichs sind Raunachtsbräuche erhalten geblieben. Mancherorts gibt es auch eine Rudelfrau, die in der Zeit zwischen den Jahren durch die Häuser geht, dabei aber ihr Gesicht so verdeckt, dass sie nicht zu erkennen ist. Findet sie alles ordentlich vor, werden für die Kinder Süßigkeiten auf dem Boden verstreut.

Die Grenzen zur Anderswelt

Fast jeder hat schon einmal etwas von der »Wilden Jagd« gehört und noch heute wird vielerorts zum Beispiel zwischen Weihnachten und dem Dreikönigstag keine Wäsche auf die Leine gehängt, denn darin könnten sich die Wilden Reiter verfangen. Es heißt, wenn an den Raunächten gewaschen und die Wäsche aufgehängt wird, stirbt ein Mensch im Haus. Es handelt sich um einen Volksmythos, dessen Wurzeln bis ins germanische Heidentum zurückzuverfolgen sind. Gespenstische Erscheinungen am Nachthimmel wurden als wildes Heer angesehen. Auch um Fastnacht und im Mai soll es solche Erscheinungen geben, doch mit kirchlichem Einfluss wurde die Wilde Jagd vor allem in der Zeit der Raunächte gesehen. Die Reiter – Männer, Frauen und Kinder – sind den Menschen nicht unbedingt feindlich gestimmt, doch müssen bestimmte Regeln eingehalten werden, damit kein Unglück geschieht. So darf weder aus dem Fenster geschaut, wenn sie vorbei reiten, noch über sie gespottet werden.

Wahrscheinlich ängstigten sich die Menschen früher bei solch unheimlichen Vorgängen am Himmel, die sie nicht erklären konnten, sehr. Die Dunkelheit im Winter, die nur mit schwachem Feuerschein, ohne jegliche Elektrizität, bewältigt werden musste, löste immer wieder große Angst vor Unheil aus. Die Grenzen zur Anderswelt schienen sich aufzulösen und so wurde beispielsweise auch geglaubt, dass die Tiere im Stall in den Raunächten um Mitternacht sprechen konnten.

Die Orakel der Raunächte

Verschiedene Orakel ranken sich um die Raunächte, wobei vor allem das Wetter früher eine große Rolle spielte, denn in jeder der zwölf Raunächte wurde dem Sonnenschein eine besondere Bedeutung für das kommende Jahr zugesprochen. Ein klarer Tag am 26. Dezember verhieß zum Beispiel ein glückliches neues Jahr, Sonnenschein am 30. Dezember versprach eine gute Obsternte. War es allerdings am 29. Dezember sonnig, wurden für das nächste Jahr Fieberträume erwartet.

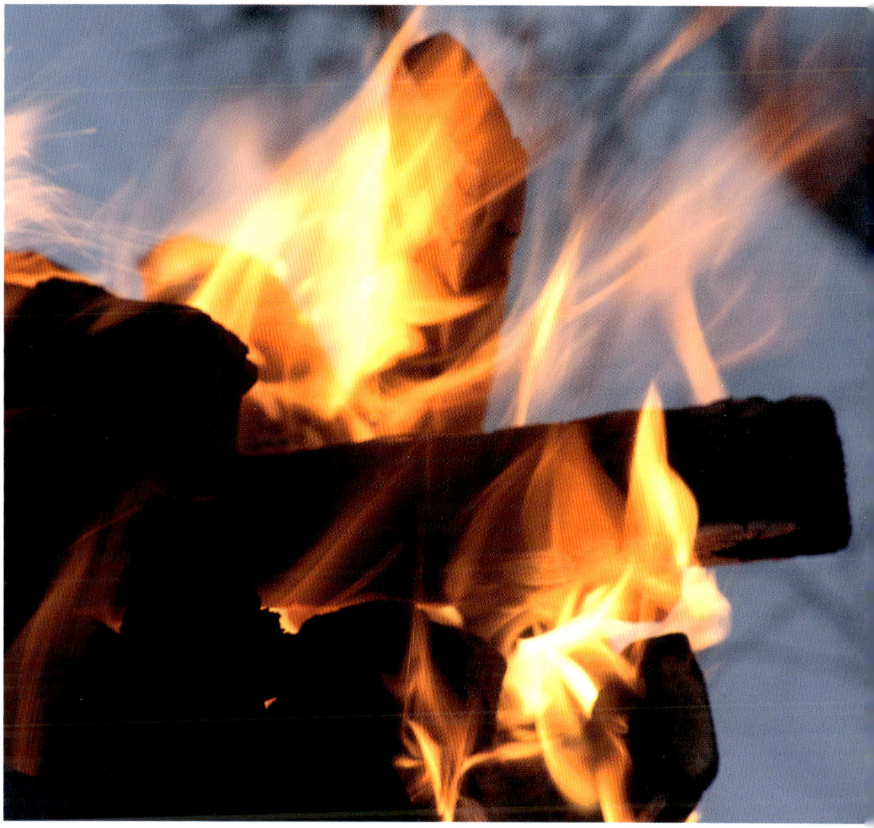

Oben
Feuer bietet Schutz, wärmt und hat etwas Magisches an sich.

Vertreiben des Bösen

In den deutschen, österreichischen und schweizerischen Alpen ist noch die besonders tief verwurzelte Tradition der Perchtenläufe erhalten. An mehreren Abenden, meist aber zum Abschluss der Raunächte in der Nacht vom 5. Januar, laufen bis heute an vielen Orten die Perchten von Haus zu Haus. Die mit unheimlichen Verkleidungen und Masken ausgestatteten Figuren jagen mit ihrem finsteren Aussehen und mit viel Krach das Böse weit fort. Dieser Brauch ermöglichte es den Menschen früher, ihren Ängsten Ausdruck zu verleihen und offensiv damit umzugehen. Auf die alpenländische Göttin Percht geht dieser Brauch vermutlich zurück.

Zauberpflanzen

PFLANZEN GALTEN VON JEHER ALS LEBENDIG UND HEILIG. SIE WURDEN FÜR MAGISCHE HANDLUNGEN GEBRAUCHT, ZUM RÄUCHERN UND ZUR GESUNDERHALTUNG DES KÖRPERS. FÜR ALLE BEREICHE GAB ES BESTIMMTE PFLANZEN: HEXENKRÄUTER, LIEBESPFLANZEN, BERUFKRÄUTER UND MEHR.

Viel mehr als heute wurden Pflanzen früher mit Ehrfurcht und Respekt behandelt und verwendet. Den meisten Gewächsen wurden magische Kräfte nachgesagt. Hexenkräuter standen für den halluzinogenen Flug auf dem Besen sowie für Zauberei und Magie zur Verfügung, zum Anziehen von Glück, Geld und Liebe und selbstverständlich auch zur Abwehr von allem Bösen und Negativen.

Schon früh wurden Pflanzen nach ihrem Aussehen und ihrer Signatur betrachtet und eingeordnet. So ist zum Beispiel Efeu das Synonym für die weibliche Göttlich-

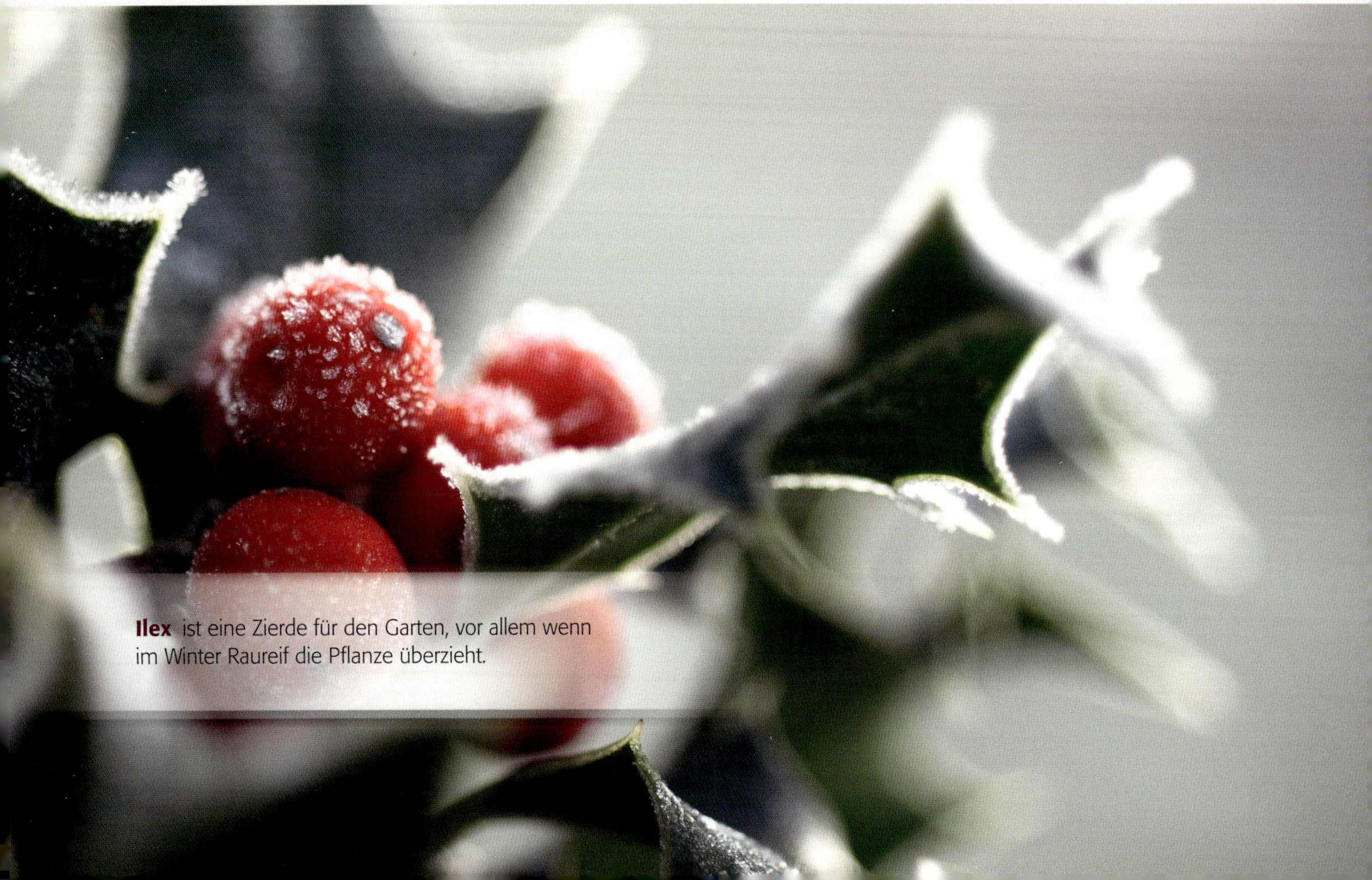

Ilex ist eine Zierde für den Garten, vor allem wenn im Winter Raureif die Pflanze überzieht.

keit, für die männliche Göttlichkeit steht dagegen der Ilex mit seinen hochroten Beeren mitten im Winter. Beide Pflanzen sind in ihrer ursprünglichen Form stark giftig.

Wirkungsvolle Hexenkräuter

Zauberpflanzen wurden in verschiedene Bereiche unterteilt. Da gab es beispielsweise magische Hexenpflanzen. Die weißen Hexenkräuter brachten Wohlstand, Heilung und Harmonie. Die schwarzen dienten dagegen zum Verfluchen von Personen und Tieren, sie brachten Unheil, Unwetter, Hungersnöte und sogar den Tod. Zu den Hexenpflanzen zählten außerdem Talismanpflanzen, denen starke Zauberkräfte nachgesagt wurden. Sie konnten ihrem Träger Schutz, Glück, Liebe und Wohlergehen bescheren. Allerdings war es überaus schwierig, sie zu bekommen und zu ernten. Um sie zu erhalten, mussten bestimmte Klärungs- und Entnahmerituale durchgeführt und auf bestimmte Zeiten innerhalb des Mondzyklus geachtet werden. Häufig sollte zudem derjenige, der sie erntet, unbekleidet sein. Außerdem durfte die Pflanze niemals mit Eisen oder einem anderem Metall in Berührung kommen, damit sie ihre Kraft nicht verlor oder dadurch verunreinigt wurde. Einmal geerntet, wurden die Pflanzen in edlen Schatullen aufbewahrt, meistens an einem magischen und heiligen Ort.

Darüber hinaus gab es die Liebespflanzen, zum Beispiel Rose und Veilchen, die eine begehrte Person gefügig machen sollten.

Noch heute bekannt sind auch die Berufkräuter, eine ganze Pflanzengattung trägt den Namen. Das Wort »Berufen« kommt von »Verhexen«: Früher ging der Glaube um, dass bestimmte Krankheiten, die durch Zauberei oder schwarze Magie verursacht wurden, mithilfe der Berufkräuter geheilt werden konnten. Mit einem Zauberspruch versehen, sollte die Krankheit vom Patienten auf die Berufkräuter übertragen werden. Das Weiße oder Einjährige Berufkraut (*Erigeron annuus*) gehört zu dieser Gruppe. Andere Berufkräuter sind das Leinkraut (*Linaria vulgaris*), die Sumpf-Schafgarbe (*Achillea ptarmica*), der Aufrechte Ziest (*Stachys recta*) und der Rainfarn (*Tanacetum vulgare*). Ganz allgemein zählen die Berufkräuter zur großen Gruppe der Sympathiepflanzen, die vor Zauberei und dem bösen Blick schützen sollten. Sie waren für Harmonie und Gesundheit zuständig.

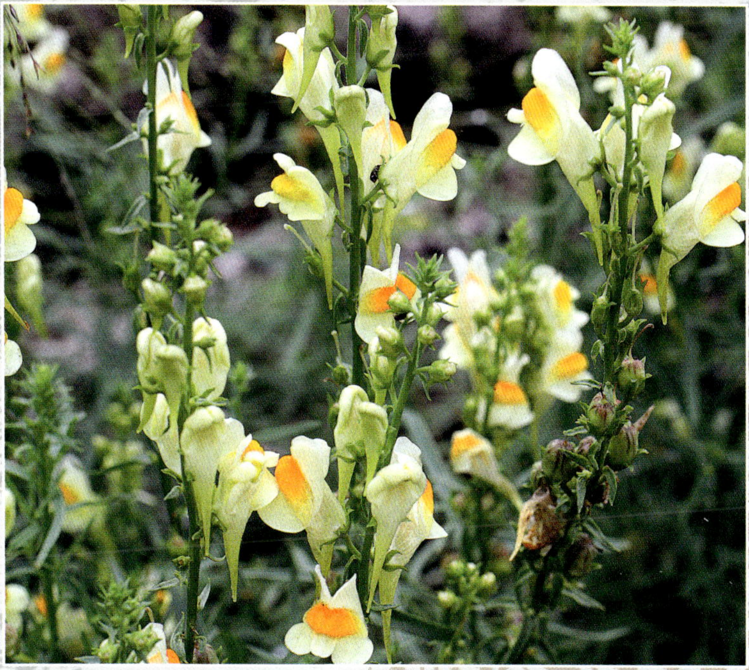

Oben Magisch muten viele Blütenformen und Blätter der Pflanzen an.

Name der Zauberpflanze	Eigenschaft
Angelika (*Angelika archangelika*)	Erzengelpflanze, Heilige Pflanze
Baumpilz, Zunderschwamm	Schamanenpflanze
Birke (*Betula pendula*)	Heiliger Baum
Bittersüßer Nachtschatten (*Solanum dulcamara*)	Hexenpflanze
Eberesche (*Sorbus aucuparia*)	Heiliger Baum der Druiden und Hexen
Efeu (*Hedera helix*)	
Eiche (*Quercus*)	Heiliger Baum der Druiden und Hexen
Eisenkraut (*Verbena officinalis*)	Druiden- und Hexenpflanze
Fichtenharz	Heiliger Räucherstoff
Fliegenpilz (*Amanita muscaria*)	Schamanenpflanze
Hexenkraut (*Circea lutetiana*)	Zauberkraut
Ilex (*Ilex aquifolium*)	Heilige Pflanze, Schutzpflanze
Mistel (*Viscum album*)	Magische Pflanze
Rauschbeere (*Vaccinium uliginosum*)	
Roter Holunder (*Sambucus racemosa*)	Heilige Schwellenbaumpflanze
Salbei (*Salvia officinalis*)	Heilige Räucherpflanze
Schlehe, Schwarzdorn (*Prunus spinosa*)	Schwellenbaumpflanze
Sumpfporst (*Ledum palustre*)	Räucherpflanze
Veilchen (*Viola odorata*)	Liebespflanze
Waldmeister (*Galium odoratum*)	Beltanepflanze, soll die Lust steigern
Wermut (*Artemisia absinthum*)	Heilige, Thujon enthaltende Pflanze

Mögliche Wirkungen

Sie soll in Räucherungen alles auf den richtigen Platz und Ort bringen.

Achtung, toxisch!

Ein Synonym für die Göttin und den Wonnemonat Mai, das Symbol der Fruchtbarkeit, steht symbolisch auch für die Rune Berka.

Er soll in den Flugsalben der Hexen enthalten gewesen sein. Der Name Bittersüß soll sich vom einmaligen Genuss der Beerenfrüchte ableiten. Erst sollen sie bitter schmecken und dann süß und tödlich.

Rituale und Feste wurden unter ihm gefeiert.

Toxisch. Immergrüne Pflanze und Symbol für die weibliche Göttlichkeit und die ewige Wiedergeburt.

Alles an der Eiche kann zu Ritual- und zu Heilzwecken benutzt werden. Unter ihr wurden häufig Feste gefeiert. Heilige Misteln können auf ihr wachsen.

Es soll jede Krankheit bezwingen können und wurde zum Schmieden von (heiligem) Eisen benutzt. Das Kraut ist der Göttin Venus geweiht. Altäre sollen mit heiligem Eisenkrauttee abgewaschen werden. Eisenkraut um den Hals gebunden oder in der Hand gehalten, soll die magische Kraft von Zaubersprüchen verstärken.

Mythologisch stark reinigend und heilend.

Der Hexenkreis – eine Formation aus kreisförmig angeordneten, psychedelischen Pilzen – dient Tieren und Fabelwesen als Nahrung. Fliegenpilze gelten als heilig und wirkungsstark. Der Fliegenpilz ist uns als Glücksymbol zu Weihnachten (Yule), Silvester und den Raunächte erhalten geblieben. Achtung toxisch!

Alte mythologische Hexenpflanze, nach der Zauberin Circe benannt, die die Magie begabter Frauen unterstützen konnte.

Gilt als heilige Pflanze, vor allem der englischen Weihnacht (Yule). Achtung toxisch!

In der Elementelehre gehört sie zur Luft, wird aber am besten von Erdelementen vertragen, da sie mit ihr am stärksten verbunden ist. Sie kann in Divinationsmischungen verräuchert werden.

Heimische, heilige Beere, wächst häufig gemeinsam mit Sumpfporst und dem Fliegenpilz im Hochmoor. Die Blätter und Beeren ähneln den Heidelbeeren und können leicht verwechselt werden. Der Verzehr hat einen heftigen Rausch mit massiven Kopfschmerzen und Übelkeit zur Folge.

Er gehört zur Hecke, die unsere Welt von der Anderswelt trennen soll.

Salbei wurde in vielen Kulturen angewendet.

Sie gehört zur Hecke, die unsere Welt von der Anderswelt trennen soll.

Die Blätter wurden in alten keltischen Kulturen in rituellen Zeremonien verräuchert. Das sogenannte Berserkerbier soll mit der Pflanze ebenfalls verfeinert worden sein

Er soll Furchtlosigkeit und körperliche Stärke hervorgerufen haben. Wächst häufig zusammen mit Rauschbeeren und Fliegenpilzen.

Thujon ist ein nicht zu unterschätzendes Nervengift.

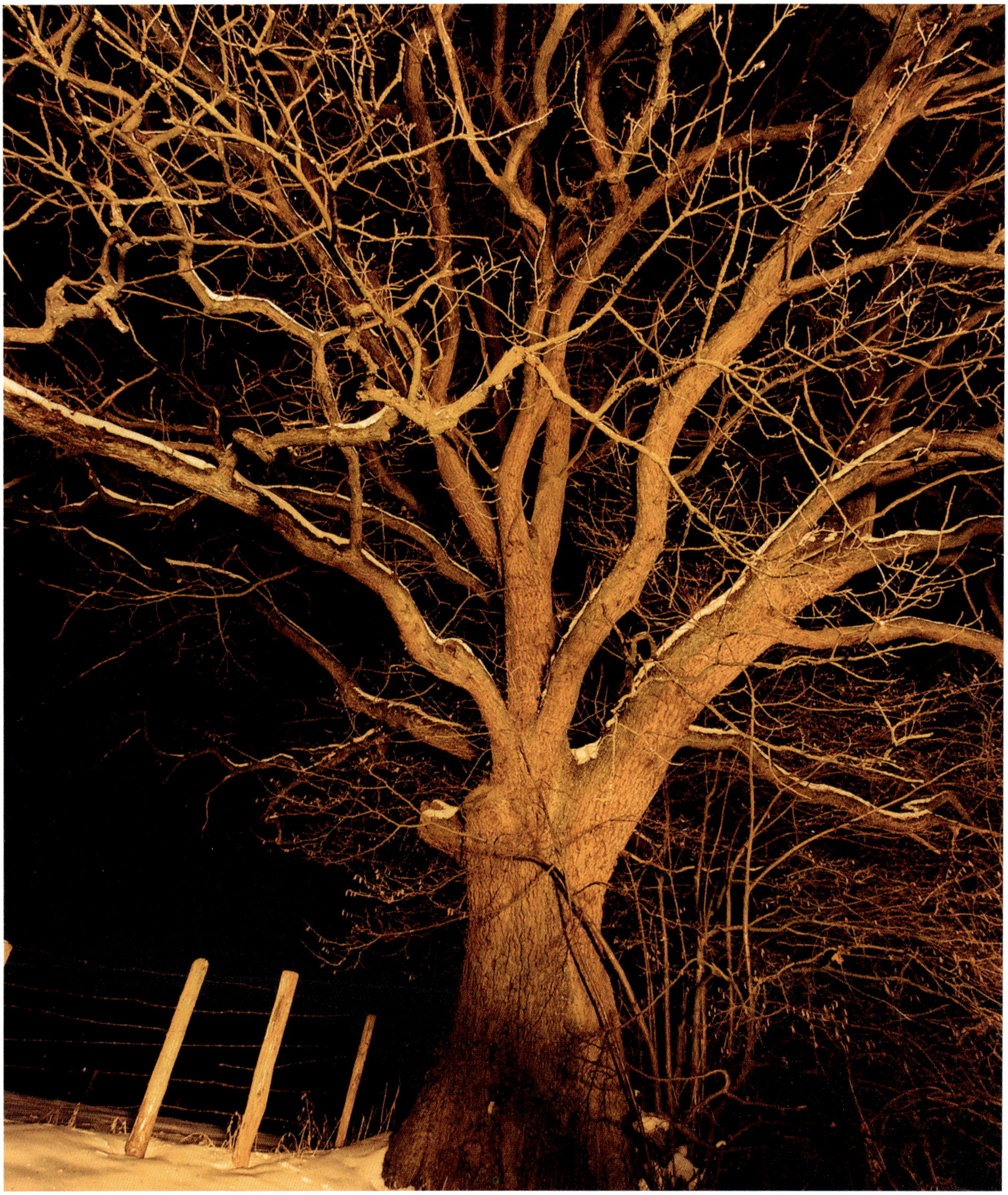

Rechts
In früheren Zeiten waren Bäume oft Treffpunkt für Versammlungen, unter ihnen wurde aber auch getanzt.

Rituelle Feste feiern

Häufig wurde im Vorfeld eines rituellen Geschehens mehrere Tage vorher gefastet. Dies sollte den Geist auf das kommende Geschehen vorbereiten. Auch heute noch können wir Räucherungen und rituelle Feste abhalten. Im Anschluss an die Rituale stehen Speisen bereit, um sich zu stärken.

Eine Räucherung duftet in ihrem Gefäß und stimmt die Gedanken auf eine kommende Trance ein. Die Körper der Teilnehmer sollten gereinigt und sauber bekleidet sein. Verschiedene Kerzen in passenden Farben zu den Elementen sind in allen vier Ecken des Ritualkreises, der im Haus und auch im Freien vorbereitet werden kann, platziert. Sie symbolisieren die Kräfte der Elemente:

- Luft = Osten/Frühling – Farbe gelb
- Feuer = Süden/Sommer – Farbe rot
- Wasser = Westen/Herbst – Farbe blau oder grün
- Erde = Norden/Winter – Farbe braun oder dunkelgrün

Die Kerzen können mit entsprechenden Pflanzenölen eingerieben werden. Dann werden sie zusätzlich in zerkleinerten und getrockneten Kräutern gewälzt, die dem jeweiligen Ritual am besten entsprechen. Wacholder – das wahrscheinlich älteste Räucherkraut der Menschheit – duftet frisch geschnitten neben den Kerzen in den vier Ecken des Ritualkreises. Die Kerzen und das Kraut bilden den rituellen Schutzrahmen.

Unter der Begleitung einer Rahmentrommel (210 Hertz pro Minute) und einer Rassel wird der Kreis eröffnet. Menschen, die nun die Elemente rufen sollen, wurden bereits vorher ausgewählt. Der Kreis wird im Osten eröffnet und geht dann weiter über den Süden in den Westen und schließlich in den Norden. Die Atmung kann sich verändern, Bilder von Vergangenheit und Zukunft verschmelzen vor unseren Augen, unsere Vorfahren sind da und einige sehen Pflanzen und Tiere aus dem Wald. Die Stimmung knistert in atemloser Heiligkeit. Es ist ein einmaliges, göttliches Erlebnis. Der Kreis ist voller Kraft. Zum Abschluss an das rituelle Geschehen wird der Kreis von den gleichen Leuten, die ihn eröffnet haben, rückwärtsgehend wieder geschlossen. Danach ist es Zeit für Essen, Trinken und Lachen. Es ist ein schönes Erlebnis, ein rituelles Fest mit Freunden zu feiern, und beschert eine ganz eigene stimmungsvolle Atmosphäre.

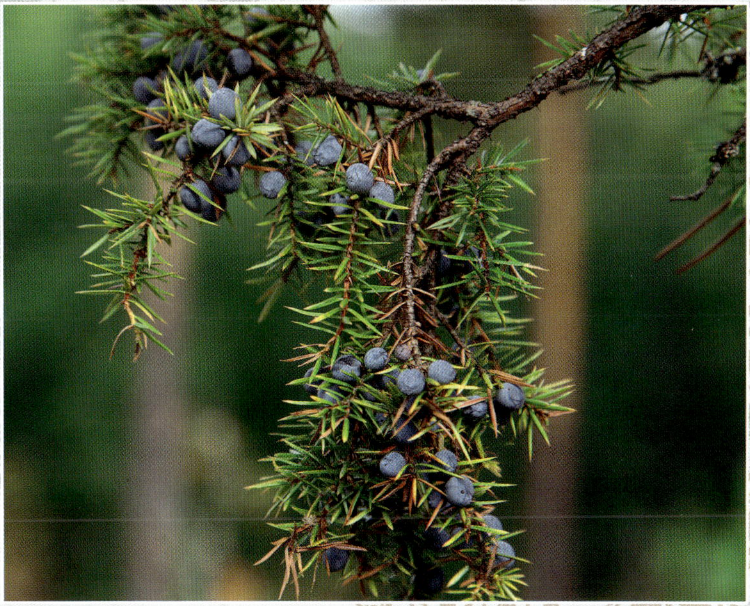

Oben Wacholderbeeren werden zum Würzen gerne verwendet. Auch lässt sich ein wohlschmeckender Schnaps aus ihnen gewinnen, der in Österreich Kranewitter genannt wird.

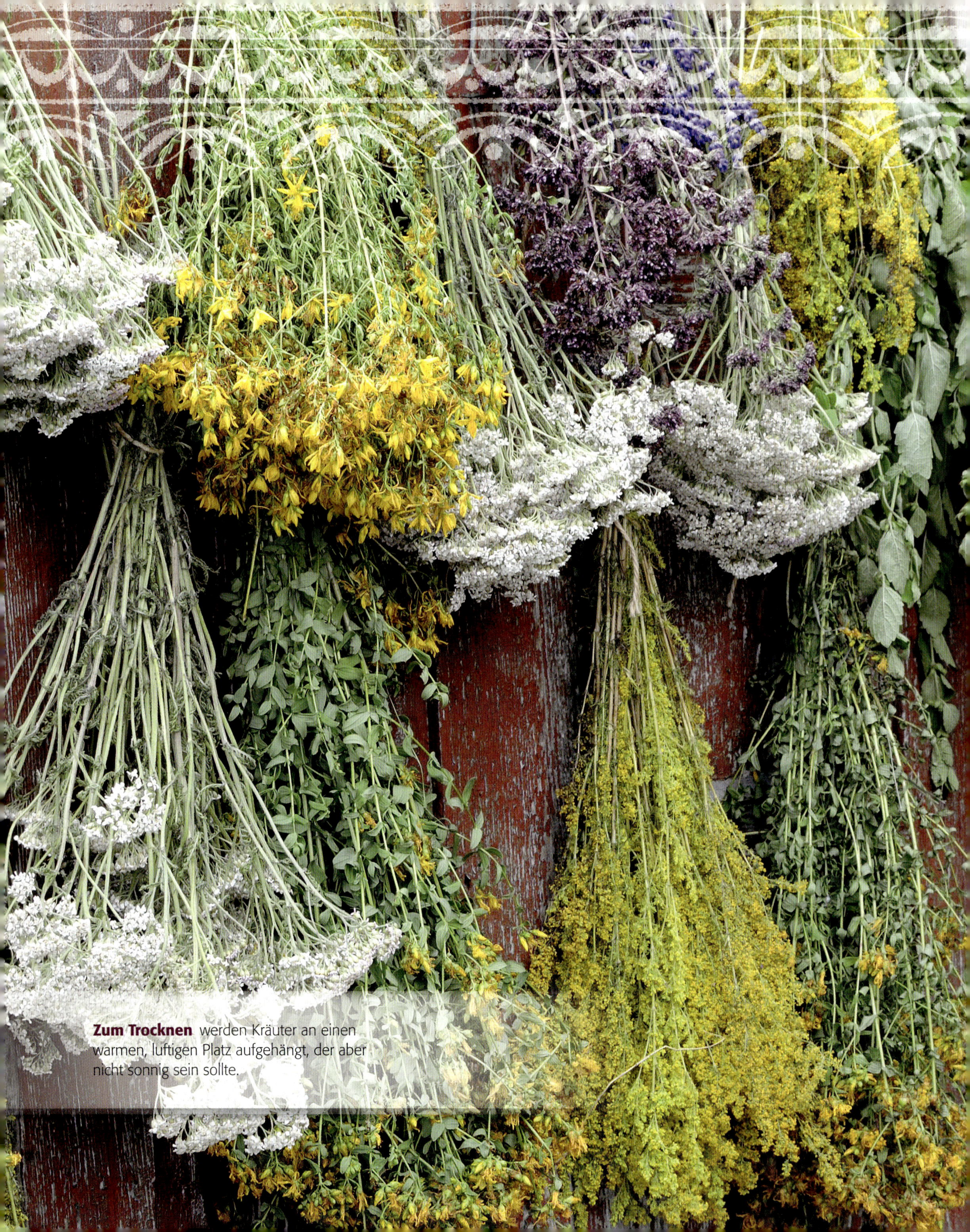

Zum Trocknen werden Kräuter an einen warmen, luftigen Platz aufgehängt, der aber nicht sonnig sein sollte.

Räuchern für Geist und Seele

DAS RÄUCHERN IST WOHL SO ALT WIE DIE MENSCHHEIT SELBST. ES WURDE SCHON FRÜH DURCHGEFÜHRT, UM DIE ELEMENTE LUFT, FEUER, WASSER UND ERDE ZU BEEINFLUSSEN UND GÖTTLICHE KRAFT ANZUZIEHEN. RÄUCHERPFLANZEN KÖNNEN AUF UNSERE SEELE UND UNSER WOHLBEFINDEN EINFLUSS NEHMEN.

Zu allen Zeiten wurden Räucherungen im Rahmen von zeremoniellen Handlungen benutzt, um die Gunst des Göttlichen anzuziehen. Man geht davon aus, dass beim Räuchern ähnlich wie bei der Homöopathie der Geist der Pflanze, der Deva, oder die Seele der Pflanze vom Pflanzenkörper gelöst wird, damit er seine ganze Kraft und sein pflanzliches Aroma entfalten kann. Kräuter können uns helfen, unsere Wünsche, Gedanken und Hoffnungen in positive Energie zu verwandeln sowie Ruhe und Harmonie mit uns selbst zu erreichen.

Geweihte Kräuterbuschen

Vor allem in den ländlichen Regionen ist der Brauch der Kräuterweihe noch lebendig. Zu Mariä Himmelfahrt am 15. August werden bestimmte Kräuter zu Bündeln gebunden oder als Strauß gepflückt, auf den Altar gestellt und durch ein Gebet geweiht. Die Wurzeln der Kräuterweihe reichen weit bis in die vorchristliche Zeit zurück. Helfen sollten die geweihten Kräuter gegen Verzauberung des Viehs, Unwetter und Krankheit. Die Ernte sollte reichhaltig werden, das Eheglück bestehen. Die Kräuterbuschen wurden ins Haus über die Tür gehängt, in den Stall, in den Dachboden oder an den Herrgottswinkel. Das ganze Jahr über wurden Kräuter davon genommen, um für bestimmte Zwecke zu räuchern, zum Beispiel zusammen mit Weihrauch in Krankenzimmern.

Stimmungsvolle Rituale

Geräuchert wird mit getrockneten Kräutern das ganze Jahr über. In Gefäßen wird das Räucherwerk auf einem Sieb verräuchert.

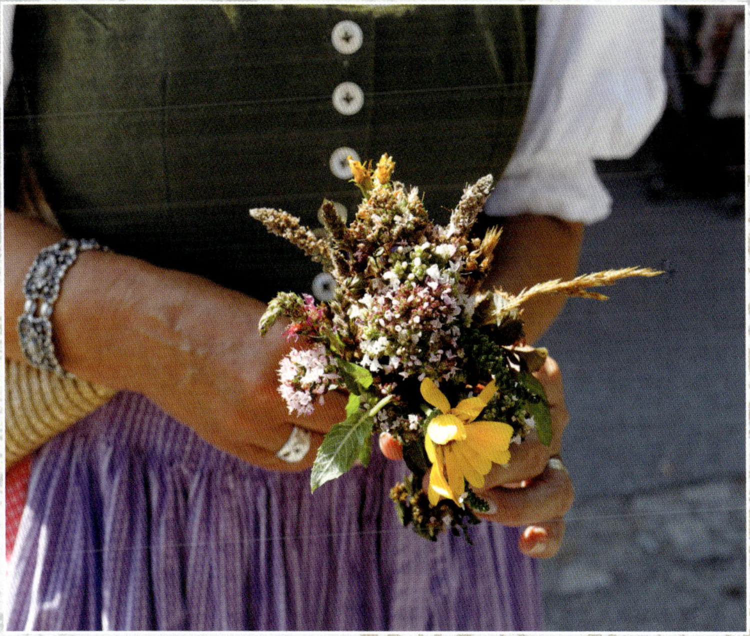

Oben Bei kirchlichen Prozessionen zu Mariä Himmelfahrt sind Kräutersträußchen immer ein wichtiger Bestandteil.

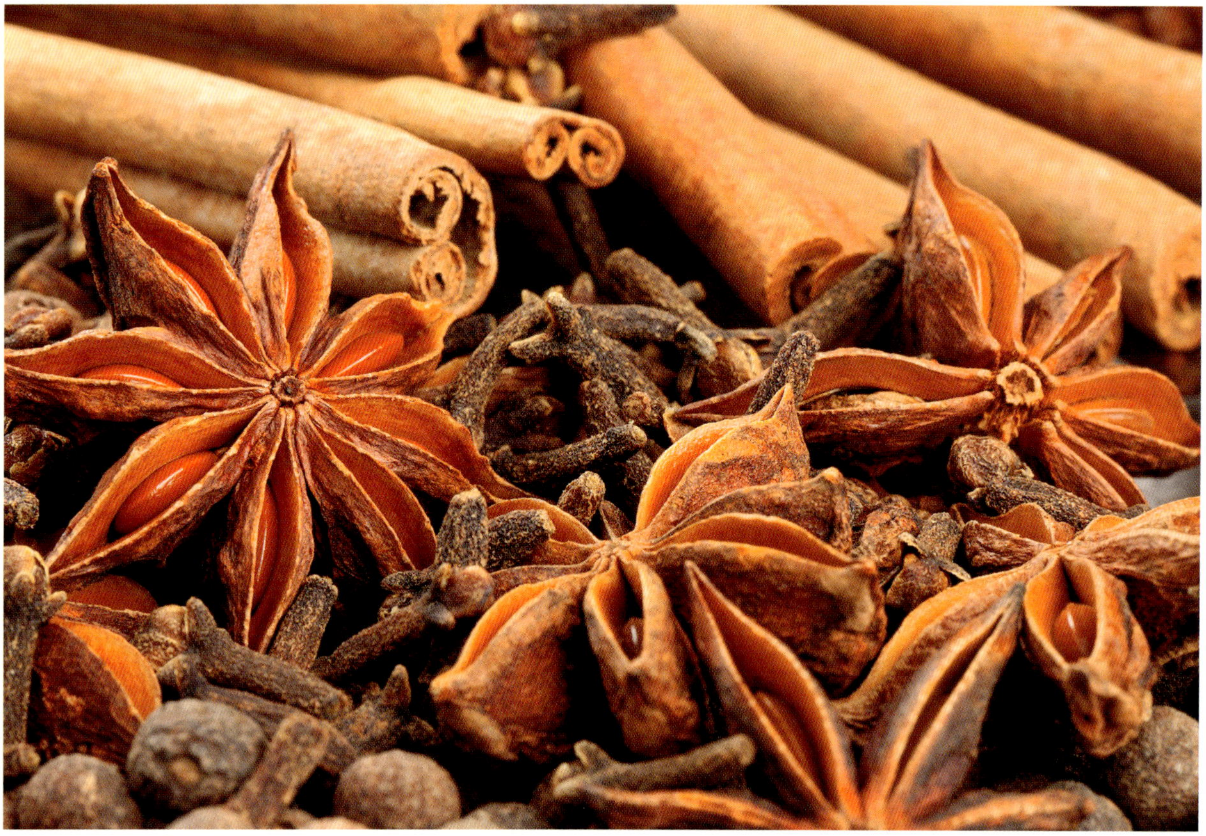

Rechts
Allein der Duft von Anis, Nelken und Zimt versetzt uns automatisch in die Weihnachtszeit.

Bei den Jahreskreisfesten kann gut am Lagerfeuer eine Räucherung abgehalten werden. Hier werden die Räuchermaterialien im Freien auf bereits verglimmende Holzstücke gegeben und so verräuchert. Das kann eine wunderbare und sinnliche Stimmung erzeugen.

Das Räuchern mit Räucherkohle ist ebenfalls sehr beliebt. Es gibt spezielle, selbst entzündbare Räucherkohlen auf Rollen im Handel zu kaufen. Dafür wird eine feuerfeste Schale vorbereitet, die halb mit Erde oder Sand gefüllt wird, um die Schale vor Überhitzung zu schützen. Dort hinein wird ein Kohlestück gegeben, das etwa zwei Stunden glimmt. Die Kohle kann auch halbiert oder geviertelt werden, wenn nicht solange geräuchert werden möchte. Vorsicht ist beim Anzünden der Kohle geboten, es flammt auf, da sie selbst entzündbar ist und auch sehr heiß werden kann! Die Kohle wird dann in die vorbereitete Schale gelegt und sobald sie weiß glüht werden kleine Teile des Räucherwerks aufgelegt und verräuchert. Glimmt die Kohle rötlich, so ist sie zu heiß, das Räucherwerk würde verbrennen und seine Wirkung somit verfehlen. Altes und verbranntes Material sollte immer mit einem Löffel von der Kohle entfernt werden, bevor neues Räucherwerk aufgelegt wird. Andere Räuchergefäße sind mit einem Sieb ausgestattet, das sich über einem Teelicht befindet. Die Handhabung ist einfacher als mit Kohle, allerdings fängt mitunter auch das Räucherwerk an zu brennen.

Winternächte-Räucherung

4 TL Rosmarin ≈ 8 TLGloria Weihrauch, hell ≈ 9 TL Gewürztee
4 TL Wacholder ≈ 7 TL Palo Santo ≈ 3 TL Damiana
3 TL Kathedralenweihrauch ≈ ½ TL Benzoe
1 TL Veilchen ≈ 2 TL Myrrhe
Je 1 Messerspitze Sandelholz, Eichenmoos, Patchouli
4 Stücke Alant ≈ 1 TL Orangenweihrauch
5 TL Weihrauch (Oman)
Je 1 Prise Katzenminze, Johanniskraut, Schafgarbe, Salbei, Mariengras, Lavendel ≈ 2 TL Rosenblätter
1 TL Styrax ≈ 1 TL Mistel ≈ 1 TL Burgunderharz

1 Alle Zutaten miteinander mischen, im Mörser klein vermahlen und während der Winternächte (ab 1. November bis zum 6. Januar) in kleinsten Mengen verräuchern.

2 Räucherungen waren früher auch immer ein Hilfsmittel der einfachen Bevölkerung, zum Beispiel um Krankheiten abzuwenden oder etwas dringend herbeizubeten. Es musste mit vorhandenen, einfachen Mitteln schnell Abhilfe geschaffen werden.

3 Ein Ritual kann unter Beachtung von Mondphasen, Zyklen und Ähnlichem über eine längere Zeit vorbereitet werden. Meistens blieben diese speziellen Rituale jedoch größeren, geplanten Festen vorbehalten.

Einfache Schutzräucherungen

Ein Esslöffel Salbei und ein Esslöffel Wacholder werden klein geschnitten und im Mörser zerstampft. Salbei steht für Heilung, Schutz und Stärke, Wacholder wehrt Negatives ab. Bei Bedarf wird die einfach herzustellende Räuchermischung verräuchert. Dabei soll das Fenster oder die Haustür weit offen stehen, damit alles Negative abziehen kann. Wacholder gilt übrigens als eine der wenigen Pflanzen, die frisch geräuchert werden kann. Die Kräuter können auch mit kochendem Wasser aufgegossen und dem Putzwasser zugegeben werden, damit der Boden klar und rein sei und negative Schwingungen entweichen können. Anschließend ist eine schöne, harmonisierende Dufträucherung angesagt.

Harmonie-Räucherung

1EL Rosenblüten – reine Liebe ≈ 1 TL Copal – heilig
1 TL Benzoe – süße Klarheit
1 EL Rosmarin – der Tau des Meeres und die Reinheit

Die Zutaten werden zerkleinert, im Mörser zerstoßen und verräuchert.

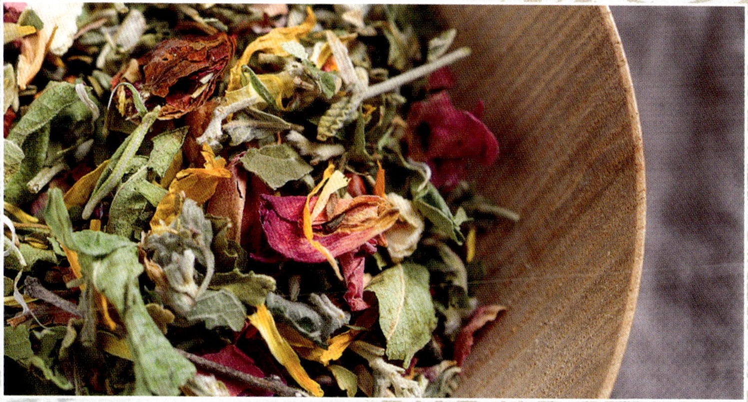

Oben Mit einem Vorrat an getrockneten Blüten kann jederzeit geräuchert werden.

Räucherstoffe von A-Z

Ackerschachtelhalm (*Equiseti* Herba conc): Die Wurzel sitzt tief in der Erde; stützt, löst Altlasten; hilfreich bei Stress und Ängsten.

Alant (*Helenii* Rhizoma conc): Verstärkt die Wirkung aller anderer Pflanzen; löst Schleim, bringt alles auf den richtigen Platz.

Angelika (*Angelicae* Radix conc.): Erzengelpflanze; gegen Geistwesen, lässt sie gehen; löst alte Blockaden.

Anis Schleimlösend, beruhigend, aromatisch und heilend; lässt neue Gedanken und Möglichkeiten zu.

Apfelholz Das Holz der Gnade; lieblich und beruhigend, ausgleichend.

Beifuß (*Artemisiae* Herba conc.): Gegen Negativität, reinigt alles; Fenster beim Räuchern weit öffnen.

Baldrian (*Valerianae* offic. Radix conc.): Zur Beruhigung und Entspannung.

Benzoe Balsamiger Vanillegeruch; beruhigt, entspannt und hilft loszulassen.

Bernstein Starker, nicht angenehmer Geruch; löst Negatives; Fenster beim Räuchern weit öffnen.

Birkenblätter (*Betulae* Folia conc.): Berka, die Göttin bringt Ruhe, Frieden, Frühling.

Brennessel (*Urticae* Folia conc.): Schutz, Kraft, Blutbildung, Reinigung.

Burgunderharz Siehe Fichtenharz.

Chinarinde (*Chinae* Cortex conc.): Löst uralte Blockaden und hilft sie zu verarbeiten.

Copal Zitroniger, weihrauchartiger Geruch; bringt Wandel, Ruhe und Entspannung; wird beim Räuchern sehr flüssig.

Damar Aufhellend, bringt Licht in die Dunkelheit.

Damiana (*Damianae* Folia conc.): Liebe und Leidenschaft, Erregung.

Drachenblut Das Opfer für die Götter.

Eichenmoos Siehe Patchouli.

Eichenholz Kraft, Stärke, Erdung; »Niemand kann mir etwas anhaben«.

Eisenkraut *(Verbena officinalis)*: Heilt alle Verletzungen, stärkt; schützt vor Gewitter; schmiedet Eisen der Druiden und ist das Kraut der unbesiegbaren Kraft.

Elemi Waldiger Grasduft; gut fürs Gehirn, wirkt klärend.

Eukalyptus Macht Gedanken frei und klar und bereit für die zugeteilten Aufgaben.

Fichtenharz Reinigung, Schutz, löst Negativität auf.

Gewürznelke Reinigung, Schutz, löst Negativität auf; wird in Erwartungsräucherungen verwendet.

Goldrute (*Solidago*): Löst alte Konflikte über die Niere.

Guggul Wichtig für Wünsche-, Zweck- und Magieräucherungen, verstärkt Gedanken und spirituelles Erfühlen.

Gummi arabicum Herb würzige Lieblichkeit und Süße; für gute Gedanken, Reinheit und um gute Freunde zu halten.

Herba Santa Harmonisierend, krampflösend, gegen Ängste.

Holunder (*Sambuci nigri* Flores): Schwellenbaum der Göttin Holle, die Tod und Leben bedeutet; regt das Immunsystem an.

Jasminblüten (*Jasmini* Flores tot.): Friede, Ruhe Entspannung, energetische Hilfe bei Blockaden.

Johanniskraut (*Hypericum perfor*. Flos): Beruhigend, gegen Depressionen, Angstzustände, harmonisierend.

Kampfer Reinigt, löst Negativität auf.

Labdanum Heilige Süße, schwer; gegen Viren und sonstige Erreger.

Lavendel (*Lavandulae* flos tot.): Ruhe, Erholung, Entspannung, Sommer, Heilung.

Lungenkraut (*Pulmonaria officinalis*): Macht die Atmung frei und steht für gute Energien; schleimlösend.

Mariengras (Ruchgras): Das heilige Gras der Indianer, für Frieden, Ruhe und Liebe.

Mädesüß (*Spireae ulm*. Herba conc.): Macht einen klaren und freien Kopf.

Melisse (*Melissae offic*. Folia conc.): Ruhe, Erholung, Entspannung, Sommer, Heilung.

Minze (*Menthae nana* Folia ger.): Reinigung, Klarheit, stärkt die Entscheidungsfreudigkeit.

Mistel (*Visci albi* Herba conc.): Blutdrucksenkend; Yulkraut, Wunschkraut, schafft starke Energie.

Myrrhe Die Göttin, Gaia, Maria, Kraft und Gnade, gibt süße Schwere.

Opoponax Schutz, eliminiert negative Einflüsse und Gedanken; balsamisch süß-herb.

Orange Süße Liebe, Ruhe und Erholung, finanzieller Zuwachs.

Palo Santo (*Bulnesiae* Lignum): Heiliges Holz, süß und lieblich, für schöne Ritualgeschehen.

Patchouli (*Patchouli* Folia conc.): Erde, bringt einen wieder auf den Boden.

Ringelblume (*Calendulae* Flores cum cal. conc.): Heilung, Kraft und Sommer, Feuer.

Rose (*Rosae centifoliae* Flores conc.): Liebe und Leidenschaft.

Salbei (*Salvia officinalis*): Heiliges Räucherkraut; entfernt Negativität, für Schwitzhüttenrituale, zur geistigen Reinigung und Heilung.

Sandarak Warm und fruchtig, für entspannende Abendräucherungen.

Sandelholz (*Santali albi* Lignum conc.): Stierräucherung; frischer Holzgeruch.

Schafgarbe (*Millefolii* Herba conc.): Heilung, Sommer, Feuer; heilt alte, tiefe seelische Verletzungen.

Schlangenwurzel (*Cimicifugae racemosa* Rhizoma conc.): Wirkt auf die Hypophyse und löst dort Altlasten.

Styrax Reine Vanille, Liebe und Leidenschaft, entspannt, löst Wut und Ärger.

Tonkabohnen Liebe, Beruhigung, Stimmungsaufheller.

Veilchen (*Violae odorata* Flores tot.): Entspannende Ruhe und Liebe, Frieden mit sich selbst.

Wachholder (*Juniperi* Summitates tot.): Ältestes Räucherkraut der Menschheit, wendet Negatives zum Positiven.

Waldmeister (*Gallium odoratum*): Frühling, löst Verspannungen, beruhigend.

Weihrauch Gott, heiliger und heilender Rauch, löst Ängste und Verspannungen.

Wermut Siehe *Artemisiae*.

Zeder Reinigung und Klärung, zieht materiellen Zuwachs an, vertreibt Mücken.

Zimt Materieller Zuwachs, Liebe und Entspannung, löst Verkrampfungen auf.

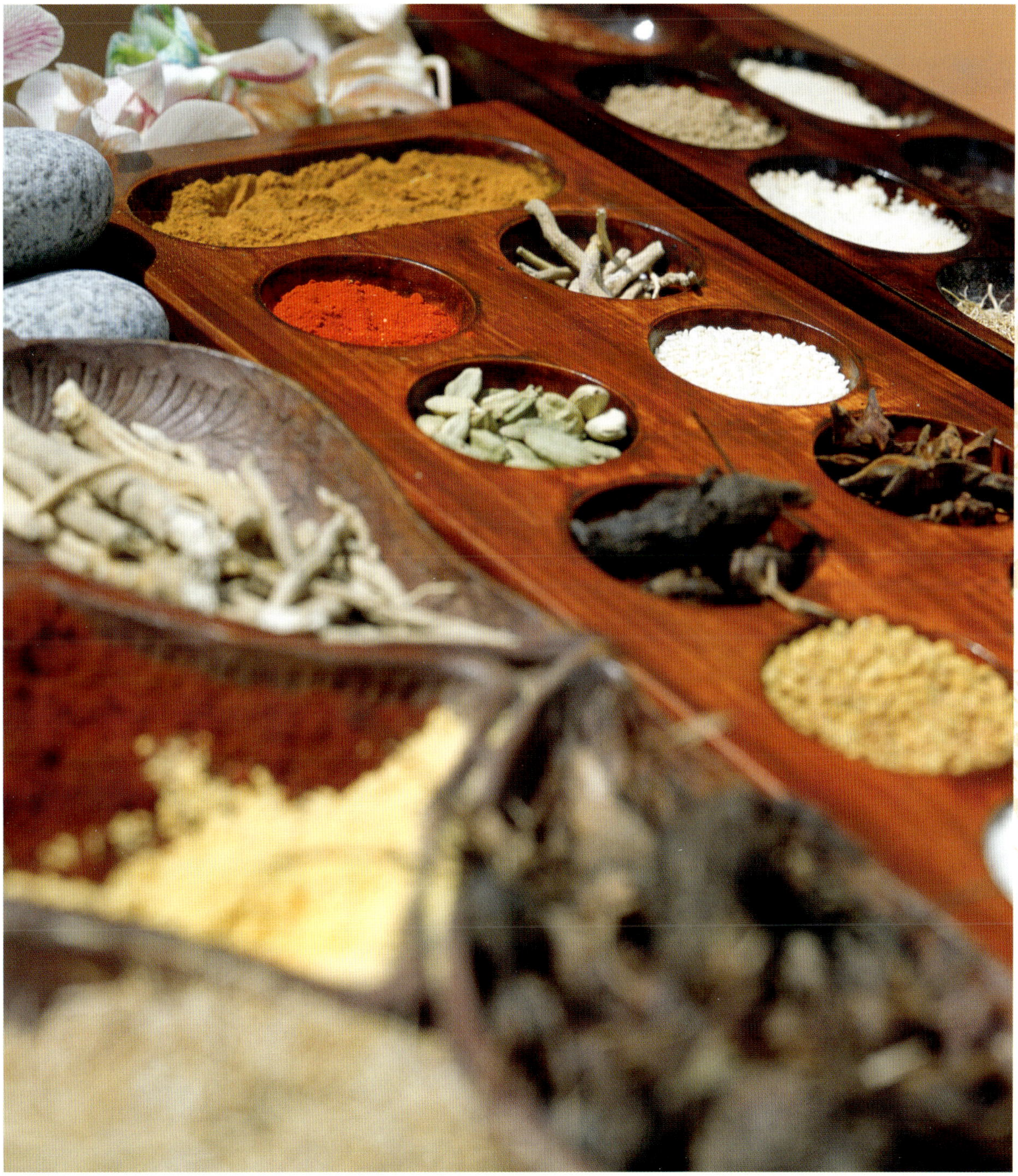

Links
Wer einmal mit dem Räuchern begonnen hat, wird sich bald viele Räucherstoffe auf Vorrat zulegen.

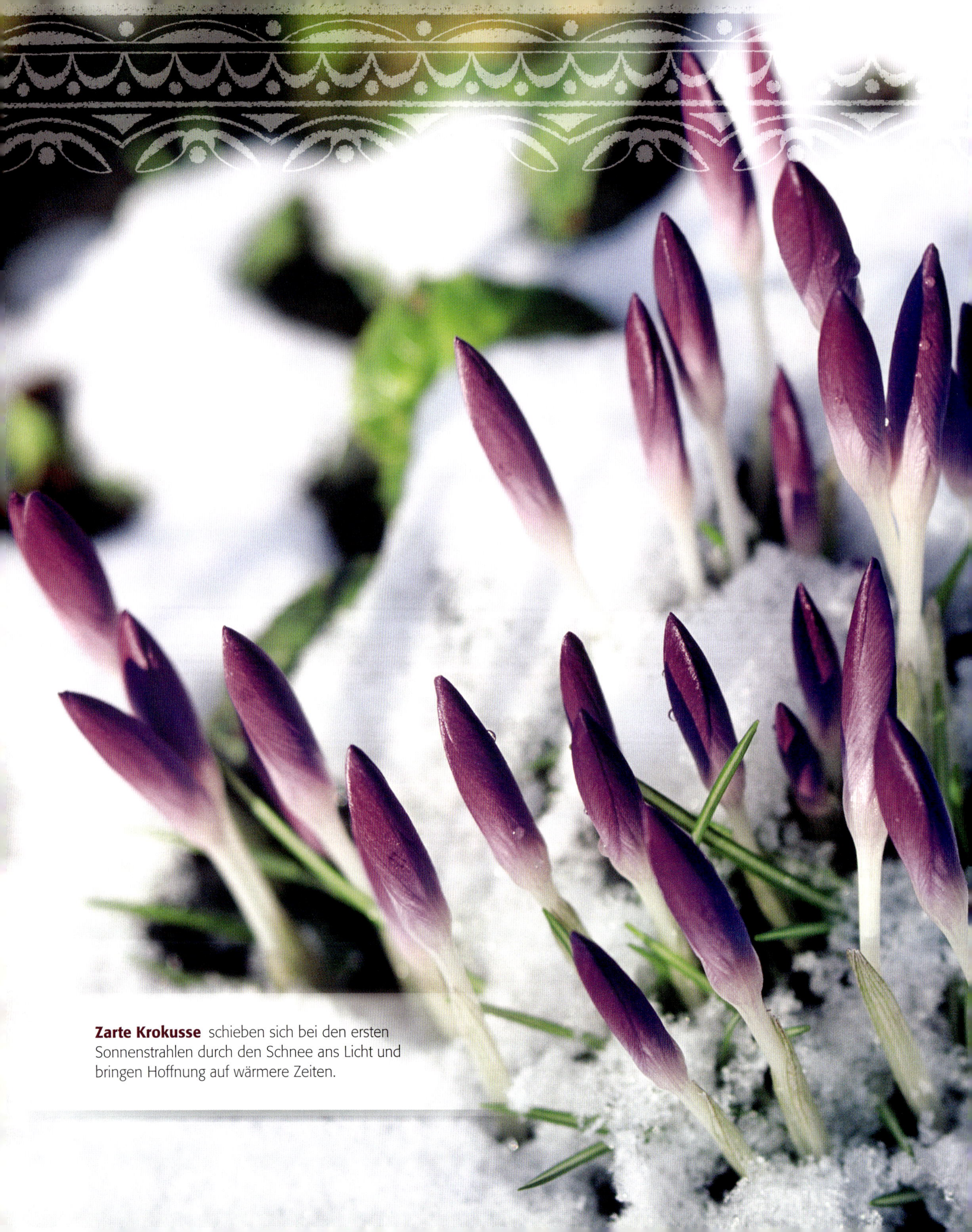

Zarte Krokusse schieben sich bei den ersten Sonnenstrahlen durch den Schnee ans Licht und bringen Hoffnung auf wärmere Zeiten.

Imbolc – das Lichterfest

AM 2. FEBRUAR WIRD IM JAHRESKREIS IMBOLC GEFEIERT, DAS BRIGITTENFEST ZUR ERINNERUNG AN DIE KELTISCHE GÖTTIN BRIGID. DIE TAGE WERDEN JETZT SCHON WIEDER LÄNGER, DAS LEBEN KEHRT LANGSAM ZURÜCK.

Im Jahreskreis sind zu Imbolc Gott und Göttin Kinder, die sich an den Händen halten. Ihre Kräfte wachsen langsam. Die Farbe der Göttin ist licht und weiß wie die Unschuld. Die keltischen Völker feierten Imbolc und die Göttin Brigid mit einem Lichterfest. Später wurde das heidnische Imbolcfest zu Mariä Lichtmess. Noch heute wird am 40. Tag nach Weihnachten, am 2. Februar, in der katholischen Kirche mit Kerzensegnungen und Lichterprozessionen Mariä Lichtmess gefeiert. Der Tag hatte über den kirchlichen Hintergrund hinaus schon früh große Bedeutung und war vor allem auch im Jahresrhytmus der Bauern als Lostag für das Wetter wichtig. Die Rückkehr des Lichts nach dem langen unheimlichen Winter, das wünschen wir uns noch heute und können deshalb getrost Imbolc oder Mariä Lichtmess feiern.

Lichterfest-Räucherung

1 EL Weihrauch (Gott) ≈ 1 TL Myrrhe (Göttin)
1 TL Zitronenwermut (Inspiration) ≈ 1 TL Salbei (Heilung)
1 TL Waldmeister (für die kindliche Göttin
und den nahenden Frühling) ≈ 1 TL Benzoe (süße Schwere)
1 TL Palo Santo (für das heilige Fest)

Alle Zutaten zerkleinern und im Mörser zerstampfen. Die Räucherstoffe werden an Imbolc verräuchert.

Räucherpflanzen für diese Jahreszeit und ihre Bedeutung:

- Weihrauch (Gott)
- Myrrhe (Göttin)
- Holunder (Tod und Wiedergeburt)
- Waldmeister (Licht kommt)
- Fichten- und/oder Kieferharz (Klarheit und Reinigung)
- Rinden von Schwellenbäumen (z. B. Eberesche, Apfel, Quitte)
- Wacholder (Kraft und Schutz)

Oben Bedeutungsvoll wie die Pflanzen sind auch Kerzen, die Licht in die Finsternis bringen.

Register

Bildnachweis

aotearoa – Fotolia.com: 66
artistique7 – Fotolia.com: 127
Blickwinkel/D.Mahlke: 12
Christian Pedant – Fotolia.com: 42/43
crimson – Fotolia.com: 124
cut – Fotolia.com: 125
Diez: 49, 80, 146
E. Schittenhelm – Fotolia.com: 32
EpicStockMedia – Fotolia.com: 90
Flora Press/Christine Ann Föll: 60, 103
Flora Press/Edition Phönix: 15
Flora Press/Flowerphotos/Carol Sharp: 140
Flora Press/GWI: 141
Flora Press/Otmar Diez: 94
Flora Press/Visions: 34
fotoaloja – Fotolia.com: 101
Frederico di Campo – Fotolia.com: 91
GBA/Wothe: 44, 69
Gts-shutterstock.com: 10
HappyAlex – Fotolia.com: 84
Johanna Mühlbauer – Fotolia.com: 27
K.-U. Häßler – Fotolia.com: 121
LianeM – Fotolia.com: 115
Lisa Romerein/getty images: 95
Löscher, Sabine/getty images: 88
manuel velasco/getty images: 89
Marem – Fotolia.com: 29
mauritius images/age: 16/17, 120
mauritius images/Alamy: 1, 2/3, 40, 47, 48, 67, 74, 93, 106, 123, 131, 132, 138, 154
mauritius images/Artur Cupak: 112
mauritius images/BY: 134
mauritius images/foodcollection: 148
mauritius images/Garden World Images: 64
mauritius images/imageBROKER/Anton Luhr: 18
mauritius images/imageBROKER/Digfoto: 136
mauritius images/imageBROKER/Hans Lippert: 111
mauritius images/imageBROKER/Kevin Prönnecke: 76
mauritius images/imageBROKER/Kurt Möbus: 79, 122
mauritius images/imageBROKER/Lydie Gigerichova: 118/119
mauritius images/imageBROKER/Markus Keller: 8
mauritius images/imageBROKER/Martin Siepmann: 117, 147
mauritius images/imageBROKER/Paul Mayall: 46
mauritius images/imageBROKER/ROM: 144
mauritius images/imageBROKER/ Simon Katzer: 4
mauritius images/Manuela Balck: 9
mauritius images/Nikky: 70
mauritius images/Radius Images: 72/73, 75, 110, 114, 116
mauritius images/Reiner Bernhardt: 33
mauritius images/Stockbroker: 6/7
mauritius images/Westend61: 13, 51, 149, 165
Michelle Garrett/The Garden Collection: 128
nicou2310 – Fotolia.com: 113
Pefkos – Fotolia.com: 83o
PhotoSG – Fotolia.com: 83u
Pink Badger – Fotolia.com: 137
Reinhard: 92, 104
Rolfo Rolf Brenner/getty images: 155
romantsubin – Fotolia.com: 23
StockFood/Afanasieva, Oxana: 21
StockFood/Bischof, Harry: 26
StockFood/Eising Studio – Food Photo & Video: 71
StockFood/Krieg, Roland: 97
StockFood/Diez, Otmar: 41
StockFood/Plewinski, Antje: 109
StockFood/Siebel, Nele: 37
StockFood/Studio R. Schmitz: 77
StockFood/Westend61: 35
Strauß: 56, 57, 65, 68, 107, 108
Studio Paggy/getty images: 135, 153
sunsinger – Fotolia.com: 87
Susie Cushner/getty images: 99
Tamara Kulikova – Fotolia.com: 145
tournee – Fotolia.com: 14
Tsiphra – Fotolia.com: 139

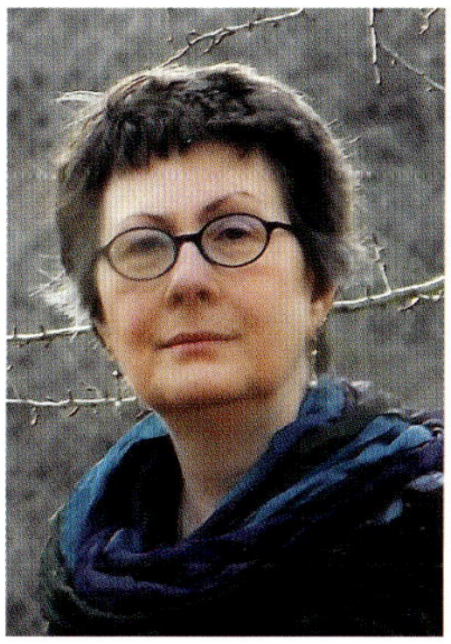

Über die Autorinnen

Ulrike Seweryn ist Heilpraktikerin und Wildpflanzenexpertin. Ihr umfassendes, ganzheitliches Pflanzenwissen vermittelt sie auf Exkursionen, in Workshops und in Kursen. Aufgewachsen in der rauhen Natur der Eifel und des Hohen Venns, interessiert sie sich von Kindesbeinen an für die Wirkung von Pflanzen auf Mensch und Tier. Den Grundstein dafür legte ihr Großvater, der auf einem abgelegenen Hof im Bergischen Land lebte. Der Arbeitsschwerpunkt der Heilpraktikerin konzentriert sich auf Pflanzenheilkunde und schamanische Arbeitstechniken.
Weitere Infos: www.eifelkraeuter-hohesvenn.vpweb.de

Als Lektorin, Redakteurin und Autorin verschiedener Gartenbücher ist die diplomierte Agrarwissenschaftlerin **Christine Weidenweber** seit 1998 tätig. Ihre Schwerpunkte liegen dabei neben der Landwirtschaft vor allem im Gartenbau und der Ernährung. Seit vielen Jahren ist sie ehrenamtlich für den Deutschen Wetterdienst als phänologische Beobachterin im Spessart unterwegs. Aufgewachsen ist Christine Weidenweber auf einem bäuerlichen Betrieb in der Nähe von Kassel. In ihrer Kindheit und auch heute noch werden alte Bräuche in ihrem Elternhaus gepflegt.

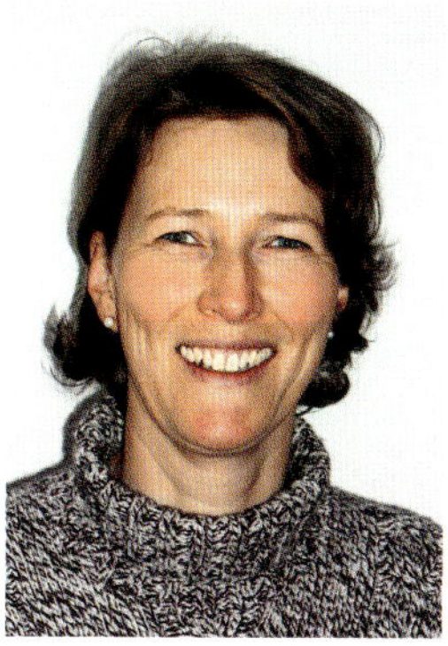

Impressum

Bibliografische Information der Deutschen Nationalbibliothek

Die Deutsche Nationalbibliothek verzeichnet diese Publikation in der Deutschen Nationalbibliografie; detaillierte bibliografische Daten sind im Internet über http://dnb.d-nb.de abrufbar.

BLV Buchverlag GmbH & Co. KG
80797 München

www.facebook.com/blvVerlag

Grafiken
Alle Grafiken von Claus und Stefan Caspari, außer: Flora Press/Royal Horticultural Society: 100

Umschlagkonzeption: Kochan & Partner, München
Umschlagfotos:
Vorderseite: plainpicture/Johannes Lahti
Rückseite: PhotoSG – Fotolia.com (links); Flora Press/Edition Phönix (Mitte); Johanna Mühlbauer – Fotolia.com (rechts)

Lektorat: Annely Tiedemann
Herstellung: Hermann Maxant
Layoutkonzept Innenteil: griesbeckdesign, München
DTP: Uhl + Massopust GmbH, Aalen

Gedruckt auf chlorfrei gebleichtem Papier

Printed in Italy
ISBN 978-3-8354-1320-7

Hinweis
Das vorliegende Buch wurde sorgfältig erarbeitet. Dennoch erfolgen alle Angaben ohne Gewähr. Weder Autoren noch Verlag können für eventuelle Nachteile oder Schäden, die aus den im Buch vorgestellten Informationen resultieren, eine Haftung übernehmen.